医学大数据分析挖掘技术与应用

主 编 王海英 王立贵 宋宏彬 方立群

科学出版社

北 京

内 容 简 介

随着信息技术和互联网技术的发展，医学大数据进入爆炸式增长时代。本书全面概括了当前医学大数据领域的技术和应用，深入浅出地介绍了多种医学大数据获取与管理、降维和聚类分析、数据挖掘分类预测和回归预测、可视化方法等实用技术，以及医学大数据分析经典案例，旨在帮助读者理解和掌握医学大数据挖掘的相关理论与方法，具有较高的实用性和可操作性。

本书可供流行病与卫生统计学、统计学专业本科生及研究生，从事医学大数据挖掘的科研人员及其他相关专业人员阅读。

图书在版编目（CIP）数据

医学大数据分析挖掘技术与应用 / 王海英等主编. —北京：科学出版社，2024.5

ISBN 978-7-03-076590-1

Ⅰ. ①医… Ⅱ. ①王… Ⅲ. ①医学–数据处理 Ⅳ.①R319

中国国家版本馆 CIP 数据核字（2023）第 190609 号

责任编辑：马晓伟 王先省 / 责任校对：张小霞
责任印制：赵 博 / 封面设计：吴朝洪

科 学 出 版 社 出版
北京东黄城根北街 16 号
邮政编码：100717
http://www.sciencep.com

北京建宏印刷有限公司印刷
科学出版社发行 各地新华书店经销
*

2024 年 5 月第 一 版 开本：720×1000 1/16
2025 年 1 月第二次印刷 印张：18 1/4
字数：359 000
定价：108.00 元
（如有印装质量问题，我社负责调换）

《医学大数据分析挖掘技术与应用》
编 写 人 员

主　编　王海英　王立贵　宋宏彬　方立群

副主编　黄森忠　王　霞　王姣姣　陈　辉

编　者（按姓氏笔画排序）

于晨静	王　琪	王　超	王　辉	王　霞
王立贵	王姣姣	王海英	王增淼	方立群
田怀玉	朱正虎	向　莹	刘志鹏	刘洪波
刘鸿博	孙　卫	杜昕颖	李笑樱	杨明娟
杨超杰	吴　鉴	邱少富	宋宏彬	陈　辉
陈锦泉	林梦宣	周　斌	胡晓艳	祝丙华
祖正虎	贾慧群	黄森忠		

前　言

2017 年 12 月 8 日，中共中央总书记习近平在主持中共中央政治局组织的有关实施国家大数据战略的第二次集体学习时强调，大数据发展日新月异，我们应该审时度势、精心谋划、超前布局、力争主动，深入了解大数据发展现状和趋势及其对经济社会发展的影响，分析我国大数据发展取得的成绩和存在的问题，推动实施国家大数据战略，加快完善数字基础设施，推进数据资源整合和开放共享，保障数据安全，加快建设数字中国，更好服务我国经济社会发展和人民生活改善。随着信息技术和互联网技术的发展，医学大数据进入了爆炸式增长时代。医学大数据的数据来源包括结构化、半结构化、无结构化的医疗单位数据及个人健康数据和公共健康数据，如医疗单位的电子病历数据、放射科信息管理系统数据，传感器收集的体温、脉搏等个人健康数据，公共健康数据（包括政府发布的疫情信息、社交媒体信息）等。

信息化的医疗数据、医疗研究数据、患者特征数据，以及移动设备、社交网络和传感器产生的与医疗健康相关的数据为医疗健康从业人员提供了新的思路：利用大数据技术可以从中发现潜在的关系、模式，从而有效帮助医生更准确地进行临床诊断；利用文本挖掘、数据挖掘技术帮助医药公司从电子健康档案（EHR）、电子病历（EMR）、社交网络、搜索引擎中发现药品导致的潜在不良反应事件；利用搜索引擎数据可以帮助公共卫生部门及时发现潜在的流行病，如谷歌、百度借助大数据技术对用户在微博的推文、搜索引擎的记录等进行分析，预测流感暴发；运用大数据挖掘可以更精确地预测治疗方案的成本与疗效，有效减少医疗成本；还可以利用大数据技术分析人口健康数据，预测疾病暴发等。因此，相关数据科学家担负着挖掘医学大数据、支撑临床和科研发展、造福人类健康的重任。

在抗击新型冠状病毒感染疫情中，大数据、云计算、人工智能等快速发展的新一代通信技术加速与医疗领域深度融合，使疫情防控的组织和执行更加高效，成为战"疫"的强有力武器。随着疫情发展，数据驱动的疫情防控迅速展开，应用范围持续拓展。虽然大数据和人工智能技术在疫情防控过程中可以发挥重大作用，但具体应用范围和程度存在差异。与大数据在其他行业的应用不同，对医学大数据价值的深度挖掘，不仅要分析数据间的相关性，还要严格验证其中的因果性。如果只分析数据相关性，难以进一步判断流行病学的趋势及在临床应用中产生具有较大参考意义的明确结论。

因此，本书旨在阐述医学大数据的实用技术与经典案例，从技术原理到实际应用、从统计方法到数据建模，全面概括当前形势下医学大数据技术与应用，帮助读者理解和掌握医学大数据挖掘的相关理论与方法，为流行病与卫生统计学、统计学专业人员及从事医学大数据挖掘的科研人员提供参考。

编　者

2024 年 4 月

目　　录

第一章　医学大数据概述 ·· 1

第一节　医学大数据的特点 ·· 1

第二节　医学大数据库及其应用 ·· 2

第三节　医学大数据挖掘方法 ·· 8

第四节　机遇与挑战 ··· 10

第二章　健康医疗大数据获取与数据管理 ·································· 12

第一节　健康医疗大数据采集与预处理技术 ································· 12

第二节　健康医疗大数据资源管理与平台技术 ······························ 22

第三节　健康医疗大数据标准化理论与技术 ································· 31

第四节　健康医疗大数据安全技术 ··· 52

第三章　医学大数据降维和聚类分析 ······································ 61

第一节　主成分分析 ··· 61

第二节　K 均值聚类 ·· 67

第三节　层次聚类分析 ··· 70

第四节　分布估计聚类分析 ··· 74

第五节　高斯混合模型 ··· 75

第六节　其他分布估计聚类 ··· 75

第四章　医学大数据挖掘分类预测 ·· 81

第一节　决策树模型 ··· 81

第二节　朴素贝叶斯 ··· 95

第三节　贝叶斯网络 ·· 102

第四节　神经网络模型 ·· 104

第五节　多模型融合方法 ·· 129

第五章　医学大数据挖掘回归预测 ······································· 144

第一节　时空聚集探测模型 ·· 144

第二节　空间回归模型 …………………………………………… 155

第三节　地理加权回归模型 ……………………………………… 166

第四节　逻辑回归模型 …………………………………………… 173

第六章　医学大数据可视化方法 ………………………………… 188

第一节　高维数据可视化 ………………………………………… 191

第二节　文本数据可视化 ………………………………………… 196

第三节　层次数据和网络数据可视化 …………………………… 198

第四节　时序和空间信息数据可视化 …………………………… 202

第五节　医学大数据可视化综合实例 …………………………… 208

第七章　医学大数据分析案例 …………………………………… 215

第一节　医学大数据在临床数据挖掘中的应用 ………………… 215

第二节　大数据分析在健康管理中的应用 ……………………… 238

第三节　大数据与传染病防控 …………………………………… 253

第四节　大数据在新突发传染病防控中的应用 ………………… 264

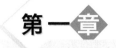

医学大数据概述

什么是大数据？大数据是 20 世纪 90 年代引入的一个术语，包括太大而无法与通用软件一起使用的数据集。2016 年，它被定义为具有大容量、高速和多样性特征的信息资产，需要特定的技术和分析方法才能将其转化为价值。除了大容量、高速和多样性这三个属性之外，一些学者认为，要使大数据发挥作用，还需要添加包括质量、准确性和价值在内的细微差别。大数据是一个抽象的概念，通常解释为现有数据库管理工具难以处理的数据集成，具有庞大而又复杂的特点。大数据有 5 个特点，即体积（大容量）、速度（高速）、多样性、价值（低值密度）和准确性（真实性）。体积，是指数据规模越来越大，超越传统的存储和分析技术；速度，即大数据的及时性，必须快速按时收集和分析；多样性，是指"广泛的数据类型"，包括音频、视频、网页、文本等非结构化数据；价值，主要体现在价值密度低，商业价值高；准确性，强调有意义的数据必须是真实和准确的。大数据的关键问题是如何从一个大的、快速生成的和多样化的数据集中找到价值。

自 20 世纪 80 年代以来，数据量普遍增加，增长率每 40 个月翻一番。从 2002 年开始的大数据时代产生了越来越多的字符型数据。此外，社交媒体以音频和图像的形式产生了大量数据。使用基于互联网的设备，包括智能手机和计算机、可穿戴电子产品、物联网（IoT）、电子健康档案（EHR）和保险网站，会产生 TB 级的数据。一般来说，生成的数据总量只能估计。例如，2000 年的普通个人计算机拥有 10GB 的存储空间；Facebook 每 30 分钟可分析超过 105TB 的数据，包括共享项目和点赞，从而优化产品功能以提高其广告效果；谷歌图像在用户设备上使用了 13.7PB 的存储空间。很明显，大数据的采集、存储、分析和分发在数据生命周期中都有所增加。由于大数据具有海量、动态和多样化的特点，因而需要特殊的管理技术，包括软件、基础设施和技能。

第一节　医学大数据的特点

大数据带来的信息也在改变医学教育和医学的生态系统。以数字方式收集和存储的数据量呈指数级增长。医疗行业每天都在产生大量数据，这是大数据应用的一个重要领域。为了向患者提供最好的服务和护理，许多国家的医疗机构提出了各种各样的建议。如何更好地开发和利用大型医学大数据已成为人们关注的焦点，促进医学大数据的研究和应用已成为现代医学研究的关键因素。医学数据具有疾病多样性，治疗和结果的异质性，数据收集、处理和解释的复杂性等特点。随着医疗信息的发展，在医疗服务、医疗保健和卫生管理的过程中产生了大量的数据，形成了医学大数据。医学大数据具有各种来源，如行政索赔记录、临床登记、电子健康档案、生物特征数据、患者报告数据等。这些数据在医疗保健系统的大数据应用程序和数据收集中有重要价值。例如，糖尿病患者使用移动设备相互交流，共享信息或搜索信息，从而形成一大批的大数据网络。除了具有强大的统计功能和复杂性之外，数据还需要实时可用，以便立即对其进行分析和使用。

第二节　医学大数据库及其应用

数据库技术是一种研究、管理和应用数据库的软件科学，通过研究数据库的结构、存储、设计、管理及应用的基本理论和实现方法，对数据库中的数据进行处理和分析。主要的医疗公共数据库见表 1-1。

表 1-1　主要的医疗公共数据库

数据库	数据集	病例来源	是否公开
SEER	Tumor	美国	部分公开
MIMIC	Intensive care unit	美国	公开
CHNS	Health and nutrition	中国	部分公开
HRS	Ageing health	全球	公开
Dryad	Medicine，biology，ecology	全球	公开
UK Biobank	Biomedical	英国	公开
BioLINCC	Blood and cardiovascular	美国	公开
GEPIA	Cancer genomics	美国	公开
TCGA	Cancer genomics	美国	公开
TATGET	Childhood cancer	美国	公开
eICU-CRD	Intensive care unit	美国	公开
GEO	Genomics data	美国	公开
GBD	Burden of disease	全球	公开

为了减轻人口的癌症负担，美国国家癌症研究所于 1973 年为癌症患者建立了监测、流行病学和最终结果（surveillance，epidemiology and end results，SEER）数据库。这是北美最具代表性的大型肿瘤数据库之一，覆盖了约 28%的美国人口。几十年来，SEER 数据库已经收集了关于美国一些州、县的癌症患者的发病率、流行率、死亡率和其他循证药物的信息，为大多数临床医务人员提供了关于癌症的有价值信息，特别是为恶性肿瘤和罕见肿瘤的研究提供了广阔的道路。在 SEER 数据库建立之初，只有少数登记，目前注册站的数目已经扩大到 18 个。SEER 数据库样本量大、质量高、统计能力强，可为肿瘤相关研究人员提供较高的临床参考价值数据。研究人员可以通过应用账号来获得部分数据。从 SEER 数据库获取数据有 3 种方式：第一种是采用 SEER*Stat 软件获得，该方式最简单，应用广泛；第二种是从 SEER 官方网站下载压缩文件，解压缩后提取二进制数据，然后使用 R 软件等将其转换为正常格式数据；最后一种是向 DVD 光盘管理人员申请，获取权限使用 SEER*Stat。自 2016 年 11 月以来，SEER 公共数据库中的放疗和化疗变量已被删除。这些变量可以在签署额外的数据使用协议后获得。该方案描述了放疗和化疗治疗变量的完整性与在使用放疗和化疗数据时的潜在偏倚。虽然 SEER 数据库存在癌症患者家族史、遗传史、基因、疾病复发、辅助化疗等数据缺陷，但仍是一个良好的数据来源，为临床研究人员提供了高质量的数据，以及高效、方便和清晰的数据访问。

重症医学是一门研究任何损伤或疾病导致身体向死亡发展过程的特点和规律，并针对这些特点和规律对重症患者进行治疗的学科。大数据时代为危重症患者的研究提供了前所未有的机会。通过加强基础研究和临床研究，充分利用大数据和人工智能是未来关键的医学发展趋势。为了促进重症医学研究工作，美国麻省理工学院的计算生理学实验室、美国贝斯以色列迪康医学中心和飞利浦联合发布了模拟数据库（重症监护医疗信息中心）。该数据库收集了 2001～2012 年居住在以色列灯塔迪康医疗中心重症监护室（ICU）4 万多名真实患者的临床诊疗信息。该数据库样本量大，信息全面，患者跟踪时间长，可免费使用，为重症监护研究提供了丰富的资源，解决了临床医务工作者面临的大量系统的临床诊断和治疗数据问题，以满足科研需求。模拟数据库在使用过程中涉及编码工作，这对临床医生来说是一个挑战。GitHub 平台提供了一个开源的代码包以分析患者的特征，该代码包可以被世界各地的研究人员免费下载和使用。模拟数据库为重症医学、循证医学、临床大数据挖掘、医学监测设备数据分析等领域的研究提供了巨大支持，并取得了丰硕的成果。

中国居民健康和营养调查（China Health and Nutrition Survey，CHNS）项目，是一个开放的公共平台（http://www.cpc.unc.edu/projects/china）。该项目是由北卡罗来纳大学教堂山分校人口中心与中国疾病预防控制中心的营养与健康中心共同开展的一系列国际合作，旨在探讨中国的社会经济转型和计划生育政策在过去 30 年来如何影响国家的健康和营养状况。研究包括社区组织、家庭和个人经济、人口和社会因素的现状及变化。这次调查的研究团队是一个国际营养研究小组，其由营养学、公共卫生学、经济学、社会学和人口统计学领域的研究人员组成。项目始于 1989 年，分别于 1989 年、1991 年、1993 年、1997 年、2000 年、2004 年、2006 年、2009 年、2011 年、2015 年进行了项目研究、数据汇编和发布。CHNS 网站于 2018 年 6 月 12 日更新了数据集内容。更新后的数据集涵盖了 1989～2015 年的 10 个调查数据的垂直集成数据。该调查显示，营养、食物或饮食模式的形式发生了变化，这种饮食转变与教育、收入、城市化、宏观食品环境和政策有关。调查采用多阶段分层聚类随机抽样的方法，收集了中国东部、中部、西部地区 15 个省级行政单位的数据。截至 2018 年 8 月，该调查采集 220 份社区样本，7200 份家庭样本，30 000 份居民样本。调查数据包括社区调查数据、家庭调查数据和个人调查数据。个人和家庭调查数据包括基本的人口统计数据、健康状况、营养和饮食状况、健康指标及医疗保险。CHNS 数据中的家庭调查数据和个人调查数据可在 CHNS 官方网站上免费获得，研究数据集可在 CHNS 项目的官方网站上下载和获取，非常高效、方便。社区调查数据可以通过社区一级的数据使用协议获得，并在线完成。研究人员可以应用 CHNS 数据库信息，详细阅读以充分了解 CHNS 项目。CHNS 项目的官方网站提供了一个清晰而详细的研究描述文档，包含调查问卷、数据库描述、ID 变量名等。CHNS 项目是一项国际合作的纵向队列研究，研究涵盖了中国居民在个人、家庭和社区层面的健康和营养状况数据，为中国的国民健康、营养、医疗、经济、社会等研究提供了更全面的数据支持。CHNS 项目的官方网站不仅涵盖了研究的细节，还动态更新了研究的数据。

人口老龄化作为衡量国际经济和社会发展水平的一个重要指标，不仅意味着老年人口数量增加，而且对经济和社会构成了严峻挑战，这已成为一个不容忽视的主要社会问题。关于老龄化人口健康的研究有许多，数据类型不断丰富，数据储备正在迅速增长。通过传统的数据收集方法，很难进行有效、全面的统计分析。健康与退休研究（Health and Retirement Study，HRS）是一个宝贵的公开可用数据库，由美国国家老龄化研究所（NIA U01AG009740）和社会保障局支持。通过其独特而深入的访谈，HRS 提供了宝贵且不断增长的多学科数据，研究人员可以使用这些数据解决有关老龄化挑战和机遇的重要问题。HRS 数据库样本量大、质量高、内容复杂，分为公共数据和敏感/受限数据。任何人都可以在 HRS 数据库下载网站创建账户，以获取公共数据。HRS 数据库可访问 7 个领域，包括 2 年 1 次的数据产品、垂直数据、非选举年度研究、敏感健康数据等。每个子数据集文件都可以被 3 种不同的统计语言读取，如 SAS、SPSS 或 Stata。

HRS 数据库可以帮助各学科的研究人员获得更方便、高效、清晰的数据，以提高工作效率。

英国生物样本库（http://www.ukbiobank.ac.uk）是世界上最大的生物医学样本数据库，于 2017 年 4 月 30 日正式向全球研究人员开放了所有数据。2006～2010年，英国生物样本库从英国各地招募了 50 万名 40～69 岁的志愿者以获得基线数据，包括家族史、药物史和健康状况。英国生物样本库收集了约 1500 万份血液、尿液和唾液的生物样本，并对所有参与者进行了基因分型和血液生化分析。此外，该数据库将长期跟踪他们的健康和医疗概况信息。同时，该数据库收集了所有的研究结果，并将其提供给其他研究人员，旨在研究遗传因素、环境因素、生活习惯等与人类重大疾病的关联。英国生物样本库于 2014 年启动了一项新的医学成像数据收集项目，目的是使用磁共振成像（MRI）和 X 线成像技术对 10 万多名志愿者的大脑、心脏和骨骼进行检查。通过成像分析，建立了内脏器官扫描图像的数据库，这也将是迄今为止世界上最重要的健康成像研究。这些大量的数据将帮助研究人员分析人口差异及其原因，如癌症、心脏病、糖尿病、关节炎、阿尔茨海默病，甚至改变科学家对这些慢性病和流行病的看法。英国生物样本库的申请过程对研究者和研究机构的研究背景、研究目的和研究动机有很高的要求，包括需要提供最近发表的学术结果的证据，以确保研究诚信进行。英国生物样本库最显著的优势是，所有招募的志愿者都在英国国家医疗服务体系（National Health Service，NHS）注册，并同意将他们的医疗记录联系起来。这使得英国生物样本库能够通过国家医疗数据详细跟踪所有志愿者的健康状况。前瞻性队列研究对识别疾病危险因素及疾病的预防和治疗具有重要意义。然而，队列太小不利于研究罕见疾病及不同危险因素与疾病之间的复杂关系。英国生物样本库的前瞻性和大样本量及与健康记录的持续整合为研究人员提供了一个优秀的平台以解决各种研究问题。英国生物样本库的缺点是，样本提供者必须填写一份详细的基本情况问卷，问卷内容包括姓名、性别、NHS号码、疾病信息等，而且不可避免地会出现隐私泄露。同时，注册和申请过程复杂、烦琐，期限长。这对首次申请者来说可能很困难。我们相信，英国生物样本库未来将提供更全面的研究数据和生物样本覆盖，为全球研究人员提供更高效、更方便的服务。

BioLINCC，即生物标本和数据采集信息中心（biologic specimen and data repositories information coordinating center），是 2008 年由美国国家心脏、肺和血液研究所（NHLBI）建立的数据库。该研究所在支持预防、治疗心脏、肺和血液疾病等领域的基础、转型和临床研究方面处于全球领导地位。通过建立 BioLINCC，NHLBI 为医学研究人员提供了对科学数据和生物样本的访问，最大限度将研究资源用于 NHLBI 的开发和维护。BioLINCC 数据库包含两类数据，即 1975 年以来由血液疾病资源部管理的 NHLBI 生物样本数据和 2000 年以来由心血管科学研究中心管理的 NHLBI 数据。

BioLINCC 公共网站（https://biolincc.nhlbi.nih.gov/）成立于 2009 年 10 月。该网站提供了 NHLBI 收集的来自 110 多个研究机构的临床和流行病学研究数据和生物样本。BioLINCC 积极参与数据共享，并受到许多医学科学和技术工作者的喜爱，每年有超过 100 名研究项目负责人向 BioLINCC 申请其临床数据。2015年，美国耶鲁大学医学院联合医院的一项研究显示，超过 90%的用户对BioLINCC 共享数据感到满意，适合利用这些数据进行临床研究。50%的用户使用数据完成研究，67%的用户发表了超过 1000 篇文章。存储于 BioLINCC 数据库中的数据和生物样本是免费提供的，但生物样本的运输成本将由研究者承担。研究人员被要求向 BioLINCC 提交一份申请，以审查和访问他们正在申请的数据或生物样本。在研究人员申请数据或生物样本后，NHLBI 的工作人员将审查申请材料。对于数据资源的应用，NHLBI 主要审查申请数据是否与研究计划相符，以及伦理委员会对研究计划的解释，即通过或免除伦理审查。BioLINCC将在每年 3 月 1 日发送电子邮件提醒他们提交研究。进度报告也可以在申请成功后随时在申请页面上提交。已发表的文章将显示在资源所在的研究项目页面上。

BioLINCC 是一个高质量的医学研究数据和生物样本收集器，既是先进医学研究概念和研究方法的传播者，也是积极促进全球医疗数据共享的从业者。研究者通过使用 BioLINCC 的研究资源，不断产出越来越多的研究成果。BioLINCC 的缺点是其共享的每个资源都需要单独应用。对于想要申请多种研究资源的申请人，申请过程很复杂；在搜索生物样本时，BioLINCC 需要提供生物样本的名称。这种搜索方法对身份不明的研究人员来说效率不够高。未来，BioLINCC 还将扩大数据共享领域，提供更方便的资源应用流程，以高效、低成本的方式收集和维护数据及样本，并最大限度利用现有资源。

大数据分析的使用促进了癌症基因组学研究的发展。随着许多公共数据库的建立和开放，越来越多的研究人员可以访问测序数据。GEPIA，即基于基因表达水平值的交互式分析平台（Gene Expression Profiling Interactive Analysis），是一款新开发的交互式网络服务器。GEPIA（http://gepia.cancer-pku.cn/index.html）是由北京大学张泽民教授团队开发的。GEPIA 使用的 RNA-Seq 数据集是基于在线工具UCSC Xena（http://xena.ucsc.edu）获得的。该软件通过标准管道进行计算，并分析了来自 TCGA 和 GTEx 项目的 9736 份肿瘤样本和 8587 份标准样本的核糖核酸（RNA）测序表达数据。TCGA 生产了 33 种癌症类型的 9736 份肿瘤样本，但仅提供了 726 份标准样本。肿瘤和标准数据之间的不平衡可能导致各种识别分析的效率低下，因此 GEPIA 还整合了来自 GTEx 的数据。GTEx 项目产生了 8000 个标准样本的 RNA 测序数据。与此同时,UCSC Xena 项目使用标准管道重新计算了 TCGA 和 GTEx 原始 RNA-Seq 数据,使两个数据集兼容。因此,可以整合 TCGA 和 GTEx 数据进行全面的表达分析。TCGA 和 GTEx 的表达式数据在同一条管道下重新计算,可以直接进行比较。GEPIA 使用 MySQL 创建数据库。主题分析过程由 R 和 PerL 语言完成。基于页面超文本预处理器(PHP)的网络交互显示提供了 GEPIA 的关键交互分析,包括肿瘤/正常差异表达谱、基于肿瘤类型或病理分期的切片定位。分析模块包括患者生存分析、类似基因检测、相关分析、降维分析及快速定制等。

癌症基因组图谱(The Cancer Genome Atlas,TCGA)计划是由美国国家癌症研究所(National Cancer Institute,NCI)在 2006 年领导的一个公共资助项目。该项目自 2008 年以来已经发布了阶段性研究结果。2009 年,它继续投资 2.75 亿美元,增加了各种癌症数据。到 2014 年,该分析已扩展到 33 种其他类型。癌症数据(包括 10 种罕见肿瘤数据)来自超过 11 000 份肿瘤样本,数据量高达 255T,包括临床数据及脱氧核糖核酸(DNA)、核糖核酸(RNA)、蛋白质和其他多层次数据。在数据生成方面,该项目取得了无可争议的成功。TCGA 计划的目标是通过大规模、高通量基因组测序和基因芯片技术整合多维组学数据,研究、定义、发现和分析所有人类肿瘤基因组变化,最终绘制全基因组、多维癌症基因组图谱。TCGA 计划为肿瘤学研究人员提供了大量基因组数据和相关临床数据,以发现癌症相关基因的小突变和肿瘤生物学机制,从而提高人们在分子水平对癌症的认识及预防、诊断和治疗能力。例如,一些研究人员使用基因表达数据和患者生存数据探索两者之间的关系,然后预测患者的生存。此外,TCGA 计划采用多组学方法为每种类型的癌症生成一个全面的分子改变图谱(变化是指 DNA 或 RNA 的变化,如染色体结构的重排或基因表达的变化)。通过计算和验证生物学功能,确定哪些变化会破坏基因的功能通路,从而促进肿瘤生长、进展和生存,从肿瘤相关变化中确定候选的治疗靶点和预后标志物。TCGA 计划开启了肿瘤分子生物学和精准医学时代,为研究人员提供了研究癌症发展的新机会,使我们能够以前所未有的微观视角看待癌症,以便我们一步一步地接近它的整体图景。

全球疾病负担(Global Burden of Disease,GBD)数据库是在世界卫生组织(WHO)和世界银行的支持下,由美国比尔及梅琳达·盖茨基金会资助的一个开放的数据库。GBD 数据库包含所有 GBD 病种、风险、病因、损伤和后遗症综合征。衡量 GBD 的指标包括死亡、寿命损失、寿命残疾、限制生命的残疾、患病率、发病率、预期寿命、死亡概率和健康预期寿命、孕产妇死亡率和总暴露量。该数据库的数据检索十分方便:在官网网页"Context"下拉菜单中可以选择不同的选项,默认是"Cause",即病因(可以理解为导致疾病负担的原因,如食管癌)。

"Measure"中可以选择不同的疾病评价指标，如发病率（incidence）、患病率（prevalence）、死亡率（death）等，也有疾病负担的指标。"Location"中展示的是国家和地区，其中进行了非常详尽的分类，如中国（国家水平）、东亚（地区水平）等，而对于一些国家，如美国和英国，甚至有国家内部的州或省水平的数据。"Age"和"Sex"可以选择年龄和性别。"Year"可以选择年份，起止范围为 1990~2019 年。"Cause"中详细列出了各种常见的病因，如肿瘤、高血压、糖尿病等。临床研究人员可以免费下载这些数据。

第三节　医学大数据挖掘方法

随着信息化时代的到来，数据挖掘技术被越来越多地应用于医学大数据分析。大数据分析技术可用于大规模遗传学研究、公共卫生、个性化和精准医学、新药开发等，在医学领域越来越受欢迎。大数据方法的应用可以更有效地存储和提取医疗记录及后续数据；同时，从医疗数据中寻找潜在的联系或规律，以获得对患者进行诊断和治疗的有效知识，从而提高疾病预测的准确性和治愈率。与传统研究方法不同，数据挖掘是在没有明确假设的情况下挖掘信息和发现知识，即没有事先的研究和设计，所获得的信息应该有 3 个特征，即以前未知、有效和实用。数据挖掘技术的出现并不是要取代传统的统计分析技术，而是统计分析方法的扩展。数据挖掘方法可分为描述性方法和预测性方法两类。描述性方法展现了数据的一般性质，包括关联分析和聚类分析；预测方法包括分类和回归。

关联分析，也称为关联挖掘，是指搜索存在于事务数据、关系数据或其他信息载体中的项目集合或对象集合之间的频繁模式、关联、相关性或因果结构。换句话说，关联分析是指发现来自大量异构数据之间的联系。购物篮分析是关联分析的一个典型例子，它主要通过在顾客的购物篮中发现不同的产品分析来顾客的购买习惯，了解顾客经常同时购买哪些商品，可以帮助零售商制定营销计划。关联分析包括两个步骤，第一步是列出集合中的所有高频项目；第二步是根据高频项目生成频繁的关联规则。根据第一步得到高频项目组，如果该规则满足最小置信度，则该规则为关联规则。关联分析的机器学习方法包括先验算法、FP-tree 算法和 Upgrade LIFT 算法。

先验算法基于先验原则，反映了子集与超集之间的关系，即频繁项集的所有非空子集都必须是频繁的，而所有非频繁项集的超集都必须是罕见的。频繁模式指的是出现在每个购物记录中的各种项目实际上反映了一个组合的性质。这些项目的组合在记录中是无序的，这种无序的组合称为"模式"。其中，有些模式频率低，有些频率高。一般认为，较高的频率通常更有指导意义。这种高频模式称为"频繁模式"。因此，先验算法的性质主要用于在数据集中查找关联规则的频繁项集。先验算法可以更好地避免盲搜索，提高频繁项集搜索的效率。FP-tree 算法是通过逐个读取事务并将事务映射到 FP-tree 中的一条路径构建的。由于不同的事务可能有几个相同的项，因此它们的路径可能部分重叠。路径重叠越多，使用 FP-tree 结构得到的压缩效果越好；如果 FP-tree 足够小，能存储于存储器中，可以直接从存储器结构中提取频繁的数据集，而无须重复扫描并将数据存储于硬盘上。FP-tree 算法的主要思想是在经历一次扫描之后将数据库中的频率集压缩为一个频繁的模式树，同时仍然保留相关信息，然后分别挖掘条件基。

聚类分析是为了研究如何将相似的东西分为一类。聚类通过静态分类将相似的对象划分为不同的组或更多的子集，从而使同一子集中的成员对象具有相似的属性。聚类算法有几种，如 K 均值算法、层次聚类算法、基于划分和层次聚类算法。K 均值算法是聚类分析中最常用、最基本的聚类算法，它是基于原型和分割距离技术，根据给定的参数 K，将 N 个对象大致分为 K 类，然后根据某些最优原理对不合理的分类进行修改。K 均值算法简单、快速、易于理解，时间复杂度低。然而，K 均值算法对高维数据处理较差，并且不能识别非球形簇。层次聚类算法对数据集进行层次分解，分为自下而上的凝聚层次聚类和自上而下的分裂层次聚类。常用的层次聚类算法包括桦树、治愈、岩石、变色龙等算法。这种类型的算法最初将每个点视为一个集群，根据接近度进行组合。当组合在多种原因下导致不希望的结果时，组合过程结束。1996～2000 年，数据挖掘学者提出了大量的基于网格的聚类算法。该网格方法可以有效降低算法的计算复杂度，并且对密度参数也很敏感。基于网格的聚类算法采用了多分辨率的网格数据结构，处理速度非常快，并且仅取决于量化空间中每个维度中的元素数量。常见的方法包括刺、团和波簇。

分类是构造一个分类模型，输入样本的属性值，输出对应的类别，将每个样本映射到预先定义好的类别。预测是指建立 2 种或 2 种以上变量间相互依赖的函数模型，然后进行预测或控制。分类算法有两步过程。一是学习步，通过归纳分析训练样本集建立分类模型得到分类规则；二是分类步，先用已知的测试样本集评估分类规则的准确率，如果准确率是可以接受的，则使用该模型对未知类标记的待测样本集进行预测。预测模型的实现步骤也有两步，第一步是通过训练集建立预测属性（数值型的）的函数模型，第二步是在模型通过检验后进行预测或控制。分类模型建立在已有类标记的数据集上，模型在已有样本上的准确率可以更方便计算，所以分类属于有监督的学习。其目标是"标记"数据，以提取有价值的数据。类别越准确，结果就越有价值。通常采用逻辑回归、先验回归、经典判别分析，建立一个分类模型，可以帮助我们更好地理解数据，然而这也有局限性。当因变量为分类变量，且自变量包含多个分类变量或分类变量水平较高时，经典统计量不适用，机器学习方法对处理复杂数据更实用，精度较好。

回归是确定多种变量相互依赖的定量关系的方法。回归分析是一种统计方法，对具有一个或多个自变量的因变量（目标变量）和自变量（预测变量）之间的关系进行建模。具体地说，回归分析有助于我们理解在其他自变量保持固定的情况下，自变量的值对应于自变量的变化方式。传统的回归是一种统计分析方法，通过普通的线性回归确定两个或多个变量之间的定量关系，并被广泛使用。回归分析可根据自变量的数量分为一元线性回归分析和多元线性回归分析。一元线性回归分析只包含一个自变量和一个因变量，一条直线可以近似表示两者之间的关系。如果回归分析包含两个或两个以上的自变量，且因变量与自变量之间是线性关系则称为多元线性回归分析。在实践中，一种现象通常与多种因素有关。在执行回归分析时，需要两个或多个自变量，这种回归被称为多元回归。通过多个自变量的最优组合预测或估计因变量比仅用一个自变量预测或估计更有效、更现实。因此，多元线性回归比一元线性回归更实用。多元线性回归分析包括 3 个步骤。第一步，利用收集到的数据建立回归方程；第二步，对分析得到的回归方程进行假设检验；第三步，当回归方程意义显著时，需要对回归系数进行假设检验。在剔除没有显著部分回归系数的变量后，重新建立不包含这些变量的多元回归方程，并重复上述过程。其基本原理是将最小二乘法应用于线性回归模型的回归。大多数传统算法的统计模型对数据都有特定的要求，而模型本身也有一种可以清晰表达的数学形式。该模型的利弊大多是根据数据分布假设得到的检验来判断的。然而，在实际工作过程中，很难对数据在现实世界中的分布做出任何假设。机器学习算法对数据没有假设，结果也有交叉性。通过验证算法判断，基于该算法或程序的预测模型相当有效，交叉验证的结果很容易被大多数实践工作者理解和接受。机器学习中的回归是一种有监督的学习技术，有助于发现变量之间的相关性，并使我们能够基于一个或多个预测变量预测连续输出变量，主要用于预测时间序列建模及确定变量之间的因果关系。回归模型的机器学习算法有决策树、自适应增强、套袋法、随机森林、支持向量机、最近邻算法和人工神经网络。

第四节　机遇与挑战

利用新的前沿学科生成大数据和分析大数据是传统医学和精准医学之间的发展趋势。大数据的发展将有助于精准医疗的全球应用和新的卫生管理模式的出现。然而，医学大数据挖掘仍面临巨大挑战，主要是医学知识概念复杂，医学知识推理关键技术尚未突破，医学信息源广泛，以及数据维度高、类别不平衡、结构复杂，医院电子病历系统的开放性和可扩展性较差，院外流程监管不力。虽然在大量数据中产生新的发现和结论并不容易，但我们可以预见未来在医疗和生活领域大数据将会发挥不可替代的作用。

参 考 文 献

Benke K，Benke G，2018. Artificial intelligence and big data in public health. Int J Environ Res Public Health，15（12）：2796.

Dalan D，2010. Clinical data mining and research in the allergy office. Curr Opin Allergy Clin Immunol，10（3）：171-177.

Dall'Alba G，Casa PL，Abreu FP，2022. A survey of biological data in a big data perspective. Big Data，10（4）：279-297.

Mainali S，Park S，2023. Artificial intelligence and big data science in neurocritical care. Crit Care Clin，39（1）：235-242.

Sun W，2013. Mining and application of medical equipment basic data. Zhongguo Yi Liao Qi Xie Za Zhi，37（3）：182-184，188.

Wang L，Alexander CA，2020. Big data analytics in medical engineering and healthcare：methods，advances and challenges. J Med Eng Technol，44（6）：267-283.

Wang Z，2022. An intelligent collection system of big data in medical and health education based on the internet of things. J Healthc Eng，2022：3735102.

Wu WT，Li YJ，Feng AZ，et al，2021. Data mining in clinical big data：the frequently used databases，steps，and methodological models. Mil Med Res，8（1）：44.

Yang J，Li Y，Liu Q，2020. Brief introduction of medical database and data mining technology in big data era. J Evid Based Med，13（1）：57-69.

第二章
健康医疗大数据获取与数据管理

随着先进的信息技术在医学领域的广泛应用，健康医疗数据获取的途径得到了极大拓展，数据的类型和规模正以前所未有的速度快速增长，具有规模性（volume）、多样性（variety）、高速性（velocity）和低价值密度性（value）特征的健康医疗大数据资源业已形成。健康医疗大数据涵盖人类的全生命周期，包括个人健康、医药服务、疾病防控、健康保障、食品安全等诸多方面数据。健康医疗大数据是国家重要的基础性战略资源，系统了解医学大数据的获取途径及数据管理涉及的重要技术，对医学大数据的有效利用具有重要意义。

第一节　健康医疗大数据采集与预处理技术

健康医疗大数据的采集与预处理对提高数据质量和大数据挖掘利用具有重要意义。先进的数据采集和预处理技术是高效准确获取和深度挖掘健康医疗大数据的重要保障，也是健康医疗大数据发展应用的基础。

一、健康医疗大数据采集技术

（一）大数据采集技术

数据（data）是对客观事物特征状态的记录，是事实或观察的结果，是表示客观事物未经加工的原始素材，其表现形式具有多样性，可以是符号、文字、数字、语音、图像、视频等。数据采集（data acquisition）又称数据获取，是根据数据用户的需求，用科学的方法收集、检索和获取特定数据的过程。大数据时代，数据的来源极其广泛，数据有不同的类型和格式，同时呈现爆发性增长态势，这些特性对数据采集技术也提出了更高的要求。信息化环境下，大数据采集的范围更加广泛，数据类型与来源更加多样，通常大数据采集有以下几种来源。

（1）系统日志：主要是收集业务平台产生的大量的日志数据，供在线和离线数据分析使用。通过系统日志采集的数据具有高可靠性、可使用性特征。

（2）数据库：传统的业务系统常使用关系型数据库如 MySQL 数据库等进行数据存储与管理，随着大数据时代的到来，NoSQL 数据库也常作为数据采集来源，通过在采集端安排大量数据库，并在这些数据库之间进行负载均衡和分片，完成大数据采集工作。

（3）网络：网络数据采集是指通过网络爬虫技术或网站公开应用程序接口（API）等方式从网站上获取数据的过程。网络爬虫会从一个到多个初始网页的统一资源定位符（URL）开始，获取各网页上的内容，并且在抓取过程中不断从当前页面上抽取新的 URL 放入队列中，直到满足设置的要求为止。这种方法将非结构化数据从网页中抽取出来，将其存储为统一的本地数据文件，以结构化方式存储，支持图片、视频等文件的爬取。

（4）感知设备：感知设备数据采集是通过摄像头、传感器和其他智能终端自动采集感知对象的信号、图片等获取数据。其关键技术包括对大数据源的智能识别、传输、接入等。

目前，大数据采集常用的技术包括网络爬虫技术、Sqoop、Spark Streaming、Hadoop 的 Chukwa、Cloudera 的 Flume、Facebook 的 Scribe 和 Linked In 的 Kafka 等。这些工具都采用分布式架构，满足每秒数百兆的日志数据采集和传输需求。

（1）网络爬虫技术：是针对互联网上的浏览、访问网站的行为进行数据采集的技术，主要利用网络爬虫技术将 URL、访问日志、文本的信息、图片等结构化与非结构化数据从网页中抽取出来，提高数据的利用效率。

（2）Sqoop：可以将数据从结构化的数据仓库、基于文档的系统等结构化的存储器中抽取出来，存储于基于 Hadoop 的 Hive、HDFS 等大数据存储系统中。Sqoop 支持批量大数据传输，能够分割数据集，创建并行的 Hadoop 任务以处理每个区块，提高数据采集的并发性和容错性。

（3）Spark Streaming：是一个具有高吞吐量和高容错性的实时流数据处理系统，它可通过 Map、Jion 等函数进行多种数据源的处理，并将处理的结果存储于数据库中。Spark Streaming 的内部处理机制如下：先接受实时流数据，根据一定的时间间隙将数据分成一系列批次，这些批次数据在 Spark 内核对应一个弹性分布式数据集（resilient distributed dataset，RDD）实例，流数据的离散流（discretized stream，DStream）可以看作一组 RDD，再通过调用 Spark 核心作业处理这些批次数据，最终得到处理后的一批批结果数据。

（4）Flume：是用于海量日志采集、整合与传输的系统，具有高可用性、高可靠性和分布式的特点。Flume 可以将 Web 应用服务器、网络服务器和操作系统等服务端产生的大规模数据存储到如 HDFS、HBase 的集中存储器中。基于事务处理的 Flume 管道，在数据的传送和接收过程中保证了数据一致性。

（5）Kafka：是用于动作流数据处理的分布式发布订阅消息系统，具有高吞吐量的特点。Kafka 同时支持离线数据处理和实时数据处理，基于 Hadoop 平台的并行加载，实现线上和离线数据处理的统一。

（二）健康医疗大数据的采集

健康医疗大数据是大数据的重要组成部分。由于健康医疗大数据来源广泛，且异质性明显，健康医疗大数据的获取技术需求呈现多样化。

从数据来源的角度，健康医疗大数据可归纳为以下类别：①医疗数据，指来源于医疗机构的诊疗相关数据，包括门急（诊）病历、住院病历、健康体检、检查检验、医学影像等数据。②公共卫生数据，指来源于公共卫生机构的健康相关数据，主要包括预防接种、传染病防控、慢病管理、疾病监测等数据。③医学科研数据，指各类医学研究产生的数据，常以科研论文的形式发表，或存储于相关的科研平台数据库中。④个人健康管理数据，指通过可穿戴设备等在医疗卫生机构以外采集的健康数据，如家庭血糖、血压监测数据，运动、膳食等健康行为数据。⑤第三方机构来源的健康相关数据，如来源于第三方基因检测机构的组学数据，来源于社交媒体、健康相关网站、药店等的健康相关数据等。⑥非卫生机构的健康影响因素数据，主要包括人口、环境、社会、经济等因素数据，这些数据多来源于卫生机构以外的其他机构。

我国健康医疗大数据主要来源于卫生机构的业务数据，包括医疗服务、公共卫生、药品管理、人口管理、医疗保障及综合管理六大业务域。一项全国性健康医疗大数据资源抽样调查结果显示，我国现有的健康医疗大数据资源中，医疗数据资源占比达到 61.6%，公共卫生数据资源占比达到 32.7%，少部分数据来源于互联网、物联网及信息平台等。健康医疗大数据来源不同，数据采集的方法和所采用的技术不同。从数据采集途径的角度，健康医疗大数据采集可归纳为两大类。一是卫生业务数据采集，主要包括医疗数据、公共卫生数据、药品耗材及卫生管理等方面的卫生业务数据采集。业务数据主要依靠各级各类卫生机构部署的业务信息系统采集。例如，医疗机构数据的采集范围包括医院信息系统（HIS）、实验室信息系统（LIS）、影像存储与传输系统（PACS）、电子病历系统、超声信息系统、放疗信息系统、病理信息系统、收费信息系统等，公共卫生数据来源于疾病控制、妇幼保健、卫生应急、预防接种等业务信息系统。这类数据类型多样，多为异构数据，在数据采集中需要进行整合。二是网络数据采集，网络数据主要来源于政府网站、健康网站、医院网站、数字图书馆等发布的有关医学政策、新闻、医药卫生知识、科技文献、学位论文等，这类数据资源具有类型多样、分布广泛、内容丰富、即时性强，但数据质量良莠不齐、分散无序等特点。

1. 卫生业务数据采集技术

来源于卫生业务系统的健康医疗大数据采集技术主要有以下几种。

（1）数据同步：数据同步采集主要利用数据库本身或第三方提供的数据同步工具实现，是直接通过医疗数据生产系统的数据库进行数据实时采集。为了卫生数据安全，通常需要为业务系统设置数据交换的前置服务部件。数据同步一般分为增量数据同步和基于日志的结构化数据同步两种模式。增量数据同步对数据有一定的时限要求，如医院要求 24 小时内完成增量数据同步。基于日志的数据同步可以实现大量的过程数据和结构化数据的实时捕获、转化和投递，实现生产系统数据库与目标数据库的实时同步，适用于实时性要求高的数据采集。这两种数据采集方式均支持异构数据库之间的数据同步，可在数据库、数据表、字段等多个级别进行同步处理，其缺点是业务系统需要安装前置部件并配置同步工具，且无法对数据进行深度加工。

（2）数据备份：指对来源于卫生业务信息系统的数据库直接进行备份，其优点是对业务系统的影响较小，操作简单易行，数据备份的时间比较灵活，一般在业务低峰时段进行即可，缺点为对异构数据库支持不足，且无法提供实时性强的数据，如"分钟级别"的实时数据一般无法通过数据备份的方式获取。由于医疗数据的特殊性，在进行数据备份前，应充分考虑个人健康数据的隐私保护，做好数据脱敏工作。

（3）ETL（extract-transform-load）：是从数据源抽取出所需的数据，经过数据清洗和转换，最终按照预先定义好的数据仓库模型，将数据加载到数据仓库中的过程，其目的是将分散且标准不统一的数据整合到一起，为数据二次分析利用奠定基础。由于 ETL 的过程极为复杂，通常需要开发工具协助实现 ETL，ETL 工具可以提供较强大的连接功能（connectivity），以连接来源端与目标端，便于开发人员借助工具实现 ETL。

ETL 从数据源抽取的数据通常需要经过标准化和预先设置的规则进行处理，再将转化后的数据加载至目标数据仓库。ETL 的数据源主要是各类卫生业务信息系统的数据库及其他文本文件。ETL 数据抽取一般通过数据同步工具从数据源的前置数据库进行数据实时抽取，并通过并行、异步、复制、分发、推送、加密等技术确保数据抽取过程安全高效。ETL 数据转换是将从数据源数据库中抽取的数据转换成目标库中的标准数据，包括数据字典转换、跨域主索引建立、数据校验等。数据加载是通过同步工具将数据加载到数据仓库中的过程，分为全量加载和增量加载。全量加载指每次 ETL 操作均删除目标表的数据，再全新加载全量数据；增量加载是指目标表仅加载源表中变化的数据。增量加载较全量加载应用范围更广泛。从技术角度来讲，全量加载比增量加载简单，一般只要在数据加载之前清空目标表，再全量导入源表数据即可。而增量加载则必须设计正确有效的方法，从数据源中抽取变化的数据，同时将这些变化的数据通过相应的逻辑转换更新到数据仓库中。增量加载适用于目标表数据量巨大、源表数据变化有规律且变化的数据量相对较小等情况，ETL 数据增量加载方式主要包括系统日志分析、触发器、时间戳及全表比对等方式。

2. 网络健康医疗大数据采集技术

随着"互联网＋"、物联网（IoT）等技术在卫生领域广泛应用，健康医疗大数据不仅存在于卫生机构中，更有海量的健康医疗数据存在于网络化环境中，仅依靠人工搜索采集数据已不能满足实际需要。必须借助现代信息技术帮助人们完成网络信息采集。一些专门用于网络信息采集的软件工具及平台应运而生。

（1）网络信息采集的软件工具：目前，软件开发商推出了许多用于网络信息采集的工具。国际互联网保存联盟（International Internet Preservation Consortium，IIPC）开发的基于网页存档的软件工具包是比较有影响力的工具之一，是目前使用范围最广的采集系统；此外，网络化欧洲存储图书馆（Networked European Deposit Library，NEDLIB）开发的 Harvester 软件也是一个比较有影响力的信息采集软件，芬兰、捷克、挪威等国都采用了 NEDLIB 的 Harvester 进行网络资源的自动收割；英国国家图书馆和 SUN 公司共同研发了网络采集工具（the web curator tool，WCT）用于本国的信息采集工作。

（2）统一数据采集平台：在集约化信息系统模型和框架的支持下，建立统一数据采集平台成为信息化战略发展中的一项重要任务。通过建设统一数据采集平台，对各系统中的数据进行采集、存储、分析、处理、上传，能够有效整合各系统及各区域平台信息系统的资源，对各类应用系统进行有效优化整合，形成统一的综合数据库，从而降低数据冗余量，提升数据挖掘利用的效率，发挥各类型数据的最大价值。

目前我国相关部门已开展相关研究，如国家卫生健康委员会联合解放军总医院等单位开展的建立统一医院感染监测数据采集规范的研究，目的是在不改变各地区、各医院使用的信息系统不同的现状下，规范统一信息数据采集，使信息更加客观、准确，且具有可比性，为开展同质化、标准化、规范化的医疗感染信息化监测提供可能；在公共卫生信息采集方面，中国疾病预防控制中心公共卫生监测与信息服务中心尝试建设公共卫生统一数据采集交换平台，旨在从医院信息系统中有效抽取相应的公共卫生数据，实现与区域卫生信息平台的互联互通，这是今后公共卫生数据采集建设的发展方向。

综上，随着卫生信息化建设的不断深入，各种卫生信息标准陆续出台，在集约化信息系统模型和框架的支持下，不同卫生领域的信息收集将更为系统、可靠和完整，其利用价值将显著提高。

3. 健康医疗大数据采集应注意的问题

由于健康医疗大数据采集过程复杂，在采集过程中通常需要注意以下问题。

（1）与传统的数据不同，大数据的非结构化数据显著增加了数据采集的难度，所以需要提高对非结构化数据采集的力度。

（2）大数据采集技术的识别能力有待提高，以避免采集到重复数据。

（3）在采集数据之前要对源数据进行清洗和标准化处理，避免出现脏数据，便于数据有效整合与分析。

数据采集技术是推动大数据不断发展应用的基础。通过运用先进、高效、可靠的大数据技术，可以极大扩展健康医疗大数据的采集范围，提高健康医疗大数据的采集效率和数据质量，为健康医疗大数据的深度挖掘、分析奠定坚实的基础，以期更好地支持卫生决策，为用户提供更个性化、智慧化和高效的服务，充分发挥健康医疗大数据的价值。

二、健康医疗大数据预处理技术

数据预处理（data preprocessing）是指在对数据进行分析处理之前，对收集的数据进行审核、筛选、排序等必要的处理。来源于现实世界的大数据容易受到噪声数据、数据值缺失与数据冲突等的影响，通常存在数据不完整、不准确、不一致及数据冗余等情况，直接影响对数据的深度挖掘利用，需要在进行数据分析之前对这些数据进行预处理，从而确保数据质量。另外，大数据的处理、分析、可视化过程中的算法与实现技术复杂多样，也需要对大数据的组织、数据的表达形式、数据的位置等进行一些前置处理。从某种意义上讲，数据预处理的环节通常决定挖掘分析的成败。数据预处理的引入，将有助于提高数据质量，并使后继数据处理、分析、可视化过程更加容易、有效，有利于获得更好的用户体验。

数据预处理有多种技术方法，包括数据清理、数据集成、数据变换、数据归约等。这些数据处理技术在数据挖掘之前使用，能够提高数据挖掘质量和效率，提升数据挖掘结果的应用价值。数据预处理技术的水平决定了数据的完整性、一致性及真实性，对后续的数据分析起到了非常关键的作用。

（一）数据清洗

数据清洗（data cleaning）是对数据进行重新审查和校验的过程，目的在于删除重复信息、纠正存在的错误，并提高数据一致性。它是发现并纠正数据文件中可识别错误的最后一道程序，包括分析脏数据的类型、定义数据的清洗策略、利用清洗工具进行清洗、评估验证 4 个步骤，其核心是定义清洗策略，包括标准的数据类型定义、标准的数据完整性约束、标准的安全性定义及清洗函数规则等。数据清洗包括检验数据一致性、处理无效值和缺失值等，按照明晰的清洗策略清洗掉不符合要求的数据。

1. 一致性检验（consistency check）

一致性检验是根据每个变量的合理取值范围和相互关系，检查数据是否合乎要求，发现超出正常范围、逻辑上不合理或相互矛盾的数据。SPSS、SAS 和 Excel 等计算机软件都能够根据定义的取值范围，自动识别每个超出范围的变量值。具有逻辑上不一致性的答案可能以多种形式出现，如许多调查对象说自己开车上班，又报告没有汽车，或者调查对象报告自己是某品牌的重度购买者和使用者，但同时又在熟悉程度量表上给了很低的分值。发现不一致时，要列出问卷序号、记录序号、变量名称、错误类别等，便于进一步核对和纠正。

2. 无效值和缺失值的处理

由于调查、编码和录入误差，数据中可能存在一些无效值和缺失值，需要进行适当的处理。常用的处理方法有估算、整例删除、变量删除和成对删除等。

（1）估算（estimation）：最简单的办法就是用某个变量的样本均值、中位数或众数代替无效值和缺失值。这种办法简单，但没有充分考虑数据中已有的信息，误差可能较大。另一种办法就是根据调查对象给出的其他问题的答案，通过变量之间的相关分析或逻辑推论进行估计。例如，某一产品的拥有情况可能与家庭收入有关，可以根据调查对象的家庭收入推算拥有这一产品的可能性。

（2）整例删除（casewise deletion）：是剔除含有缺失值的样本。由于很多问卷都可能存在缺失值，这种做法可能导致有效样本量显著减少，无法充分利用已经收集到的数据。因此，其只适合关键变量缺失或含有无效值或缺失值的样本比例很小的情况。

（3）变量删除（variable deletion）：如果某一变量的无效值和缺失值很多，而且该变量对所研究的问题不是特别重要，则可以考虑将该变量删除。这种做法减少了供分析用的变量数目，但没有改变样本量。

（4）成对删除（pairwise deletion）：是用一个特殊码（通常是 9、99、999 等）代表无效值和缺失值，同时保留数据集中的全部变量和样本。但是，在具体计算时只采用有完整答案的样本，因而不同的分析因涉及的变量不同，其有效样本量也会有所不同。这是一种保守的处理方法，最大限度保留了数据集中的可用信息。

采用不同的处理方法可能对分析结果产生影响，尤其是当缺失值的出现并非随机且变量之间明显相关时。因此，在调查过程中应尽量避免出现无效值和缺失值，保证数据的完整性。

数据清洗是一个反复的过程，在清洗过程中不断发现问题、解决问题。数据清洗需要注意不要将有用的数据过滤掉，对每个过滤规则认真进行验证，并要求用户确认。一般来说，数据清洗从数据的准确性、完整性、一致性、唯一性、适时性、有效性几个方面来处理数据的丢失值、越界值、不一致代码、重复数据等问题。

（二）数据集成

数据共享可以使更多的人更充分地使用已有数据资源，减少资料收集、数据采集等重复劳动和相应费用。但是，在实施数据共享的过程中，由于不同用户提供的数据可能来自不同的途径，其数据内容、数据格式和数据质量千差万别，严重阻碍了数据在各部门和各软件系统中的流动与共享，数据集成是解决这一问题的重要方法。

数据集成（data integration）是将不同来源、不同格式、不同性质的数据在逻辑上或物理上有机地集中，从而为数据用户提供全面的数据共享。数据集成不是简单地将数据进行合并，而是一个将数据进行统一规范化的过程，要将原始数据中的矛盾统一，如字段的同名异义、异名同义、单位与字符不一致等。数据集成的目的是降低数据集的冗余程度，提高数据集的一致性。

1. 模式集成

模式集成解决多源实体数据的相互匹配，主要是通过数据库中存储的数据属性结构推理并识别现实世界中的数据，进而避免数据类型、数据标签冲突及概念不清等情况。例如，如何辨别一个数据库中的"student id"与另一个数据库中的"id"是否表示同一个实体。模式集成可以看作一个组合优化问题、多标记图匹配问题。首先将模式表示为多标记图，然后提出多标记图的相似性度量方法，进而提出基于多标记图相似性的模式匹配目标优化函数。最后，在这个目标函数基础上设计实现一个匹配算法。同时，模式集成也是人们最早采用的数据集成方法，如果用户在集成系统提交前请求，则能够将请求转换成对各个数据源的请求操作，使用户可以在集成系统上完成对各数据源的访问。模式集成最常见的方法有联邦数据库集成、中间件集成和数据仓库集成。

联邦式数据库系统（FDBS）由半自治数据库系统构成，相互之间分享数据，联盟各数据源之间相互提供访问接口。联邦式数据库系统可以是集中数据库系统或分布式数据库系统及其他联邦式系统。在这种模式下其又分为紧耦合和松耦合两种情况。紧耦合提供统一的访问模式，一般是静态的，增加数据源比较困难；而松耦合则不提供统一的接口，但可以通过统一的语言访问数据源，其中核心是必须解决所有数据源语义上的问题。

中间件模式通过统一的全局数据模型访问异构的数据库、遗留系统、Web 资源等。中间件位于异构数据源系统（数据层）和应用程序（应用层）之间，向下协调各数据源系统，向上为访问集成数据的应用提供统一数据模式和数据访问的通用接口。各数据源的应用仍然完成它们的任务，中间件系统则主要集中为异构数据源提供一个高层次检索服务。中间件模式是比较流行的数据集成方法，它通过在中间层提供一个统一的数据逻辑视图隐藏底层的数据细节，使用户可以将集成数据源看作一个统一的整体。这种模型下的关键问题是如何构造这个逻辑视图并使不同数据源之间能映射到这个中间层。

数据仓库是在企业管理和决策中面向主题的、集成的、与时间相关的和不可修改的数据集合。其中，数据被归类为广义的、功能上独立的、没有重叠的主题。

这几种方法在一定程度上解决了应用之间的数据共享和互通问题，但也存在以下异同：联邦式数据库系统主要面向多个数据库系统的集成，其中数据源有可能要映射到每一个数据模式，当集成的系统很大时，将给实际开发带来巨大困难。数据仓库集成则在另外一个层面表达数据之间的共享，它主要是为了针对企业某个应用领域提出的一种数据集成方法，也就是前文所提到的面向主题并为企业提供数据挖掘和决策支持系统。

2. 冗余数据的处理

冗余数据的处理是对同一类属性数据在不同数据源中因为命名方式不一样而导致的冗余情况进行处理，或者从其他属性中可以导出的数据冗余，可通过分析两个属性之间的相关系数确定它们之间是否存在冗余。

3. 检测和解决数值冲突

检测和解决数值冲突是为了解决数据表达、度量单位、编码方式及语义不同导致的来自不同数据源的同一实体的属性值不同的情况。对于来自同一个世界的某一实体，在不同的数据库中其可能有不同的属性值，这样就会产生各种各样的差异，如表示差异、编码差异等。例如，某一表示长度的属性在一个数据库中单位用"米"表示，而在另一个数据库中却用"厘米"表示。检测到这类数据值冲突后，可根据需要修改某一数据库的属性值，使来自不同数据库中同一实体的属性值统一起来。

（三）数据变换

数据变换（data transform）是根据实际分析需求，将数据库中集成后的原始数据统一转换或归并为有利于进行数据挖掘的数据形式。根据相关要求或规则对数据信息进行变换，确保数据的处理可以满足数据挖掘的基本需求。数据变换的目的是更高效地进行数据挖掘，尽可能筛选更多具备实用价值的数据，包括对数据进行格式化、对文本数据进行数字化等操作。

常用的方法有平滑处理、聚集、数据概化、数据规范化和属性构造等。平滑处理的目的是除掉原始数据中的噪声，主要技术有分箱、聚类和回归。聚集操作是对数据进行综合，一般是为多粒度数据分析建构一定的数据立方体，然后对数据立方体进行计算和物化，数据立方体的最底层称为基本方体，里面包含的是已知数据，其是对已有的数据进行不同维度的归纳，然后得出不同分层的方体，将它们集合在一起称为数据立方体。数据概化是利用分层次的概念，对数据进行层次构建，用高层概念替换低层数据。数据概化处理沿概念分层向上汇总，用更抽象的概念取代低层次或数据层的数据对象。例如，将年龄段划分成青年、中年、老年。数据规范化是将数据按比例缩放到一个较小的特定范围内，如最大-最小规范化、Z-score（零-均值）规范化、小数范围规范化（0-1 规范化）等。属性构造是将已有的属性通过合理的分析创建出新的有用属性，将它添加到数据中，提高分析精度，以帮助实现数据挖掘的过程。经过这些方法处理后，转换后的数据集能够使数据分析过程更为方便，分析结果更为准确。

（四）数据归约

医学大数据体量巨大、结构复杂，直接对海量大数据进行复杂的数据分析和挖掘不仅需要很长的时间，而且通常不现实或不可行。数据归约技术可应对这一挑战。数据归约是指在对挖掘任务和数据本身内容理解的基础上，寻找依赖于发现目标数据的有用特征，以缩减数据规模，从而在尽可能保持数据原貌的前提下，最大限度精简数据量。

数据归约技术可以用来得到数据集的归约表示，它虽然小，但仍大致保持原数据的完整性。这样，在归约后的数据集上挖掘将更有效，并产生相同（或几乎相同）的分析结果。对于某些由于数据属性值或变量过多，不利于建模和数据挖掘，还可能带来噪声的数据，可通过数据归约技术将原数据转化为数据集，让压缩后的数据集保持相应的性质，由此提升数据分析的准确度和效率。

数据归约主要有两个途径，即特征归约和样本归约，分别对应原始数据集中的特征和记录。

1. 特征归约

特征归约也称属性归约、维归约，即减少数据的维度，是从原有的特征中删除不重要或不相关的特征，或者通过对特征进行重组以减少特征的个数。其原则是在保留甚至提高原有判别能力的同时，减少特征向量的维度。特征归约算法的输入是一组特征，输出是它的一个子集。特征归约一般包括三步：①搜索过程，是在特征空间中搜索特征子集，每个子集称为一个状态，由选中的特征构成；②评估过程，输入一个状态，通过评估函数或预先设定的阈值输出一个评估值，搜索算法的目的是使评估值达到最优；③分类过程，使用最终的特征集完成最后的算法。通过特征归约处理，可以使数据集具有更少的特征、更少的数据，从而提高数据挖掘效率和处理精度，简化数据挖掘处理结果。

2. 样本归约

初始数据集中的样本数就是数据表中的记录数。初始数据集通常拥有的记录数非常庞大，其数据质量良莠不齐，直接对原始数据集进行分析挖掘通常是不可行的。样本归约就是从初始数据集中选出一个有代表性的样本子集，数据的挖掘分析只基于样本的一个子集进行。子集大小的确定要考虑计算成本、存储要求、估计量精度及其他一些与算法和数据特性有关的因素。

样本归约获得数据的子集后，通过对样本子集挖掘分析估计整个数据集的一些信息，估计结果的质量依赖于所选子集中的元素。取样过程总会造成取样误差，取样误差对所有的方法和策略来讲都是固有的、不可避免的，子集的规模变大时，取样误差一般会降低。与针对整个数据集的数据挖掘比较，样本归约可以减少成本、速度更快、范围更广，在取样合理的情况下能获得更高的精度。

3. 特征值归约

特征值归约是一种特征值离散化技术，它将连续型特征值离散化，也就是将连续型计量资料转化为分类或等级资料的过程，使之成为少量的区间，每个区间映射到一个离散符号。例如，检测某人群血液中甲胎蛋白的含量（单位为 μg/L），其特征值测量结果为计量资料，若根据专业知识，按甲胎蛋白测量值是否小于 8.00μg/L 将观察对象划分为正常和异常两类，这样就可将连续型特征值转化为二分类资料，并可规定用"1"表示正常，"2"表示异常；同理年龄（岁）是计量资料，若按照不同年龄段进行划分，可将观察对象划分为 4 个不同年龄等级，并用不同的等级符号来表示，1 表示儿童、2 表示青少年、3 表示中年、4 表示老年。特征值归约技术的优势在于简化了数据描述，并易于理解数据和最终的挖掘结果。

特征值归约还可以通过数据建模实现，如双变量线性回归、多元线性回归、对数线性模型等，也可通过聚类分析将对象划分为若干群或聚类，使在一个聚类中的对象"类似"，而与其他聚类中的对象"不类似"，在数据归约时用数据的聚类代替实际数据。

健康医疗大数据信息量巨大，数据之间的关系复杂，且具有真实性、多样性、专业性等特点，大部分存在非结构化、不完整、不一致、不准确等问题，无法直接进行数据挖掘，因此在对健康医疗大数据进行挖掘分析前，需要结合大数据的预处理技术，对多源异构的健康医疗大数据进行有效预处理，使预处理后的数据更加完整、洁净、一致，方便进行深度分析处理，提升数据的价值密度和数据处理的效率。

第二节　健康医疗大数据资源管理与平台技术

随着健康医疗领域业务信息系统的不断完善，来源于卫生机构的数据量已经非常庞大，结构更加复杂。除此之外，许多研究机构、健康相关网站等也积累了海量的健康医疗数据，包括基因组学、蛋白组学、微生物学等专业数据库。这些健康医疗大数据是国家重要的基础性战略资源，但由于健康医疗大数据本身在容量、速度和复杂性等方面的增长率，已超出现有科技在数据分析、数据管理、数据传输及用户领域的发展进度，如何提高从大量烦琐的大数据资源中分离提取精华的能力，增强大数据互操作性，最大限度利用大数据带来的机遇是大数据应用面临的挑战。提高对健康医疗大数据资源管理的能力是促进大数据高效利用的重要环节。

一、健康医疗大数据资源管理的内涵

数据（data）是指对客观事件进行记录并可以鉴别的符号，包括对客观事物的性质、状态及相互关系等进行记载的物理符号或这些物理符号的组合。数据管理（data management）是指利用计算机技术对数据进行有效收集、存储、处理和应用的过程，其目的在于充分有效发挥数据的作用。传统的数据管理侧重于数据的物理管理，通常将数据作为信息的表现形式和载体，关注存储的数据结构，数据之间关系的管理较为表浅、简单。数据资源管理（data resources management）的概念（国际数据管理协会）类似数据管理，但是数据资源管理更侧重于数据应用。数据资源管理在数据管理的基础上进行，主要目的在于决策支持。

健康医疗大数据资源是在医疗卫生活动中产生的以人的健康相关数据为核心的各类信息的集合，包括医疗卫生管理和服务活动过程中所产生、获取、处理、存储、传输和使用的一切数据资源，具体包括各级各类卫生行政管理部门、医疗卫生服务机构、患者、卫生信息系统和信息平台、卫生信息基础设施及以电子病历和健康档案为核心的各类资源。健康医疗大数据资源管理是应用数据库管理、数据仓库等信息系统技术和其他数据管理工具，对医疗数据资源进行管理，满足数据资源用户信息需求的管理活动。健康医疗大数据资源管理具体包括以下多方面的内容：数据质量加工、动态更新与全生命周期维护、数据有效性的保证、数据丢失和损坏的预防、多站点文档管理、永久性的标示符和数据可追溯及不同数据源数据的标准化和整合。通过对上述方面的处理，可以实现对健康医疗大数据的有效管理，提高数据质量和可靠性。

与传统数据资源管理相比，健康医疗大数据资源管理在数据采集、储存、分析、利用等方面均面临挑战，大数据资源管理需要先进的大数据技术做支撑。大数据技术是使大数据中所蕴含的价值得以挖掘和展现的一系列技术与方法，涉及大数据采集、预处理、存储、分析挖掘、可视化等诸多方面。大数据技术的研究与突破的最终目标是从复杂的大数据集中发现新的模式与知识，挖掘得到有价值的新信息。从大数据资源管理角度，重点关注大数据应用过程中涉及的技术与方法，其中大数据平台技术是大数据资源管理的核心。

二、大数据平台技术

（一）大数据平台的含义及主要功能

大数据平台（big data platform）是指以处理海量数据存储、计算及不间断流数据实时计算等场景为主的一套基础设施，包括统一的数据采集中心、数据计算和存储中心、数据治理中心、运维管控中心、开放共享中心和应用中心。典型的大数据平台有 Hadoop 系列、Spark、Storm、Flink 及 Flume/Kafka 等集群。

大数据平台的主要功能通常包括以下几个方面：①海量数据存储，利用计算机集群的存储和计算能力，不仅在性能上有所扩展，而且其处理传入的大量数据流的能力也相应提高；②数据处理速度更快，相对于基于行的非并行处理传统数据库，大数据平台采用列式数据库架构，并使用大规模并行处理技术，能够大幅提高数据处理性能；③兼容传统工具，大数据平台能够兼容传统工具，确保平台已经过认证；④提供数据分析与决策支持功能，大数据平台能够确保短时间内加载数据，支持利用高级算法建立预测模型，提供决策支持。

大数据平台通过集成一系列大数据技术，应对规模化、结构复杂的大数据的高效存储交换、快速处理与深度分析利用。Hadoop 作为典型的大数据平台，将 Hadoop 分布式文件系统用作分布式存储，MapReduce 用作分布式计算，Yarn 用作资源管理与调度，Spark 用作大规模数据的快速计算等，实现大数据平台的功能。

（二）主要大数据平台

1. Hadoop

Hadoop 诞生于 2006 年，是一个分布式系统基础架构，是国际上分布式计算系统的标准，是目前应用最多的大数据平台。其由 Apache 软件基金会开发，主要目标是对分布式环境下的"大数据"以一种可靠、高效、可伸缩的方式进行处理。最基础的 Hadoop 平台包括 MapReduce 分布式计算框架、Hadoop 分布式文件系统（Hadoop distributed file system，HDFS）、YARN 运算资源调度系统。Hadoop 框架能够透明地为应用提供可靠性和数据移动。

MapReduce 是一种计算模型，用于进行大数据量的计算，其中 Map 对数据集上的独立元素进行指定的操作，生成键-值对形式的中间结果。Reduce 则对中间结果中相同"键"的所有"值"进行归约，以得到最终结果。MapReduce 的这种功能划分非常适合在大量计算机组成的分布式并行环境中进行数据处理。

HDFS 是 Hadoop 体系中数据存储管理的基础，可以存储所有计算节点的数据。它是一个高度容错的系统，能检测和应对硬件故障，可在低成本的通用硬件上运行。HDFS 简化了文件的一致性模型，通过流式数据访问，提供高吞吐量应用程序数据访问功能，适合带有大型数据集的应用程序。

YARN 是分布式资源调度框架，是一个通用资源管理系统，可为上层应用提供统一的资源管理和调度。它的引入为集群在利用率、资源统一管理和数据共享等方面带来了巨大好处。YARN 由 ResourceManager、NodeManager 及 ApplicationMaster 组成。ResourceManager 是集群的资源管理者，负责集群中资源的分配及调度，同时管理各个 NodeManager，负责处理客户端的任务请求。NodeManager 是节点的管理者，负责处理来自 ResourceManager 和 ApplicationMaster 的请求。ApplicationMaster 用于计算任务所需要的资源。

与传统的数据集成平台不同，Hadoop 技术可以支持 PB 级别以上的数据存储和计算，通过云模式实现分布式计算和传统并行计算技术的融合，实现大数据的高效交换和使用。

2. Spark

Apache Spark 是一个围绕速度、易用性和复杂分析构建的大数据处理框架，最初在 2009 年由美国加利福尼亚大学伯克利分校的 AMPLab 开发，并于 2010 年成为 Apache 的开源项目之一。与 MapReduce 技术相比，Spark 的速度更快，提供的功能更加丰富。Spark 提供了一个全面、统一的框架，用于管理各种类型的大数据处理需求，包括非结构化的文本数据、图表数据、批量数据或实时流数据等，可以大幅提升 Hadoop 集群中应用的运行速度。通常当需要处理的数据量超过了单机尺度，或需要处理的数据量虽不大，但是计算很复杂，且需要花费大量时间时，可以选择利用 Spark 集群强大的计算资源进行计算，显著提升运算效率，更好地实现数据挖掘与机器学习等需要迭代算法。

3. Storm

随着大数据实时处理需求的应用场景日益广泛，如网站统计、推荐系统、预警系统、金融系统、交通路况实时系统等，Hadoop 的 MapReduce 的高延迟性对应用的影响日益明显。Storm 则是应对流计算的主流技术。

Apache Storm 是一种分布式实时大数据处理框架，被业界称为实时版 Hadoop。它在 Hadoop 基础上提供了对实时运算数据的支持与处理。Storm 对实时计算的意义类似于 Hadoop 对批处理的意义。与 Hadoop 相比，Storm 具有适用场景广泛、可以实时高效处理消息和更新数据库、无数据丢失、容错性好及集群易管理等特点。

4. 云计算（cloud computing）

云计算是分布式计算的一种，指通过网络"云"将巨大的数据计算处理程序分解成无数个小程序，然后，通过多部服务器组成的系统进行处理和分析这些小程序得到结果并返回给用户。通过云计算技术，可以在很短的时间内（几秒）完成对数以万计数据的处理，从而达到强大的网络服务。云计算的核心是可以将很多的计算机资源协调在一起，使用户通过网络可以获取无限的资源，同时获取资源不受时间和空间的限制。

与传统网络应用模式相比，云计算具有明显的优势。①虚拟化技术：云计算的虚拟化技术是云计算最为显著的特点，包括应用虚拟和资源虚拟，它突破了时间、空间的限制。②动态可扩展性：云计算具有高效的运算能力，在原有服务器基础上增加云计算功能能够使计算速度迅速提升，最终实现动态扩展虚拟化的层次达到对应用进行扩展的目的。③按需部署：计算机包含了许多应用、程序软件等，不同的应用对应的数据资源库不同，云计算能够根据用户的需求快速配备计算能力及资源。④灵活性高：目前市场上大多数信息技术（IT）资源、软硬件都支持虚拟化，如存储网络、操作系统和开发软硬件等。虚拟化要素统一放在云系统资源虚拟池中进行管理，可以兼容低配置机器、不同厂商的硬件产品等。⑤可靠性高：即使服务器故障，也不影响计算与应用的正常运行。因为单点服务器出现故障时，可以通过虚拟化技术恢复分布在不同物理服务器上的应用或利用动态扩展功能部署新的服务器进行计算。⑥性价比高：将资源放在虚拟资源池中统一管理在一定程度上优化了物理资源，用户不再需要昂贵、存储空间大的主机，可以选择相对廉价的个人计算机（PC）组成云，一方面可减少费用，另一方面计算性能不逊于大型主机。⑦可扩展性：用户可以利用应用软件的快速部署条件更为简单快捷地对自身所需的已有业务及新业务进行扩展。例如，计算机云计算系统中出现设备故障，对于用户来说，无论是在计算机层面上，或在具体运用上均不会受到阻碍，可以利用计算机云计算具有的动态扩展功能对其他服务器开展有效扩展，这样就能够确保任务得以有序完成。在对虚拟化资源进行动态扩展的情况下，能够高效扩展应用，提高计算机云计算的操作水平。基于云计算的诸多优势，大数据的发展方向将是"云"化，云计算将是大数据基础平台最好的部署方案。

不同的大数据框架各有其特点，在实际应用场景中，常将这些框架部署在统一的集群中，让它们共享集群的资源，并对资源进行统一管理。典型的资源管理与调度平台有 YARN 和 Mesos。YARN 是 Hadoop 集群的核心构件。Mesos 是一个开源的资源管理和调度系统，能够对分布式集群进行细粒度资源调度分配。Mesos 采用两级调度架构，第一级调度是由 Mesos 将资源分配给计算框架，第二级调度是由计算框架自身的调度器为具体 task 分配资源。

（三）大数据参考架构

大数据平台高效有序构建需要有顶层的参考架构支持。2016 年，全国信息技术标准化技术委员会大数据标准工作组结合美国国家标准与技术研究院（NIST）的《大数据互操作框架第 6 卷：参考架构》，提出了我国大数据参考架构（图 2-1）。

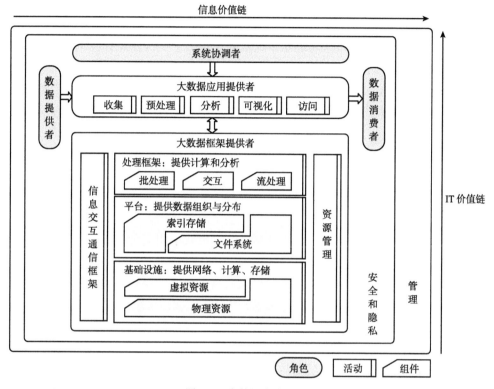

图 2-1　大数据参考架构

该架构是一个通用的大数据系统概念模型，可以概括为"一个概念体系，两个价值链维度"。概念体系为大数据参考架构中使用的概念提供了一个构件层级分类体系，即角色—活动—组件，用于描述参考架构中的逻辑构件及其关系；两个价值链维度分别为信息价值链和 IT 价值链，在信息价值链维度上，大数据的价值通过数据的收集、预处理、分析、可视化和访问等活动实现，在 IT 价值链维度上，大数据价值通过为大数据应用提供存储和运行大数据的网络、基础设施、平台、应用工具及其他 IT 服务实现。其中大数据平台通过相关的应用编程接口（API）或其他方式，提供数据的逻辑组织和分发服务，也可提供数据注册、元数据及语义数据描述等服务。处理框架提供必要的基础软件以支持对具有"4V"特征的大数据处理，一般可以分为批处理（batch）、流处理（streaming）和交互（interactive）3 种类型。

安全和隐私覆盖了其他 5 个主要角色，即系统协调者、数据提供者、大数据框架提供者、大数据应用提供者、数据消费者，表明这 5 个主要角色的活动都会受安全和隐私角色的影响。安全和隐私角色处于管理角色之中，也意味着安全和隐私角色与大数据参考架构中的全部活动和功能均相互关联。在安全和隐私管理模块，通过不同的技术手段和安全措施，构筑大数据系统全方位、立体的安全防护体系，同时应提供一个合理的灾备系统框架，提升灾备恢复能力，实现数据的实时异地容灾功能。

大数据参考架构在概念层展示了大数据系统的主要构件及其逻辑关系，可以为各种大数据应用系统架构开发提供通用的技术参考框架，使系统工程师、数据科学家、软件开发人员、数据架构师和高级决策者等有关各方能够在可互操作的大数据生态系统中制定具体的解决方案，支持各种场景下的大数据应用。

（四）健康医疗大数据资源管理与平台应用

"十三五"以来，我国卫生健康领域信息化发展迅猛，积累了海量的行业数据资源，但在大数据资源的应用发展方面存在诸多瓶颈，亟须行业提出有效的解决方案，促进健康医疗大数据高效融合与共享，充分挖掘大数据中蕴含的价值，更好地服务于医疗服务创新，促进数据资源开放共享和安全合规利用。大数据平台技术为解决这些问题提供了有效的途径。

通过搭建特定应用场景的健康医疗大数据平台，可以对一定范围内海量健康医疗大数据资源进行有效管理，实现基于平台的大数据采集、清洗、整理和集成；通过在大数据平台部署应用先进的大数据工具，实现对复杂大数据的深度挖掘，从中发现新的模式与知识，并将其应用于决策支持，助力深化医改，改善民众就医体验，提高医疗卫生工作质量与效率，提升政府服务和监管能力，促进卫生健康事业高质量发展。

1. 全民健康保障信息平台

全民健康保障信息平台是我国全民健康保障信息化工程，是我国政务信息化工程重点规划建设项目之一。其主要依托国家电子政务外网和全国统一的数据共享交换平台，实现国家卫生健康委员会与试点省（区、市）卫生健康委员会预算管理医院及共建部门之间的互联互通和信息共享，建成综合管理、公共卫生管理、医疗健康公共服务、基本药物制度运行监测评价、卫生服务质量与绩效评价、全员人口统筹管理等业务应用系统，逐步形成以城乡居民电子健康档案和中西医电子病历为重点，支撑跨层级跨机构跨部门的信息共享、上下联动、医保医药、医疗协同管理的全民健康信息服务体系。平台建设内容包括 39 个业务应用系统、统一的应用支撑平台、信息资源目录及工程标准规范等。

平台的总体技术架构按照"数据统一采集、标准统一使用、接口统一制定、应用统一整合、门户统一集成、资源统一管理"的技术思路实施。搭建面向服务架构（SOA）和分布式体系架构相结合的混合框架应用支撑平台，主要从服务组件、采集交换、共享协同、数据管理、运维及可视化等方面，为上层业务应用提供灵活、开放、基础的业务系统支撑和运行环境。各业务应用系统基于统一的应用支撑平台提供的服务组件，从而加强应用系统的统一性和可维护性。

基于全民健康保障信息平台，实现健康医疗大数据资源整合、质量控制、数据安全管理及数据挖掘利用等。在资源整合方面，通过整合省级平台、相关业务应用系统、业务应用分平台数据资源，实现数据的统一采集交换与汇聚，形成国家数据资源中心，支撑业务应用子系统之间的业务协同，并可进行各项数据的管理、分析与利用。数据质量控制方面，建设基于平台的数据质量控制系统，实现对数据整个生命周期的质量控制，涵盖数据源到应用端的全过程分级负责制度，重点是业务系统端和数据资源中心端的数据质量控制。在数据安全性方面，主要通过提供数据加密和解密服务，实现数据安全管理和隐私保护；对平台业务数据进行存储备份；通过权限控制管理、安全策略管理、数据安全检查、数据脱敏等技术手段，进一步加强平台在数据采集、上传录入、数据利用、跨区域共享等环节的管理，保证数据的安全性和隐私保护。在数据价值利用方面，在确保数据安全合规的前提下，利用先进的大数据挖掘技术，对健康医疗大数据进行深度挖掘分析，并对分析结果进行可视化，提供可视化公共服务，使数据价值不断提高，为管理决策提供科学的证据支撑。

全民健康保障信息平台在促进相关部门之间的信息共享与业务协同，提高重大疾病防控能力和突发公共事件协作应对处置能力，提升医疗服务质量和效率，提高卫生健康行政管理的公信力、执行力和效率及惠民就医等方面具有重要意义。

2. 区域卫生信息平台

区域卫生信息平台是连接区域内医疗卫生机构的基本业务信息系统的信息交换与共享平台，是不同系统间进行信息整合的基础和载体。这里的区域是指具有独立财政支撑和完整医疗卫生体系的行政区划。通常情况下，区域层级可分为县（区）级、地市级、省级、国家级。区域卫生信息平台是我国卫生信息化建设的重点内容之一，是实现区域内健康医疗信息互联互通、互用共享的主要途径。

我国的区域卫生信息平台建设以健康档案为核心。基于健康档案的区域卫生信息平台是指以区域内健康档案信息的采集、存储为基础，连接区域内各类医疗卫生机构及各类业务应用系统，实现互联互通、信息共享和联动协同工作的区域卫生数据中心和公共服务信息平台。

平台功能主要分为基础功能和互联互通功能。基础功能包括个人身份注册与识别、健康档案索引服务、健康档案数据存储服务及数据仓库、健康档案浏览器等。互联互通功能是指区域卫生信息平台与业务应用系统之间的交互及平台内部构件之间的交互活动。区域卫生信息平台需要从各个医疗卫生机构的业务应用信息系统中获取数据，并为各业务应用系统提供信息共享、协同服务等功能（图2-2）。

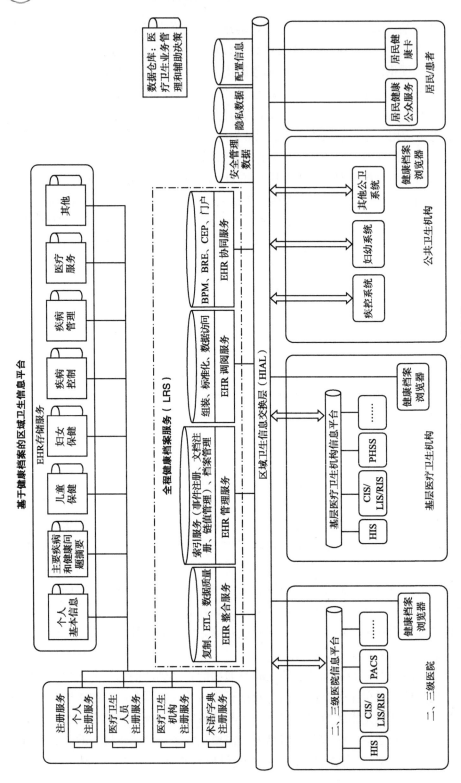

图2-2 区域卫生信息平台技术架构

平台技术架构展示了平台系统功能，包括注册服务功能、健康档案整合功能、健康档案存储服务功能、健康档案管理功能、健康档案调阅服务功能、健康档案协同服务、数据仓库、信息安全与隐私保护、健康档案浏览器、居民健康公众服务及居民健康卡服务等。

通过搭建区域卫生信息平台，能够支撑区域内医疗机构、公共卫生机构、医保部门及卫生行政部门之间数据的互联互通与共享，促进不同机构间的业务协同，充分挖掘健康医疗大数据的价值，从而提高医疗服务质量和效率、降低医疗风险、增强医疗服务可及性、降低医疗成本。

随着大数据技术在医疗健康领域的广泛应用，卫生信息平台将向云端集成化、大数据化的方向发展。云计算通过网络提供资源，实现各类卫生业务数据的分布式存储，充分发挥区域内服务器的运算性能，为区域卫生信息平台建设提供了崭新的思路。基于云计算的健康医疗数据平台构架包括：

（1）物理资源层：是健康医疗大数据平台的基础层，包括存储资源池、计算资源池、网络资源池等，物理资源层通过虚拟化技术，达到存储、主机虚拟化等目的，有效满足了需求，提高了性能利用率。

（2）云平台管理层：是健康医疗大数据平台的核心，它提供软件的开发和 API 环境，提供了安全可靠的防护机制和隐私保护协议，通过安全加固等手段对服务器进行安全管理，运用数据隔离、加密、备份等方式对数据进行安全管理。

（3）软件应用层：为健康医疗大数据平台各类用户提供数据服务。用户通过账号及授权访问平台，获取自己所需的数据资源，通过各种算法进行数据分析和挖掘。

（4）服务交互层：是用户在健康医疗大数据平台上获取信息的串口，提供用户管理与访问的权限控制。云计算通过按需访问配置共享资源池，为用户提供快速、低成本的分析；通过整合分布式资源，搭建应对多种服务要求的处理分析环境，从而满足用户个性化需求。

健康医疗大数据应用发展离不开平台的建设。只有通过平台将医疗信息治理成高质量、高可用的数据，再结合数据挖掘方法和共享技术，才能实现健康医疗数据资源的高效利用，充分挖掘健康医疗大数据的价值，推动健康医疗行业大数据应用发展，带动健康医疗大数据产业的发展。

第三节　健康医疗大数据标准化理论与技术

健康医疗大数据标准化是实现大数据融合共享、深度挖掘及高效利用的基础。掌握健康医疗大数据标准化相关理论知识与技术对大数据发展应用具有重要意义。与传统卫生信息标准化相比，健康医疗大数据标准化的范围更广、大数据处理技术更加复杂，但两者的标准化理论与技术是相似的。本节在重点介绍卫生信息标准化理论与技术的基础上，进一步阐述健康医疗大数据标准化相关技术。

一、概　　述

（一）标准与标准化

1. 标准与卫生信息标准

国际标准化组织（ISO）最初将标准（standard）定义为，由有关各方根据科学技术成就与先进经验，共同合作起草、公认的或基本上达成共识的技术规范或其他公开文件。该文件由标准化机构批准，其目的是促进最佳的公共利益。国家标准《标准化工作指南第 1 部分：标准化和相关活动的通用术语》（GB/T 20000.1—2014）中将标准定义为，通过标准化活动，按照规定的程序经协商一致制定，为各种活动或其结果提供规则、指南或特性，供共同使用和重复使用的文件。该文件经协商一致制定并经公认机构（标准化机构）批准发布。标准应以科学、技术和经验的综合成果为基础，以促进最佳社会效益为目的。

全国科学技术名词审定委员会审定的《图书馆·情报与文献学名词》中，将信息标准（information standard）定义为，在信息的产生、传输、管理、交换和加工时对相关的规则、概念、名词、术语、传输格式、表达格式和代码等制定的共同遵守的准则和依据。卫生信息标准（health information standard）是卫生领域的信息标准，是卫生事务处理过程中，信息采集、传输、存储、交换和加工利用时所采用的规范性技术文件。

卫生信息标准是卫生信息系统的基石，是实现信息在整个医疗卫生体系中流动与互操作的关键。常见的卫生信息标准涉及参考架构、术语等基础标准；数据集、数据元、元数据、值域代码、共享文档等数据类标准；数据传输、存取和访问及系统信息产品和数据分析工具等技术类信息标准等。卫生标准制定需要卫生信息提供者、使用者及利益相关方之间密切协作，通过协商建立共识。相关领域的机构和专家团体应该提出一套完整的业务工作建议，并体现在标准的研发过程中。

2. 标准化与卫生信息标准化

标准化（standardization）是指为了在既定范围内获得最佳秩序，促进共同效益，对现实问题或潜在问题确立共同使用和重复使用的条款及编制、发布和应用文件的活动，标准化活动包括制定标准、组织实施标准及对标准的制定、实施进行监督的全过程。

卫生信息标准化是标准化活动在卫生信息领域的具体应用，是实现卫生信息交换和共享的基础，也是提高卫生服务质量和效率、优化医疗服务过程、促进医疗卫生业务协同的重要保证。在卫生信息化建设中，信息标准化建设是基础，只有通过制定适宜的卫生信息标准，并使之落地应用，才能打破"烟囱林立"的信息孤岛，实现卫生健康信息跨地域、跨机构、跨部门及跨系统的互联互通与共享，使信息标准化成为助力医改、提质增效、便民惠民的重要抓手，从而提高医疗质量和效率、降低医疗费用、减少医疗事故和医疗差错。

（二）卫生信息标准类别

通常按照标准的分类属性对其进行分类。标准类别不同，其标准化对象不同，标准内容及技术要求也不同。明确标准类别是标准制定首先需要考虑的问题，我国常见的标准分类模式有以下几种。

1. 按标准的适用范围分类

按适用范围，标准分为国际标准、区域标准、国家标准、行业标准、地方标准、团体标准及企业标准。国际标准是指由国际标准化组织通过并发布的标准。区域标准是由区域标准化组织通过并发布的标准，具有地域性特点，如欧洲标准化组织发布的欧洲标准化委员会（CEN）标准。国家标准是由国家标准机构通过并公开发布的标准，如中国国家标准化管理委员会（SAC）发布的中国国家标准，代号为"GB 或 GB/T"。行业标准是对没有国家标准而又需要在全国某个行业范围内统一技术要求所制定的标准，其是由行业标准化组织机构通过并发布的标准，如国家卫生健康委员会发布的卫生行业标准，代号为"WS 或 WS/T"。地方标准是为满足地方自然条件、风俗习惯等特殊技术要求，在国家的某个地区通过并发布的标准，地方标准的代号为"DB"。团体标准是由学会、协会等社会团体通过并发布的标准，如中国卫生信息与健康医疗大数据学会通过并发布的标准，其团体标准代号为"T/CHIA"，其中 T 代表团体标准，CHIA 代表社会团体代号。企业标准是由企业通过并发布的标准，代号为"Q"。

2. 按标准性质分类

按性质，标准分为强制性标准、推荐性标准。强制性标准是必须执行的标准，如国家强制性标准，代号为"GB"。推荐性标准是国家鼓励采用的标准，如国家推荐性标准，代号为"GB/T"，行业标准、地方标准、团体标准为推荐性标准。

3. 按标准功能分类

按功能，标准分为术语标准、符号标准、分类标准、试验标准、规范标准、规程标准及指南标准。术语标准指界定特定领域或学科中使用的概念的指称及其定义的标准，如医学术语系统命名法-临床术语（SNOMED-CT）、统一医学语言系统（UMLS）等。符号标准指界定特定领域或学科中使用的符号及其含义或名称的标准。分类标准是基于诸如来源、构成、性能或用途等相似特性对产品、过程或服务进行有规律地排列或确立分类体系的标准，如国际疾病分类（ICD）。试验标准是在适合指定目的的精密度范围内和给定环境下，全面描述试验活动及得出结论的方式的标准。规范标准是为产品、过程或服务规定需要满足的要求，并且描述用于判定其要求是否得到满足的证实方法的标准。规程标准是为活动的过程规定明确的程序，并且描述用于判定该程序是否得到履行/追溯的证实方法的标准。指南标准是以适当的背景知识提供某主题的普遍性、原则性、方向性的指导，或者同时给出相关建议的标准。

4. 按标准的通用程度分类

按通用程度，标准分为通用标准和专用标准。通用标准是包含某个或多个特定领域普遍适用条款的标准。专用标准是包含某个特定标准化对象条款的标准。

"十三五"期间，在卫生信息标准化工作实践经验积累的基础上，由国家卫生健康委员会统计信息中心牵头，制定了我国卫生信息标准分类框架，将我国卫生信息标准分为以下五大类。

（1）基础类标准：是卫生信息领域通用的标准，具有指导性和全局性，如参考信息模型、数据标准编制规范等，涉及卫生信息标准的体系框架、理论与方法、术语及高层信息模型等。

（2）数据类标准：是卫生信息采集、表达等过程中涉及的标准，包括分类代码、元数据、数据元及数据集标准等。

（3）技术类标准：是针对业务信息系统建设及信息传输与交换、处理与利用等过程所规定的技术要求，如业务信息系统功能规范、信息平台技术规范、传输与交换规范、接口规范等。

（4）安全类标准：是指为保障信息安全、保护个体隐私而制定的标准。信息安全包括操作系统安全、数据库安全、网络安全、病毒防护、访问控制、核心数据加密存储等诸多方面；隐私保护涉及个人隐私信息保护，可以通过数据脱敏技术实现个人数据匿名化，也可以通过数据库安全技术手段实现。

（5）管理类标准：主要是关于标准制定、组织实施、应用评价等方面的标准，如信息标准化建设指南、医院信息平台标准符合性测试规范、标准化良好行为评价等。

我国已发布实施的卫生信息标准达 200 余项，包括国家标准、卫生行业标准、团体标准等。表2-1展示了我国已发布的卫生信息标准明细表，列出了部分标准清单。

表 2-1 我国已发布的卫生信息标准体系明细表（示例）

框架维度	标准名称	标准编号	标准级别
基础类标准	卫生信息数据元标准化规则	WS/T 303—2009	行业标准
	卫生信息数据模式描述指南	WS/T 304—2009	行业标准
	卫生信息数据集元数据规范	WS/T 305—2009	行业标准
	卫生信息数据集分类与编码规则	WS/T 306—2009	行业标准
数据类标准	疾病分类与代码	GB/T 14396—2016	国家标准
	电子病历基本数据集（第1～17部分）	WS 445—2014	行业标准
	卫生信息数据元目录（第1～17部分）	WS 363—2011	行业标准
	卫生信息数据元值域代码（第1～17部分）	WS 364—2011	行业标准
	城乡居民健康档案基本数据集	WS 365—2011	行业标准
	疾病管理基本数据集（第1～6部分）	WS 372—2012	行业标准
	医疗服务基本数据集（第1～3部分）	WS 373—2012	行业标准
	卫生管理基本数据集（第1～4部分）	WS 374—2012	行业标准
	疾病控制基本数据集（第1～11部分）	WS 375—2012	行业标准
	儿童保健基本数据集（第1～5部分）	WS 376—2013	行业标准
	妇女保健基本数据集（第1～7部分）	WS 377—2016	行业标准
	健康档案共享文档规范（第1～20部分）	WS 483—2016	行业标准
	电子病历共享文档规范（第1～53部分）	WS 500—2016	行业标准
	卫生统计指标（第1～9部分）	WS 598—2018	行业标准
	手术、操作分类与代码	T/CHIA 001—2017*	团体标准
	健康医疗大数据信息资源目录体系（第1～5部分）	T/CHIA 17—2020	团体标准
	中国人群肿瘤登记数据集标准	T/CHIA 18—2021	团体标准
	人类基因测序原始数据汇交元数据标准	T/CHIA 20—2021	团体标准
技术类标准	基层医疗卫生信息系统基本功能规范	WS/T 517—2016	行业标准
	妇幼健康服务信息系统基本功能规范	WS/T 526—2016	行业标准
	居民健康卡技术规范（第1～6部分）	WS/T 543—2017	行业标准
安全类标准	信息安全技术 健康医疗数据安全指南	GB/T 39725—2020	国家标准
管理类标准	电子病历与医院信息平台标准符合性测试规范	WS/T 501—2016	行业标准
	电子健康档案与区域卫生信息平台标准符合性测试规范	WS/T 502—2016	行业标准

*T/CHIA 为中国卫生信息与健康医疗大数据学会团体标准。

二、卫生信息标准的结构和起草规则

标准化活动的有序开展需要对标准化活动本身确定规则，包括标准起草相关的原理与规则、标准的制定程序等，以确保标准制定和应用的科学性和可行性。

（一）编制卫生信息标准的目标与原则

根据《标准化工作导则》中的有关要求，结合卫生信息标准化的现实需要，编制卫生信息标准的目标可具体化为：通过清晰规定卫生信息表达、传输、处理与流程等过程所涉及的核心技术要求，为信息采集、交流和分析利用提供必要的技术规范，以促进卫生信息互联互通与共享，支撑卫生信息深度挖掘和分析利用。

编制卫生信息标准应在标准化理论指导下进行，并遵循一定的原则。

1. 规范性要素的选择原则

规范性要素（normative element）指界定标准范围或设定条款，即在标准中表达应用标准需要遵守、符合、理解或做出选择的表述。规范性要素的选择通常遵循以下原则。

（1）标准化对象的原则：编制任何一项标准都有特定的标准化对象，如产品或系统、服务或过程，标准化对象类别不同，标准中技术内容及规范性要素的选取也不同。

（2）标准使用者原则：标准使用者是指与标准有关的利益相关方。不同的标准使用者关注的问题不同，制定的标准类别也不同，所选取的规范性要素及其条款也不同。

（3）目的导向性原则：指编制标准时要考虑标准编制的目的，并以确定的目的为导向，对标准化对象进行功能分析，识别标准中拟标准化的内容，从而确保标准中规范性要素的内容是为了实现编制目的而选取的。

2. 标准的表述原则

（1）一致性原则：指标准内或标准各部分之间，结构及要素的表述应保持一致，如同一个概念宜使用一个术语，避免使用同义词，以免产生歧义。一致性原则对人和计算机理解标准内容都很重要。

（2）协调性原则：指起草的标准应与现行有效的文件相互协调，避免重复和不必要的差异，如起草标准应遵循现行法律法规的相应条款，不得与之相抵触，遵守基础标准和领域内通用标准的规定。

（3）易用性原则：指标准的内容表述宜便于直接应用，并且被其他文件引用。

（二）卫生信息标准的制（修）订程序

制定卫生信息标准必须遵守既定的标准制（修）订程序。2019年，国家卫生健康委员会颁布了《卫生健康标准管理办法》，明确规定了我国卫生健康标准的制（修）订程序。我国卫生健康标准制（修）订程序包括卫生健康标准规划和计划的制定、卫生健康标准起草与征求意见及卫生健康标准审查、报批与发布等程序。

1. 卫生健康标准制（修）订规划和计划的制定

国家卫生健康委员会根据工作需要组织制定标准工作中长期规划和标准制（修）订年度计划。标准制（修）订规划和计划的确定应当符合国家有关法律法规、卫生健康政策和方针；能够保障公众健康，促进国民经济与社会发展；满足卫生健康工作需要；具有充分的科学依据，切实可行。卫生健康标准年度制（修）订计划经国家卫生健康委员会审议后，由国家卫生健康委员会批准下达并公布。

2. 卫生健康标准起草和征求意见

根据卫生健康标准年度制（修）订计划，由标准起草负责单位组织协调利益相关方组成协作组承担标准工作。标准应按照《标准化工作导则》的要求进行起草。标准应当在充分调查研究或实验证据基础上起草，形成标准征求意见稿，并就标准征求意见稿向有关各方广泛征求意见。对征集的反馈意见进行归纳整理、分析研究后，明确对每条意见的处理结果及理由，在此基础上，进一步完善修订征求意见稿，形成标准送审稿，并提交相应专业委员会审查。

3. 卫生健康标准审查、报批与发布

卫生健康标准审查由国家卫生健康标准委员会下设的各专业委员会负责。卫生健康标准审查由卫生健康信息标准专业委员会负责，主要审查标准材料的合法性、科学性、实用性及可行性，对涉及市场主体利益的强制性标准应当进行公平竞争审查。标准协调管理机构主要负责对标准材料的协调性、规范性、格式等进行审核，审核通过的标准报国家卫生健康委员会，再由国家卫生健康委员会相关司局进行业务审核，审核通过后，由国家卫生健康委员会以通告形式发布并主动公开。行业标准发布后，报国务院标准化行政主管部门备案。

（三）卫生信息标准的结构与要素编排

标准的层次是构成标准结构的要件之一。通常按照标准内容的从属关系，将标准文件划分为若干个层次，组成标准文件的层次结构。一个标准层次一般包括章、条、段和列项。

标准的要素是构成标准结构的要件之一，是指按照标准具有的功能将标准内容划分为相对独立的功能单元，这些要素有序排列就构成了标准结构。构成卫生信息标准的要素通常按以下顺序编排。

（1）封面：是标准的必备要素，一般包含的信息有国际标准分类号（ICS）、中国标准文献分类号（CCS）、标准层次、标准编号、中文名称、英文译名、发布日期、实施日期及发布部门。

（2）目次：是位于封面之后的要素，是可选要素，目次应列出章、节的标题，如标准有附录，目次中应列出附录名称并注明附录的性质（规范性附录或资料性附录）。

（3）前言：位于标准的"目次"之后，是必备要素。前言应说明标准起草遵循的规则，标准提出归口单位，标准的起草单位和主要起草人等信息。

（4）引言：是可选要素，用来说明标准自身内容相关的信息，不应包括要求性条款。通常给出编制标准的背景信息，如编制标准的原因、目的及标准技术内容的特殊说明等。

（5）范围：是必备要素，用来界定标准的标准化对象和所覆盖的各个方面，并指明标准的适用界限。

（6）规范性引用文件：位于标准的"范围"之后，由引导语和文件清单构成，是必备要素。它应列出标准中规范性引用其他文件的文件清单，这些文件经标准条文引用后，成为标准应用时必不可少的文件。

（7）术语和定义：位于"规范性引用文件"之后，是必备要素。它仅给出为理解标准中某些术语所必需的定义。

（8）符号和缩略语：给出为理解标准内容所必需的、标准中使用的符号和缩略语的说明或定义，是标准的可选要素。

（9）核心技术要素：是标准的核心内容，是必备要素，用于表述标准特定功能，是各种功能类型标准的标志性要素。各种功能类型标准的核心技术要素的编写应遵循《标准编写规则》（所有部分）的规定。

（10）附录：为可选要素，分为规范性附录和资料性附录。规范性附录给出标准正文的附加或补充条款，是标准不可或缺的内容。资料性附录给出了有助于理解或使用标准的附加或参考信息。

（11）参考文献：置于最后一个附录之后，为可选要素。

（12）索引：标准中如果有索引，则其是标准的最后一个要素。在术语标准中，索引是必备要素；在一般标准中，索引是可选要素。

三、常用的卫生信息标准化技术

（一）卫生信息模型

信息模型（information model）是一种用来定义信息常规表示方式的方法，是面向对象分析的基础，建模对象是数据和信息，建立信息模型时重点关注建模对象的一些重要的、不变的且具有共性的特性,而对象间的一些非共性特性可以通过对通用模型的扩展来描述。如果缺少信息模型,对一个新对象的描述将会增加很多重复的工作。通过使用信息模型,计算机可以对所管理的数据进行重用、变更及分享。对于开发者及用户来说,信息模型提供了必要的通用语言来表示对象的特性及一些功能,以便进行更有效的交流。信息模型标准相当于为某领域的所有系统开发建立了统一的信息基础框架,基于该框架的信息表达、交流具备了一致的语义基础。

建立信息模型需要统一的语言工具。统一建模语言(unified modeling language,UML)是由对象管理组(object management group,OMG)开发的规范的建模语言,UML 是一种定义良好、易于表达、功能强大且普遍适用的建模语言。它融入了软件工程领域的新思想、新方法和新技术。它的作用域不限于支持面向对象的分析与设计,还支持从需求分析开始的软件开发的全过程。通过融合多种优秀的面向对象建模方法,以及多种得到认可的软件工程方法,用统一的表示法,消除了因建模方法不同给信息交流带来的种种不便,使不同知识背景领域的专家、系统分析和开发人员及用户可以有共同的信息和数据表达方式。

卫生信息模型(health information model)针对卫生信息领域的对象建模,通过建模使卫生信息系统开发者及用户对信息收集、记录、整理、传输、分析、利用等信息生命周期各环节涉及的概念有统一的理解,在表达上有统一的格式,从而支持卫生信息在语法(syntax)和语义(semantic)上的互操作(interoperability)。在卫生信息领域,国际上比较有影响力的信息模型有 HL7(health level seven)的RIM、DMIM、RMIM 系列标准及数据元模型等。

HL7 V3 标准的基本特点是以模型来构建临床信息及信息交换场景,并由此生成计算机可使用的以 XML 格式表现的消息和医疗文档,其目标是覆盖医疗健康领域信息表达和交换的全部需要。HL7 RIM 是 HL7 V3 的各类标准的基础和源头。它通过 6 个核心类,相应的衍生类、类间的关系,以及与医学代码的耦合绑定,形成了抽象化的 RIM 模型。6 个核心类分别是医疗事件(act)、参与方(participation)、实体(entity)、角色(role)、事件关系(act relationship)、角色关系(role link)。

HL7 临床文档架构(clinical document architecture,CDA)标准是一个文档标注标准,它详细规范了临床文档(如出院总结、过程记录、程序报告等)的结构和语义,以支持文档的交换,具有存续性、完整性、可读性等特点。HL7 CDA 文档以可扩展标记语言(extensible markup language,XML)的编码方式存储,其中的数据可以直接被计算机通过 XML 软件工具进行处理。

HL7 FHIR(fast healthcare interoperability resources)标准由一系列基于资源(resources)的模块化组件构成,规范定义了一系列不同类型的资源,可用于交换和存储数据,以解决临床和管理方面的各种医疗相关问题。医疗、管理、安全、术语服务等各类数据元均以资源的形式构建和呈现。FHIR R4 中的资源分为五类，包括基础类（foundation）、基本类（base）、临床类（clinical）、保险支付类（financial）、特殊类（specialized）。FHIR 是一个互操作性标准，旨在促进医疗保健服务提供者、患者、照顾者、支付者、研究人员和任何其他参与医疗保健生态系统的人员之间的医疗保健信息交换。

（二）卫生信息表达与组织

1. 分类与编码方法

分类（classification）是根据事物、概念的属性和特征，按一定的原则和方法对其进行区分和归类，并建立一定的分类体系和排列顺序的过程。编码（coding）指将事物或概念赋予具有一定规律、易于人或机器识别和处理的符号、图形、颜色、缩简的文字等，它是人们统一认识、交换信息的一种手段，编码的结果可成为代码。信息分类与编码是将具有某种共同特征的数据信息归并在一起，使之与不具有上述共性的数据信息区分开，实现对数据的分类，然后设定某种符号体系对数据分类进行编码，使之能够被计算机和人工识别处理，提高数据存储、处理和利用效率。

传统的卫生信息分类方法有线分类法、面分类法及混合分类法。线分类法又称层级分类法，是将分类对象按所选定的若干个属性（或特征）逐次分成相应的若干个层级类目，并排成一个有层次的、逐渐展开的分类体系。面分类法又称组配分类法，是将所选定的分类对象的若干属性或特征视为若干个"面"，每个"面"中的属性又可分成彼此独立的若干个类目。使用时，可根据需要将这些"面"中的类目组合在一起，形成一个复合类目。混合分类法是将线分类法和面分类法混合使用的方法。

卫生信息编码应遵循规定的原则与方法。编码应遵循唯一性、匹配性、可扩充性、简洁性的原则。常用的编码方法有顺序码编码方法、层次码编码方法及复合码编码方法。

顺序码编码方法是指从一个有序的字符集合中，按顺序将字符分配给各个编码对象。这些字符通常是自然数的整数、字母字符。顺序码一般作为以标识或参照为目的的独立代码来使用。顺序码编码方法还可细分为递增顺序码编码方法、分组顺序码编码方法及约定顺序码编码方法。

层次码编码方法是以编码对象集合中的层级分类为基础，将编码对象编码为连续且递增的组（类）。位于较高层级上的每一个组（类）都包含并且只能包含它下面较低层级全部的组（类），层次码的一般结构如图 2-3 所示。

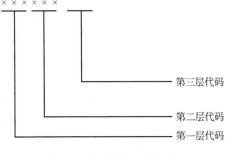

第三层代码

第二层代码

第一层代码

图 2-3 层次码的一般结构

复合码编码方法包括并置码编码方法和组合码编码方法两种。并置码是由一些代码段组成的复合代码，这些代码段提供了描绘编码对象的若干特性。这些特性是相互独立的。这种方法的编码表达式可以是任意类型编码的组合。并置码编码方法侧重于对编码对象特性的标识。图2-4以《卫生机构（组织）分类与代码》中的13位机构属性代码为例，展示并置码的编码结果。卫生机构（组织）分类与代码为13位并置码，共分4段，分别标识了行政区划、经济类型、卫生机构（组织）类别、机构分类管理4个独立特性。

机构属性代码

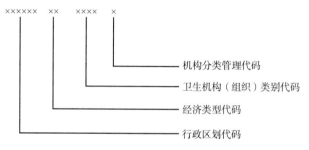

机构分类管理代码

卫生机构（组织）类别代码

经济类型代码

行政区划代码

图2-4　卫生机构属性代码

组合码与并置码不同的是被描述的特性相互依赖，且通常具有层次关联。组合码编码方法常用于标识目的，以覆盖宽泛的应用领域；偏重于利用编码对象的重要特性缩小编码对象集合的规模，从而达到标识目的。

2. 卫生信息本体

随着计算机技术的发展及自然语言处理、人工智能等在医学领域的应用，本体（ontology）作为卫生信息分类、组织、表达的重要形式得到广泛应用。本体的目标是捕获相关领域的知识，提供对领域知识的共同理解，确定领域内共同认可的术语，并从不同层次的形式化模式上给出这些术语和术语间相互关系的明确定义。其核心作用在于用人和计算机都可以理解的术语及关系描述某一领域的实体及实体之间的相互关系。本体论为数据与知识的表达、管理、整合、检索和深度分析提供了强大的表达和推理能力，作为数据标准化的一种重要手段，用于解决数据异构性问题，在大数据整合过程中发挥重要的作用。在卫生信息领域，本体论应用方面的研究取得了令人鼓舞的结果。许多国际标准化组织、机构开发了一系列的领域本体，且已被广泛认可和应用，如统一医学语言系统（UMLS）、观察指标标识符逻辑命名与编码系统（LOINC）、临床药学术语标准（RxNorm）、医学术语系统命名法-临床术语（SNOMED-CT）、医学主题词表（MeSH）、不良反应本体（OAE）、人类表型本体（HPO）、生物医学调查本体（OBI）及基因本体（GO）等，这些领域的本体开发和应用在促进生物医学领域术语和数据标准化、支持生物医学大数据整合与共享方面发挥了重要作用。

卫生信息资源分类与编码具有重要的理论与实际意义。在大数据时代背景下，信息分类与编码对健康医疗大数据的高效组织与表示显得尤为重要。本体论作为一种对信息和知识进行规范化描述和组织的方法，被广泛用于卫生领域术语和知识的表达组织，对智能化检索、临床决策支持系统开发、语义等方面有很重要的意义。相较而言，国内本体研究相对滞后，多数研究还处于对国外本体的学习和本体本地化的方法学探索阶段。在中医药领域，本体研究也刚刚起步，主要涉及辨证论治知识体系顶层本体、中医临床常用术语本体等方面。作为数据标准化的主要手段，急需加大能够适应我国实际需求领域的本体研究，以支持临床科研大数据整合，充分发挥生物医学领域本体在医学知识与数据标准化、大数据整合分析上的重要作用。

（三）数据元标准化

数据元（data element）是数据的基本单元（unit），是装载数据的容器（container），能够用一组属性描述其定义、标识、表示和允许值的数据单元。在特定的语义环境中，数据元被认为是不可再分的最小数据单元，类似于数据库中的字段、统计数据表中的变量。数据元标准是实现数据标准化的基础。

国际标准化组织（ISO）和国际电工委员会（IEC）联合制定的 *ISO/IEC 11179 Information Technology: Metadata Registry* 及我国等同采用该标准发布的《信息技术 元数据注册系统（MDR）》（GB/T18391—2009）是用于规范数据元定义、表示方法和元数据注册的标准，适用于任何类型、任何组织和任何目的的数据元描述与注册。ISO/IEC 11179 分为框架、分类、元模型与基本属性、数据定义的形成、命名和标识原则及注册 6 个部分。

第一部分：框架（framework），内容包括该标准涉及的主要术语和数据元基本模型（fundamental model of data element）。数据元概念模型在概念层描述了数据元的组成成分。数据元概念模型如图 2-5 所示。

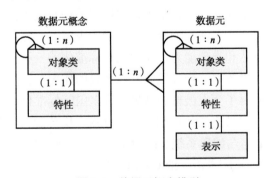

图 2-5 数据元概念模型

一个数据元由对象类（object class）、特性（property）和表示（representation）三部分组成，其中对象类和特性组成一个数据元概念（data element concept）。对象类是可以对其界限和含义进行明确标识，且特性和行为遵循相同规则的观念、抽象概念或现实世界中事务的集合。在面向对象的模型中与类相对应，在实体关系模型中与实体相对应，如患者、医生、卫生机构等。特性是一个对象类的所有成员所共有的特征，它们构成对象类的内涵，如体重、血压、疾病等。表示指数据元的允许值，允许值的集合称为值域（value domain，VD）。值域分为可枚举值域和不可枚举值域两种。可枚举值域一般通过受控词表或者指定外部的编码系统规范。一个可枚举值域包含了数据元可能的所有取值及值含义，如"人的性别代码"是一个数据元，其值域为可枚举值，值及其含义如下：1-男，2-女，3-未知的性别，9-未说明的性别。

第二部分：分类（classification），描述在元数据注册中如何管理分类体系。分类体系是基于通用特征将对象划分为组群的描述性信息。这些信息包括分类体系的名称、定义、内容等。

第三部分：元模型及基本属性（meta model and basic attribute），描述了一个注册元模型（registry meta model）和数据元的基本属性。数据元的基本属性模型如图 2-6 所示，包含十大类共 45 个数据元的基本属性。

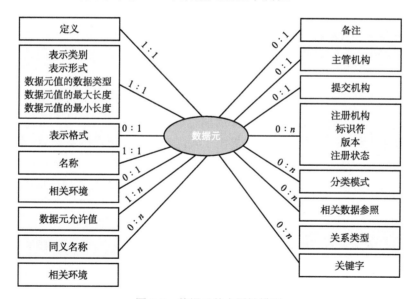

图 2-6　数据元基本属性模型

第四部分：数据定义的形成（formulation of data definitions），规定了构建数据和元数据定义的要求与建议，用来精确描述如何形成一个无歧义的数据定义。数据定义要阐述数据的基本含义，准确而无歧义。

第五部分：命名和标识原则（naming and identification principles），为数据元概念、概念域、数据元和值域等管理项的命名和标识提供了指南。标识是指明、识别特定管理项的一个较为宽泛的术语。在一个注册机构内每一个数据元有且只能有一个标识符。

第六部分：注册（registration），规定了对不同应用领域的数据元管理项进行注册和赋予唯一标识符的规程，包括元数据注册系统概念模型、注册机构为元数据注册系统的活动所建立的工作流程等。

卫生信息数据元是卫生领域的特定数据元。基于 ISO/IEC 11179，我国已经制定并发布了一系列卫生业务数据集标准，涵盖医疗服务、疾病管理、疾病控制、医疗保障、药品管理等业务域，如《电子病历基本数据集 第 17 部分：医疗机构信息》（WS 445.17—2014）、《城乡居民健康档案基本数据集》（WS 365—2011）、《卫生信息数据元目录》（WS 363—2011）、《卫生信息数据元值域代码》（WS 364—2011）等。

四、健康医疗大数据标准化

健康医疗大数据是大数据的重要组成部分，其标准化过程是大数据标准化技术在健康医疗领域的具体运用。充分吸收借鉴国内外先进的大数据标准化成果是我国健康医疗大数据标准化的必由之路。

（一）大数据标准体系框架

全国信息技术标准化技术委员会大数据标准工作组结合大数据参考架构，根据大数据自身标准化特点、数据生命周期管理、当前各领域推动大数据应用的初步实践及未来大数据发展的趋势，提出了我国的大数据标准体系框架（图 2-7）。

大数据标准体系由 7 个类别标准组成，分别为基础标准、数据标准、技术标准、平台/工具标准、治理与管理标准、安全与隐私标准、行业应用标准。

1. 基础标准

基础标准主要包括术语、参考架构类标准，为大数据其他部分标准制定提供基础，支撑对大数据的统一理解。

2. 数据标准

数据标准主要针对底层数据相关要素进行规范，包括数据资源和交换共享两类。其中数据资源标准包括数据元、元数据、参考数据、主数据、数据模型标准；交换共享标准包括数据交易和开放共享标准。

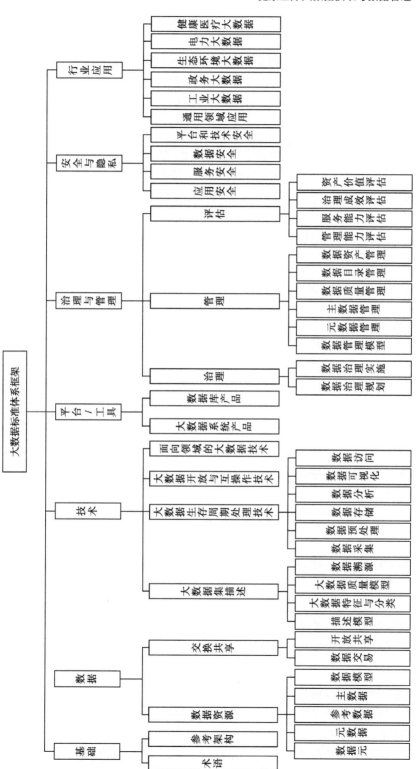

图2-7 大数据标准体系框架

3. 技术标准

技术标准主要针对大数据通用技术进行规范，包括大数据集描述、大数据生存周期处理技术、大数据开放与互操作技术、面向领域的大数据技术四类。

4. 平台/工具标准

平台/工具标准主要针对大数据相关平台及工具产品进行规范，包括大数据系统产品和数据库产品。此外，该类标准还包括相关产品功能及性能的测试方法和要求。

5. 治理与管理标准

治理与管理标准贯穿数据生存周期的各个阶段，是大数据实现高效采集、分析、应用、服务的重要支撑。其主要包括治理标准、管理标准和评估标准三部分。

6. 安全与隐私标准

数据安全与隐私标准贯穿整个数据生存周期的各个阶段，主要包括应用安全、数据安全、服务安全、平台和技术安全四部分。

7. 行业应用标准

行业应用标准主要面向通用领域应用及工业、政务、电力、生态环境等垂直行业领域应用开展标准研制。

大数据标准体系框架为我国大数据业态及行业大数据标准化提供了统一标准的参考架构，医疗健康领域大数据标准体系应参照现有的大数据相关标准，结合健康医疗大数据标准化需求进行构建。

（二）健康医疗大数据标准体系框架

"十三五"以来，我国健康医疗大数据应用主要围绕三方面开展：一是以居民电子健康档案、电子病历、全员人口为核心的三大基础数据库建设；二是全民健康保障信息平台建设，推动健康医疗大数据资源共享开放；三是建设统一的大数据分析和应用系统，推动大数据在管理决策、分级诊疗、临床科研、公共卫生、疫情防控、健康管理等重点领域的应用。健康医疗大数据标准化应围绕领域大数据的应用发展开展。

参照我国大数据标准体系框架，结合我国现行卫生信息标准体系框架搭建的健康医疗大数据标准体系框架，由基础标准、数据标准、技术标准、平台/工具标准、管理标准、安全标准和行业应用标准 7 个类别的标准组成，是我国大数据标准体系框架标准在卫生健康行业的应用。其主要特点集中在应用层，主要体现在分级诊疗、临床辅助决策、疫情防控、重大疾病监测预警等医疗卫生重点业务领域。健康医疗大数据标准体系在顶层框架上与国家标准协调一致，有助于健康医疗大数据的跨行业交流共享，促进大数据更广泛地应用与发展。

（三）健康医疗大数据相关标准

国内外诸多标准组织都在开展大数据相关标准的研制，目前已经发布了一系列大数据相关标准，许多标准已经得到推广应用。

1. 国际主要大数据标准

ISO/IEC JTC1/SC 32 数据管理与交换分技术委员会（以下简称 SC 32）是与大数据关系最为密切的国际标准化组织之一。SC 32 持续致力于研制信息系统环境内及系统之间的数据管理和交换标准，为跨行业领域协调数据管理能力提供技术性支持。该组织研发并发布的大数据标准有《SQL 对多维数组的支持》《数据集注册元模型》《数据源注册元模型》。

ISO/IEC JTC1/SC 42/WG2 人工智能分技术委员会/大数据工作组主要负责开展大数据领域关键技术、参考模型及用例等基础标准研究，确定大数据领域应用术语和定义，评估当前大数据标准具体需求等。该组织研制的标准如表2-2所示。

表 2-2　大数据领域国际标准

序号	国际标准号	标准名称（英文）	标准中文名称	标准阶段
1	ISO/IEC 20546—2019	Information technology—Big data—Overview and vocabulary	信息技术 大数据 概述和术语	已发布
2	ISO/IEC TR 20547.1	Information technology—Big data reference architecture—Part 1：Framework and application process	信息技术 大数据 参考架构 第1部分：框架与应用	FDIS
3	ISO/IEC TR 20547.2—2018	Information technology—Big data reference architecture—Part 2：Use cases and derived requirements	信息技术 大数据 参考架构 第2部分：用例和衍生需求	已发布
4	ISO/IEC 20547.3	Information technology—Big data reference architecture—Part 3：Reference architecture	信息技术 大数据 参考架构 第3部分：参考架构	已发布
5	ISO/IEC TR 20547.5—2018	Information technology—Big data reference architecture—Part 5：Standards roadmap	信息技术 大数据 参考架构 第5部分：标准路线图	已发布
6	ISO/IEC AWI 24668	Information technology—Artificial intelligence—Process management framework for big data analytics	信息技术 人工智能 大数据分析过程管理框架	CD

注：FDIS，最终国际标准版草案；CD，委员会草案。

美国国家标准与技术研究院（NIST）专门成立了大数据公共工作组（NBD-PWD），对大数据的发展和应用及标准化进行研究。该工作组最重要的贡献是研制并发布了被广泛参考的大数据互操作性框架《NIST 大数据互操作性框架》。第一版主要包括七卷：定义、分类、用例和要求、安全和隐私、架构调研白皮书、参考架构、标准路线。第二版在征求意见阶段，除了修改、完善第一版的内容，又增加了两卷，即大数据参考架构、接口。NIST 大数据互操作性框架系列标准为实现大数据互操作提供了重要的标准支撑。

2. 国内大数据标准

全国信息技术标准化技术委员会大数据标准工作组是我国的大数据标准化组织，主要负责制定和完善我国大数据领域标准体系，组织开展大数据相关技术和标准的研究，对口 ISO/IEC JTC 1/SC 42/WG2 大数据工作组工作。目前，该工作组已开展 33 项大数据国家标准的研制工作，其中已发布国家标准 24 项，详见表 2-3。

表 2-3　全国信息技术标准化技术委员会大数据标准工作组标准研制情况

序号	标准	标准名称
1	GB/T 35295—2017	信息技术 大数据 术语
2	GB/T 35589—2017	信息技术 大数据 技术参考模型
3	GB/T 34952—2017	多媒体数据语义描述要求
4	GB/T 35294—2017	信息技术 科学数据引用
5	GB/T 34945—2017	信息技术 数据溯源描述模型
6	GB/T 36073—2018	数据管理能力成熟度评估模型
7	GB/T 36343—2018	信息技术 数据交易服务平台 交易数据描述
8	GB/T 37728—2019	信息技术 数据交易服务平台 通用功能要求
9	GB/T 36344—2018	信息技术 数据质量评价指标
10	GB/T 36345—2018	信息技术 通用数据导入接口
11	GB/T 37721—2019	信息技术 大数据分析系统功能要求
12	GB/T 37722—2019	信息技术 大数据存储与处理系统功能要求
13	GB/T 38672—2020	信息技术 大数据 接口基本要求
14	GB/T 38667—2020	信息技术 大数据 数据分类指南
15	GB/T 38673—2020	信息技术 大数据 大数据系统基本要求
16	GB/T 38676—2020	信息技术 大数据 存储与处理系统功能测试要求
17	GB/T 38643—2020	信息技术 大数据 分析系统功能测试要求
18	GB/T 38675—2020	信息技术 大数据 计算系统通用要求
19	GB/T 38633—2020	信息技术 大数据 系统运维和管理功能要求
20	GB/T 38664.1—2020	信息技术 大数据 政务数据开放共享 第 1 部分：总则

序号	标准	标准名称
21	GB/T 38664.2—2020	信息技术 大数据 政务数据开放共享 第2部分：基本要求
22	GB/T 38664.3—2020	信息技术 大数据 政务数据开放共享 第3部分：开放程度评价
23	GB/T 38666—2020	信息技术 大数据 工业应用参考架构
24	GB/T 38555—2020	信息技术 大数据 工业产品核心元数据

目前，卫生健康领域尚未在国家层面建立健康医疗大数据标准体系，但上述已有的国内外大数据标准为健康医疗大数据标准的研制提供了重要的参考。

五、卫生信息标准化组织与标准管理

标准化工作有序开展需要有专门的标准化组织机构和完善的标准管理机制。随着卫生信息化建设的快速发展，国内外涌现了一大批卫生信息标准化组织，并建立了相对稳定成熟的标准管理机制，为卫生信息标准化的可持续发展奠定了坚实的基础。下面简要介绍国内外主要的标准化组织机构及其标准化管理现状。

（一）国外卫生信息标准化组织与标准管理

1. 国际标准化组织

国际标准化组织（International Organization for Standardization，ISO）是研制和发布国际标准的独立的非政府国际组织。ISO 制定和发布了大量国际标准，涵盖几乎所有技术和业务领域。ISO 是由国家标准团体组成的网络或联盟，每个国家只能有一个成员席位。我国是 ISO 的正式成员国，代表我国的组织为中国国家标准化管理委员会（Standardization Administration of China，SAC）。

ISO 现有 250 个技术委员会，与卫生信息有关的技术委员会有 3 个，即 ISO/TC 215（Health informatics）、ISO/TC 249（Traditional Chinese medicine）和 ISO/IEC JTC 1（Information technology）。ISO/TC 215 专门负责卫生信息领域的标准化工作，致力于医疗卫生领域内通信技术的标准化，以实现各个独立系统之间数据的兼容性和交互性，促进健康相关数据、信息和知识之间协调、一致地交换和使用，减少重复开发和冗余，从各方面为卫生信息系统的建设和发展提供技术支持。目前有 31 个正式成员（包括中国）、34 个观察国，秘书处设在美国国家标准学会（ANSI）。

2. 世界卫生组织

世界卫生组织（World Health Organization，WHO）负责提出国际卫生分类体系，建立一个协商的、可用的、有意义的框架，作为政府、医疗服务提供者和消费者均可使用的通用语言。WHO 为了便于各国的医学交流和国际卫生信息的标准化，组织各国专家开发和制定了 WHO 国际分类家族（WHO Family of International Classifications，WHO-FIC）。该分类几乎涵盖了医疗、保健、卫生、长期照护等领域相关的诊断、评估、干预的术语，是健康业务及信息化标准建设的重要基础。

3. 美国卫生健康信息标准组织

美国国家标准学会（American National Standards Institute，ANSI）是一个私人的非营利组织，负责管理和协调美国的自愿标准和合格评定制度。该学会成立于 1918 年，与企业和政府的利益相关者紧密合作，为美国和全球的优先事项确定和研发以标准和一致性为基础的解决方案。ANSI 通过认可标准开发组织的程序并批准其文件为美国国家标准。

ANSI 的标准绝大多数来自各专业标准，标准化工作分行业设置，标准化活动存在于独立的私有标准化研发组织（Standard Development Organization，SDO）和一致性评价机构。美国的标准管理采用市场主导的、比较分散的体系。研发体系是完全自愿（义务）的，即所有标准的制定及一致性遵循都是需要驱动的，与不断变化的市场直接相关。美国有数百家传统的标准研发组织，其中规模比较大的 20 家制定约 90%的标准。ANSI、美国健康信息标准组（Health Information Standard Board，HISB）、美国国家卫生信息技术协调办公室（Office of the National Coordinator for Health Information Technology，ONC）负责协调性审查标准。

美国医疗卫生信息技术标准委员会（Healthcare Information Technology Standard Panel，HITSP）成立于 2005 年 6 月，是公私营机构之间的合作伙伴关系。成立该委员会的目的是统一和整合标准，以满足各组织和系统之间共享信息的临床和业务需要。HITSP 通过与美国健康与人类服务部（DHHS）的合同建立战略伙伴关系，由 ANSI 管理。

4. SNOMED-CT 组织

SNOMED-CT 组织的前身是国际卫生术语标准研发组织（International Health Terminology Standard Development Organization，IHTSDO），该组织于 2007 年由若干国家联合发起成立，为非营利性国际组织（后称为 SNOMED-CT 组织），购买了 SNOMED-CT 知识产权，共同拥有并管理、维护，并向成员国提供 SNOMED-CT 及相关产品，包括 SNOMED-CT 的技术设计、核心内容及相关技术文档。SNOMED-CT 组织现包括 9 个发起国（澳大利亚、加拿大、丹麦、立陶宛、瑞典、荷兰、新西兰、英国和美国）在内的 40 个成员国，欧美占大多数，使用 SNOMED-CT 需要获得许可。目前全球已经有 5000 多个机构获得了使用许可。非成员国的单个用户则需要与 SNOMED-CT 组织协商购买使用权。由于入会费及年费数额较大，且存在语言障碍及应用效果方面的不确定性，中国目前还不是 SNOMED-CT 成员国。

5. 国际健康七标准组织（HL7 组织）

国际健康七标准组织（HL7 组织）成立于 1987 年，是一个非营利的、美国国家标准学会认可的标准制定组织，致力于为电子健康信息的交换、整合、共享和检索提供全面的框架和相关标准，以支持临床实践和健康服务的管理、提供和评估。HL7 由来自 50 多个国家的 1600 多名会员支持，其中包括 500 多名企业会员，代表医疗服务提供者、政府利益相关者、支付者、制药公司、供应商和咨询公司等。

（二）中国的卫生信息标准化组织与标准管理

1. 国家市场监督管理总局

国家市场监督管理总局是国务院直属机构，是我国国家标准行政管理部门，其标准方面的管理职责如下：负责统一管理标准化工作；依法承担强制性国家标准的立项、编号、对外通报和授权批准发布工作；制定推荐性国家标准；依法协调指导和监督行业标准、地方标准、团体标准制定工作；组织开展标准化国际合作和参与制定、采用国际标准工作。卫生健康信息的国家标准（GB）均由国家市场监督管理总局发布，如《疾病分类与代码》（GB/T 14396—2016）。

国家市场监督管理总局对外保留国家标准化管理委员会牌子，以国家标准化管理委员会名义，下达国家标准计划，批准发布国家标准，审议并发布标准化政策、管理制度、规划、公告等重要文件；开展强制性国家标准对外通报；协调、指导和监督行业、地方、团体、企业标准工作；代表国家参加国际标准化组织、国际电工委员会和其他国际或区域性标准化组织；承担有关国际合作协议签署工作；承担国务院标准化协调机制日常工作。

2. 国家卫生健康委员会卫生健康标准委员会

国家卫生健康委员会是卫生健康标准化行政主管部门，依法负责职责范围内的卫生健康标准管理工作，实行归口管理、分工负责。国家卫生健康委员会设立国家卫生健康标准委员会，负责全国卫生健康标准政策、规划、年度计划的制定等管理工作，秘书处设在国家卫生健康委员会法规司，负责项目、人员、强制性标准实施评估等归口管理工作。相关业务司局负责相关专业领域卫生健康标准的制（修）订和实施工作。

国家卫生健康标准委员会下设若干卫生健康标准专业委员会。2019 年，第八届国家卫生健康标准委员会完成换届，根据专业领域不同，共设立 21 个标准专业委员会，其中卫生健康信息标准专业委员会负责统筹管理卫生健康信息领域相关标准的研制与应用，其秘书处挂靠单位为国家卫生健康委员会统计信息中心。

卫生健康信息标准管理工作严格执行《国家卫生健康标准委员会章程》《卫生健康标准管理办法》等标准管理制度与工作要求，同时把制度建设作为规范管理和提高效率的重要手段和有效措施。根据卫生健康信息标准长期规划，多渠道公开征集项目建议，经国家卫生标准委员会信息标准专业委员会、协调审查机构、业务主管部门逐级审查，确定信息标准年度制（修）订任务。

3. 各省卫生健康信息标准组织管理

各省市场监督管理局是地方标准的行政主管部门，卫生健康信息的地方标准立项、制定、发布、实施等由各省市场监督管理局进行管理。省市场监督管理局依法统一管理各省地方标准，负责组织制定地方标准，并对地方标准实施情况进行评估，依法对地方标准的实施进行监督。省级卫生健康行政管理部门负责卫生健康领域内标准化具体工作。各省可根据标准化发展的需要，成立省级标准化专业技术委员会，负责地方标准的立项论证、起草、预审及实施信息反馈和评估、复审等工作，为行业主管部门提供技术支撑。

4. 卫生健康信息团体标准组织

根据《中华人民共和国标准化法》第十八条"国家鼓励学会、协会、商会、联合会、产业技术联盟等社会团体协调相关市场主体共同制定满足市场和创新需要的团体标准，由本团体成员约定采用或者按照本团体的规定供社会自愿采用"，卫生信息相关社团组织可以组织制定卫生健康信息相关的团体标准。

中国卫生信息与健康医疗大数据学会在国家卫生健康委员会卫生健康信息标准专业委员会的指导下，下设信息标准专业委员会，其秘书处挂靠单位为国家卫生健康委员会统计信息中心信息标准处，参与卫生信息团体标准研制与应用管理工作。中国中医药信息学会是由从事中医药行业信息交流、管理、研究、开发等方面工作的单位和个人自愿组成的全国性、学术性、非营利性社会团体。中国中医药信息学会在国家中医药管理局的指导下，参与中医药信息标准、政策法规的研制，参与国家相关行政法规和技术标准的制定与决策的论证，促进中医药信息相关政策和标准贯彻落实。

第四节　健康医疗大数据安全技术

随着大数据与云计算等新技术融合及在健康医疗领域的应用，健康医疗大数据资产的价值不断得到挖掘利用，大数据的利用率得到极大提高，但同时也引发大量的数据安全事件。由于健康医疗大数据具有海量、多源、异构、动态性、网络化等特征，其与传统封闭环境下的健康数据的安全环境明显不同，健康医疗大数据在采集、传输、存储、利用等诸多环节均面临着严峻挑战。因此，在健康医疗大数据开放和共享、挖掘价值的同时，更应该从安全技术方面保障健康医疗大数据全生命周期安全可控。

一、数据安全与隐私保护

关于数据安全（data security）或信息安全（information security）的定义有多种不同的表述。《中华人民共和国数据安全法》中数据安全的定义如下：数据安全是指通过采取必要措施，确保数据处于有效保护和合法利用的状态，以及具备保障持续安全状态的能力。国际标准化组织（ISO）对数据安全的定义如下：网络数据安全是为数据处理系统建立和采用的技术及管理的安全保护，目的是保护计算机硬件、软件、数据不因偶然和恶意的原因而遭到破坏、更改和泄露。具体可理解为：数据安全是以网络和信息系统为保护对象，包括网络基础设施、云计算平台/系统、大数据平台/系统、物联网、移动互联网等受到保护，不因偶然和恶意的原因而遭到破坏、更改和泄露，网络和信息系统能够连续可靠地正常运行，持续为授权用户提供服务。

数据安全性主要从保密性（confidentiality）、完整性（integrity）、可用性（availability）、可控性（controllability）及不可否认性（non-repudiation）5 个方面进行评价。保密性是指应用加密技术，使网络信息系统能够对申请访问的用户进行筛选，允许有权限的用户访问网络信息，而拒绝无权限用户的访问申请，它是信息安全一诞生就具有的特性，也是信息安全主要的研究内容之一。完整性是指利用多种信息技术，防止信息在存储、使用、传输过程中被未经授权篡改，确保信息保持原始的状态及其真实性。可用性是指授权用户在需要信息时能及时得到有价值的信息资源。信息安全的保密性、完整性和可用性被称为信息安全"金三角"，简称 CIA。可控性是指对信息和信息系统实施安全监控管理，防止非法利用信息和信息系统。不可否认性是指在网络环境中，信息交换的双方不能否认其在交换过程中发送信息或接收信息的行为。信息安全的可控性和不可否认性是通过对授权主体的控制，实现对保密性、完整性和可用性的有效补充，主要强调授权用户只能在授权范围内进行合法的访问，并对其行为进行监督和审查。

隐私是不愿意被窃取和披露的、与公共利益无关的私人信息，包括健康状况、病史、身体缺陷、婚恋史、财产情况等，隐私与个人生活密切相关。卫生健康领域主要涉及患者隐私，其是患者在就医过程中，因诊疗需要而被医疗机构及相关人员合法获取，但不得非法泄露的个人秘密，主要包括患者姓名、住址、电话、身份证号等个人基本信息，以及患者病情、家族史、异常生理特征等敏感信息。患者隐私应当受到保护。隐私保护是指对敏感的数据进行保护。《中华人民共和国数据安全法》中规定：国家机关为履行法定职责的需要收集、使用数据，应当在其履行法定职责的范围内依照法律、行政法规规定的条件和程序进行；对在履行职责中知悉的个人隐私、个人信息、商业秘密、保密商务信息等数据应当依法予以保密，不得泄露或者非法向他人提供。

相对于传统数据，健康医疗大数据的数据规模更加庞大、数据结构更加复杂且保密性高，这都加大了数据安全保护的难度，尤其是随着云平台在健康医疗领域的应用，大量个人隐私数据都存放在网络，极大地增加了隐私泄露概率。以居民电子健康档案为例，该数据全面记录了患者生命全过程的健康相关信息，包含大量个人隐私，这些信息如果没有得到有效保护，就会对患者的人格尊严造成伤害，同时对提供该数据的机构也极为不利。

健康医疗大数据安全体系建设应包括以数据全生命周期为主线进行分类分级保护，做到全生命周期、全流转过程可管可控，满足大数据参与者对数据安全的要求。只有在确保健康医疗大数据安全的前提下，才能进行健康医疗大数据的开放和共享，充分发挥大数据价值，使其更好地服务于卫生健康管理与决策。

二、大数据安全与隐私保护技术

健康医疗大数据因具有巨大的潜在价值而备受黑客青睐，分布式的系统部署、开放的网络环境、复杂的数据应用和众多的用户访问使健康医疗大数据在保密性、完整性、可用性等诸多方面面临更大的挑战，与传统医疗数据安全性相比，健康医疗大数据安全防护更加困难，个人信息泄露风险加剧，应用访问控制更加困难，健康医疗大数据所有者权益更加难以保障，传统的基于边界安全域和已知特征库的网络安全防护方式已经无法有效应对大数据环境下新的安全威胁。诸如患者隐私泄露、非法访问、数据丢失、基于大数据技术的新型攻击等安全问题，已成为大数据产业健康发展的最大障碍。以我国居民电子健康档案为例，它包含了多来源、涵盖居民一生的健康医疗信息，特别是包含既往史、家族史、遗传病史、残疾情况、精神疾病及性病等特殊病史信息，涉及个人隐私，极具敏感性。随着国家对健康医疗大数据平台建设和促进大数据资源开放利用的不断推进，健康医疗大数据在为居民带来便利的同时，数据安全和隐私泄露风险也加大了。若相关信息在开放应用中发生丢失泄露，将会对个人日常生活、身心健康及社会秩序造成极大影响。

（一）大数据安全面临的挑战

健康医疗大数据来源多样，面临的主要挑战是数据源头真实性和可信性的鉴别。在大数据传输过程中存在数据泄露、破坏、篡改或拦截的风险，以上事件一旦发生，就会出现数据损毁、失真及隐私泄露等安全管理失控的问题。

大数据平台处理数据的模式与传统信息系统处理数据的模式不同。在大数据平台上，存储平台同时也是计算平台，如采用 MapReduce、分布式存储、分布式并行计算、流式计算等大数据技术，传统的安全防护方式难以奏效，容易导致数据丢失和泄露。在大数据平台的访问控制方面，由于大数据用户和应用场景的多样性，权限控制要求超过了平台自身访问控制能够实现的安全级别，控制策略无法满足权限的动态性需求。因此，在大数据架构下的访问控制机制需要进一步完善。高级持续性威胁（APT）攻击是最具代表性的针对大数据的新型安全攻击，传统的基于内置攻击事件库的特征实时匹配检测技术，对检测 APT 攻击无效，一旦攻击得手，失窃的信息量难以估量。

基础设施安全的核心是数据中心的设备安全问题，包括传统的安全风险和大数据特有的安全风险。传统的安全防范手段包括防御分布式拒绝服务（DDoS）攻击、存储加密、容灾备份、服务器安全加固、防病毒、接入控制、确保自然环境安全等；特有的安全风险，主要是云计算技术引起的风险，包括虚拟化软件安全、虚拟服务器安全、容器安全等。

大数据共享使用面临的安全问题主要是数据权属不清、应用复杂性高及个人隐私保护难。传统健康医疗数据共享的安全防护通常是基于角色的，如医生、护士、挂号员、收费员等，可以按照角色授权使用数据，但在大数据领域，数据使用者是做数据研究的，通常处于角色不明确的状态，使用者应该接触到的数据范围与角色无关，所以无法像传统信息系统那样按照业务职责授权，易于导致敏感数据被窃取和隐私泄露等。

（二）大数据安全技术体系

大数据安全技术体系是支撑大数据安全管理、安全运行的技术保障，其总体安全技术框架如图 2-8 所示。框架从基础支撑技术、平台安全技术及安全服务技术 3 个层面展示了涉及的主要安全技术。主要的大数据技术分述如下。

1. 数据采集安全技术

数据采集安全技术主要包括数据分级分类标注技术、数据源可信验证技术及内容安全检测技术。数据分类分级是按照数据的类别和敏感级别的不同对数据进行分级分类，便于对不同级别的数据采取不同的策略实施安全防护。分类通常是

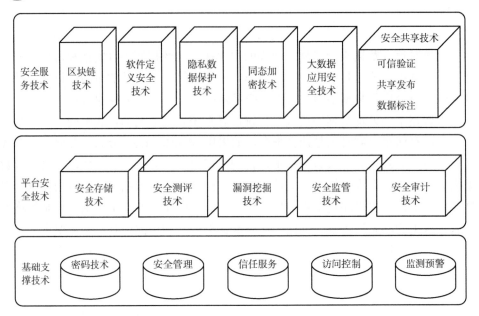

图 2-8　大数据安全技术框架

按照实际业务场景进行数据类别划分，分级是按照数据属性的高低不同和泄露后造成的影响危害程度进行数据等级划分。数据分类分级是安全策略设计的前提。数据分级分类标注技术是指按照数据的内容属性、安全属性、签名属性等对数据进行标注，即给数据打标签。通过数据分级分类标注标记能够为后续数据的分级分类存储、检索、隐私保护、追踪溯源等提供依据。数据源可信验证技术主要包括可信认证和生物认证技术，是保证数据源安全可信的关键。内容安全检测技术是对采集的数据内容进行安全性检测，确保数据中不携带病毒或其他不安全的数据，常用的技术有基于规则的监测技术和基于机器学习的安全检测技术等。

2. 数据传输与存储安全

数据传输安全主要针对大数据流量大、传输速度快的特点，确保大数据动态流动过程中安全传输，主要从数据的机密性和完整性方面保证数据传输安全，主要技术包括高速网络传输加密技术、跨域安全交换技术及威胁监测技术等。

大数据安全存储技术主要是解决云环境下大数据的安全存储问题，安全存储技术主要包括密码技术、存储隔离技术、访问控制等。密码技术主要实现分布式计算环境下的密码服务资源池技术、密钥访问控制技术、密码服务集群密钥动态配置管理技术、密码服务引擎池化技术等，提供高效、高并发密码服务能力和密钥管理功能，满足海量数据的分布式计算、分布式存储的加密和解密服务需求。

存储隔离技术主要针对不同安全等级的数据进行隔离存储，包括逻辑隔离和物理隔离两种方案；分级分类存储是按照数据的重要程度和安全程度结合隔离存储实现数据的安全存储和访问控制。

备份恢复技术主要是对大数据环境下的特殊数据如元数据、密集度很高的数据或者高频次访问的数据，通过非安全手段实现的安全防护技术，通过数据同步、数据复制、数据镜像、冗余备份和灾难恢复等方式实现安全保护。

3. 数据共享和使用安全

（1）区块链：是包含了分布式数据存储、点对点传输、共识机制、加密算法等技术的创新应用模式，具有去中心化、去信任、集体维护和可靠数据库等特点。区块链技术使用多个计算节点共同参与和记录，相互验证信息有效性，可有效确保数据不被篡改，即对数据信息进行防伪，又提供了数据流转的可追溯路径；分布式节点的共识机制使即使单一节点遭受攻击，也不会影响区块链系统的整体运行，这种分布式存储及加密机制可有效降低数据集中管理的风险，在一定程度上提高数据的安全性，并最大限度保护隐私。

医疗区块链是一个以时间为记录顺序进行数据管理并保证数据不可篡改的分布式数据库，数据结构由以时间顺序排列的数据块组成，每个数据块都包含了一段时间内用户的健康医疗信息，并在区块上加盖时间戳和指向上一个区块的指针。相对于传统的医疗数据安全保护方法而言，区块链技术具有数据可追溯、防篡改及信息平等共享、安全可信等优势，可以更好地推动健康医疗数据应用与发展。

（2）安全审计：是对数据安全共享中的异常事件、违规行为和业务运行情况等进行全面了解和事后安全查漏补缺等处理，主要通过分析各种安全事件日志、关联分析、数字取证、事件追踪溯源、异常行为监控等确保数据共享安全。

（3）数据脱敏技术：针对敏感及隐私数据泄露问题，实现大数据环境下隐私数据不被泄露，且脱敏后的数据不影响数据的可用性。数据脱敏技术主要包括脱敏目标确定、脱敏策略制定及脱敏实现。在制定脱敏策略时，选择脱敏算法是重点和难点，可用性和隐私保护的平衡是关键。目前的脱敏技术主要分为如下 3 种：第一种为基于数据加密的技术，采用一定的加密算法覆盖、替换数据中的敏感部分以保护实际信息的方法。例如，采用密码学的算法对患者个人标识数据（姓名、身份证号、住址、手机号码等）进行变换。第二种为基于数据失真的技术，是对敏感属性进行转换，使原始数据部分失真，但是同时保持某些数据或数据属性不变的保护方法，数据失真技术通过干扰原始数据实现脱敏和隐私保护。例如，采用随机干扰、乱序、匿名化模型（K-匿名化、I-多样化）等技术处理原始信息内容。第三种为可逆的置换算法，兼具可逆和保证业务属性的特征，可以通过位置变换、表映射、算法映射等方式实现。

（4）身份认证：指计算机及网络系统确认操作者身份等过程。身份认证技术分为基于秘密信息的身份认证技术、基于信物的身份认证技术及基于生物特征的身份认证技术。常见的认证机制有 Kerberos 认证机制、基于公钥基础设施（PKI）的认证机制、基于动态口令的认证机制等。

Kerberos 认证基于对称密码机制，运算效率高，因此对于只要求数据机密性，不需要完整性和不可否认性需求的场合，可使用 Kerberos 认证。

基于 PKI 的身份认证机制相对完善且复杂，因此对于既要求数据机密性，又要求完整性和不可否认性的场合，需要采用基于 PKI 体系的认证机制进行用户身份认证。

基于动态口令的认证机制：动态口令机制是为了解决静态口令等不安全问题而提出的，基本思想是用动态口令代替静态口令，其基本原理是在客户端登录过程中，基于用户的秘密通行短语（secure pass phrase，SPP）加入不确定因素，SSP 和不确定因素进行交换（如使用 MD5 消息摘要），所得的结果作为认证数据（即动态口令）提交给认证服务器。由于客户端每次认证数据都采用不同的不确定因素值，保证了客户端每次提交的认证数据都不相同，因此动态口令机制有效提高了身份认证的安全性。

随着身份管理技术的发展，融合生物识别技术的强用户认证和基于 Web 应用的单点登录技术被广泛应用。基于用户的生物特征身份认证比传统输入用户名和密码的方式更安全。用户可以利用终端配备中的生物特征采集设备（如摄像头、指纹扫描器等）输入自身具有唯一性的生物特征（如人脸图像、掌纹图像、指纹和声纹等）进行用户登录。多因素认证则将生物认证与密码技术相结合，提供给用户安全性更高的用户登录服务。

（5）访问控制：是指主体根据某些控制策略或权限对客体或其资源进行的不同授权访问，限制对关键资源的访问，防止非法用户进入系统及合法用户对资源的非法使用。访问控制是进行数据安全保护的核心策略，为有效控制用户访问数据存储系统，保证数据资源安全，可授予每个系统访问者不同的访问级别，并设置相应的策略，保证合法用户获得数据的访问权。访问控制一般可以是自主或者非自主的，最常见的访问控制模式有自主访问控制、强制访问控制及基于角色的访问控制。

自主访问控制是指对某个客体具有控制权的主体能够将对该客体的一种访问权或多种访问权自主地授予其他主体，并在随后的任何时刻将这些权限收回。这种控制是自主的，用户可以针对被保护对象制定自己的保护策略。强制访问控制是指计算机系统根据使用系统的机构事先确定的安全策略，对用户的访问权限进行强制性控制。强制访问控制在自主访问控制的基础上增加了对网络资源的属性划分，规定不同属性下的访问权限。

三、健康医疗大数据安全的政策环境

随着大数据技术在健康医疗领域的应用，大数据安全日益重要。确保大数据安全可控是实现大数据开放共享的基础和前提。为此，许多发达国家和地区制定了一系列大数据安全相关的法律法规和政策，以确保大数据应用合法合规。

国外具有代表性的法规有美国发布的《网络环境下消费者数据的隐私保护》《消费者隐私权利法案》等，以规范大数据时代隐私保护措施。例如，美国 2002 年的《健康保险携带和责任法案》（*Health Insurance Portability and Accountability Act*，HIPAA）对可识别个人健康信息予以保护，2009 年的《经济和临床健康信息技术法案》（HITECH）扩大了个人健康信息保护的范围；澳大利亚的《健康记录与信息隐私权法》（*Health Records and Information Privacy Act*）规范了私人信息数据从采集、存储、安全、使用、发布到销毁的全生命周期管理，2012 年的《个人控制电子健康记录法案》等对个人健康医疗信息予以保护；欧盟发布了《数据保护指令》《通用数据保护条例》，为欧盟成员国保护居民的个人信息提出保护标准。

在大数据安全的标准化方面，美国的一些社会团体组织制定了一系列重要的技术标准规范，如《移动互联网服务中的大数据分析安全要求和框架》、《大数据及服务安全指南》、NIST SP 1500-4《NIST 大数据互操作框架：第四册 安全与隐私保护》等；ISO/IEC 发布了关于隐私保护框架、隐私保护能力评估模型、云中个人信息保护等标准，对大数据的安全框架和原则进行了标准化定义。在数据安全的产品解决方案和技术方面，国外知名机构和安全公司纷纷推出先进的产品和解决方案。

我国高度重视大数据安全问题，近几年发布了一系列大数据安全相关的法律法规和政策。2013 年，工业和信息化部公布了《电信和互联网用户个人信息保护规定》，明确电信业务经营者、互联网信息服务提供者收集、使用用户个人信息的规则和信息安全保障措施要求。2015 年，国务院印发了《促进大数据发展行动纲要》，提出要健全大数据安全保障体系，完善法律法规制度和标准体系。2016 年 3 月，第十二届全国人民代表大会第四次会议表决通过了《中华人民共和国国民经济和社会发展第十三个五年规划纲要》，此规划纲要提出把大数据作为基础性战略资源，明确指出要建立大数据安全管理制度，实行数据资源分类分级管理，保障安全、高效、可信。

在卫生健康领域，为了加强健康医疗大数据服务管理，充分发挥健康医疗大数据作为国家重要基础性战略资源的作用，根据《中华人民共和国网络安全法》等法律法规和《促进大数据发展行动纲要》《关于促进和规范健康医疗大数据应用发展的指导意见》《关于促进"互联网＋健康医疗"发展的意见》等文件精神，国家卫生健康委员会 2018 年印发了《国家健康医疗大数据标准、安全和服务管理办法（试行）》，明确了健康医疗大数据管理的内容，涉及在数据采集、存储、挖掘、运营、传输等多个环节中的安全与管理，包括国家战略安全、群众生命安全、个人信息安全的权责管理工作。该文件为我国健康医疗大数据应用的标准化和大数据安全服务管理提供了重要的政策支撑。

在标准化方面，国家层面制定了《信息安全技术　大数据服务安全能力要求》、《信息安全技术　大数据安全管理指南》《信息安全技术　大数据安全能力成熟度模型》等数据安全标准。由于数据与业务关系紧密，各行业也纷纷出台了各自的数据安全分级分类标准，典型的有《银行数据资产安全分级标准与安全管理体系建设方法》、《电信和互联网大数据安全管控分类分级实施指南》、《证券期货业数据分类分级指引》（JR/T 0158—2018）等，对各自业务领域的敏感数据按业务线条进行分类，按敏感等级进行数据分级。

参 考 文 献

国家卫生健康委员会统计信息中心，2020. 区域全民健康信息互联互通标准化成熟度测评方案
　　（2020 年版）.（2020-08-06）[2021-09-26]. http://www.nhc.gov.cn/ mohwsbwstjxxzx/s8553/202008/
　　8dc 907246b4c4662b3b983b0fb6d0fbd.shtml.
国家卫生健康委员会统计信息中心，2020. 国家医疗健康信息医院信息互联互通标准化成熟度
　　测评方案（2020 年版）.（2020-08-06）[2021-09-26]. http://wjw.xinjiang.gov.cn/hfpc/zhgl10/202009/
　　29b28c7765e24a519 944641f37283e41.shtml.
李小华，2020. 医疗卫生信息标准化技术与应用. 2 版. 北京：人民卫生出版社.
李岳峰，胡建平，庹兵兵，等，2021. 我国卫生健康信息标准建设成效与思考. 中国卫生信息
　　管理杂志，18（3）：324-329.
全国标准化原理与方法标准化技术委员会，2020. 标准化工作导则 第 1 部分：标准化文件的结
　　构和起草规则. 北京：中国标准出版社.
全国信息技术标准化技术委员会，2009. 信息技术元数据注册系统（MDR）. 北京：中国标准出版社.
吴士勇，李岳峰，2021. 国内外卫生健康信息标准管理机制比较分析. 中国卫生信息管理杂志，
　　18（1）：41-49.
许子明，田杨锋，2018. 云计算的发展历史及其应用. 信息记录材料，19（8）：66-67.
中国标准化研究院，2018. 标准体系构建原则和要求. 北京：中国标准出版社.
中华人民共和国国家卫生和计划生育委员会，2016. 卫生信息共享文档编制规范. 北京：中华
　　人民共和国国家卫生和计划生育委员会.
中华人民共和国卫生部，2009. 卫生信息数据集分类与编码规则. 北京：中华人民共和国卫生部.
中华人民共和国卫生部，2009. 卫生信息数据元标准化规则. 北京：中华人民共和国卫生部.
中华人民共和国卫生部，2012. 卫生信息数据集编制规范. 北京：中华人民共和国卫生部.
Squire M，2016. 干净的数据：数据清洗入门与实践. 任政委，译. 北京：人民邮电出版社.

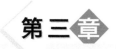

第三章　医学大数据降维和聚类分析

第一节　主成分分析

在医学数据研究中，为了尽可能准确地描述样本特征，往往需要对多元变量进行统计分析。若变量过多，一方面会带来较大的计算开销，另一方面各变量可能有一定程度的相关性，反映的信息可能存在重叠，这就增加了数据分析的难度。数据降维是上述问题的一种解决思路。

一、主成分分析的基本思想

主成分分析（principal component analysis）由皮尔逊于 1901 年首次提出，是一种重要的数据降维手段，旨在把多个变量转化为少数几个主成分。转化得到的主成分是原始变量的线性组合，彼此无关，相互独立，尽可能完整、高效地保留原始变量的重要信息。

假设有 k 个样本，每个样本观测 n 个指标，可得到如下样本矩阵 Y：

$$Y = \begin{bmatrix} y_{11} & y_{12} & \cdots & y_{1n} \\ y_{21} & y_{22} & \cdots & y_{2n} \\ \vdots & \vdots & & \vdots \\ y_{k1} & y_{k2} & \cdots & y_{kn} \end{bmatrix} = \left(y_1,\ y_2, \cdots,\ y_n \right)$$

对矩阵 Y 做空间线性变换，得到一组新的综合变量 Z，$Z = wY$，w 为空间变换矩阵。

$$\begin{cases} z_1 = w_{11}y_1 + w_{12}y_2 + \cdots + w_{1n}y_n \\ z_2 = w_{21}y_1 + w_{22}y_2 + \cdots + w_{2n}y_n \\ \qquad\qquad \cdots \\ z_m = w_{m1}y_1 + w_{m2}y_2 + \cdots + w_{mn}y_n \end{cases}$$

新的综合变量需要满足如下条件：

（1）z_i 与 z_j 线性无关（$i \neq j$）。

（2）$m < n$，实现降维。

（3）z_1 是 y_1, y_2,…, y_n 所有线性组合中方差最大的组合，为第一主成分；z_2 是与 z_1 线性无关的所有线性组合中总方差最大的组合，为第二主成分；以此类推，z_m 是与 z_1, z_2,…, z_{m-1} 不相关的 y_1, y_2,…, y_n 线性组合中方差最大的组合，为第 m 主成分。

二、主成分分析的推导

主成分分析将多个存在一定相关性的变量进行线性组合，得到一组互不相关但含有充分信息的主成分替代原始变量。从几何角度看，原始的样本数据是一组高维数据，我们要将其投射到一个更低维的正交属性空间，主成分分析帮助我们完成两件事情：其一是从原始数据特征的 n 维空间中找出一组正交坐标轴，将原始特征空间重构，把原空间中具有共线性的变量转换为相互正交的综合变量；其二是从正交轴中选取 m（$n>m$）个主轴，即主成分，从而实现降维。如何合理地选取主轴？主轴的选取应满足以下要求。

（1）最近重构距离：样本点到重构空间投影的距离要尽可能近。

（2）最大投影方差：样本点在重构空间上的投影要尽可能分开，投影方差要尽可能大。

这两个要求能否同时满足？我们先从特殊情况来看，取 $n=2$，$m=1$，即为二维平面上的点集选一条主轴，将二维平面上的点投射到一维。假设二维平面有一个点集 $\{(a_1,b_1)$，(a_2,b_2)…$(a_k,b_k)\}$，点集的中心为 (a_0,b_0)，要满足最小重构距离，新的主轴应该过点集中心，过点集上一点作新主轴的垂线段，与新主轴的交点即为投影点，投影点与点集中心的距离反映了方差大小，垂线段的大小即为点的重构距离。原点集上的一点到点集中心的距离固定，由勾股定理易得，投影点与点集中心的距离越大，垂线段的长度就越短。

接下来我们对其进行具体分析。先从最近重构距离的角度进行分析，以确保重构后的样本点和原始样本点之间的误差最小化。

假设有 k 个样本，n 个变量，得到如下样本矩阵：

$$x = \begin{bmatrix} x_{11} & x_{12} & \cdots & x_{1n} \\ x_{21} & x_{22} & \cdots & x_{2n} \\ \vdots & \vdots & & \vdots \\ x_{k1} & x_{k2} & \cdots & x_{kn} \end{bmatrix} = (x_1, x_2, \cdots, x_n)^T$$

首先对数据进行中心化处理，将数据中心平移至原点，即令

$$x_i' = (x_i - \bar{x}) \tag{3-1}$$

$$\bar{x} = \frac{1}{k} \sum_{i=1}^{k} x_i \tag{3-2}$$

假设重构空间的坐标轴为 $\boldsymbol{u}= \{u_1, u_2,\cdots, u_n\}$，$\boldsymbol{u}$ 为一组正交基向量，

$$u_i^{\mathrm{T}} u_j = \alpha_{ij}, \quad \begin{cases} \alpha_{ij} = 1, \ i = j \\ \alpha_{ij} = 0, \ i \neq j \end{cases} \tag{3-3}$$

在最大投影方差的分析中将解释对 $\boldsymbol{u}$ 做此限制的原因。此时，第 q 个样本点在第 i 个新坐标轴上的坐标可表示为 $\boldsymbol{u}^T x'$，该样本点在此空间下可准确、无损地表示为

$$x_q'' = \sum_{i=1}^{n} (u_i^T x_q') \, u_i \tag{3-4}$$

我们希望将样本点的维度进行压缩，则需要减少坐标轴数量。假设将样本点降到 m 维，第 q 个样本点降维后的投影点可表示为

$$\tilde{x}_q'' = \sum_{i=1}^{m} (u_i^T x_q') \, u_i \tag{3-5}$$

这时便不能保证无损地表示数据集上的样本点。例如，若二维平面空间上有一组点{（1，1），（2，2），（3，3）}，它们都在同一条直线上，将这组点投射到一维空间，也能无误差地表示，即投影点可与原样本点重合。但如果一组点为{（1，0），（1，1），（0，1）}，将其从二维空间投射到一维空间，原样本点和投影点无法做到完全重合，就会存在误差。将原样本点和投影点间的误差作如下表示：

$$J = \frac{1}{k} \sum_{i=1}^{k} \left\| x_q'' - \tilde{x}_q'' \right\|^2 \tag{3-6}$$

易得

$$J = \frac{1}{k} \sum_{q=1}^{k} \left\| \sum_{j=m+1}^{n} u_j^T x_q' \right\|^2 \tag{3-7}$$

$$= \sum_{j=m+1}^{n} \frac{1}{k} \sum_{q=1}^{k} \left(u_j^T x_q' \right) \left(u_j^T x_q' \right)^T$$

由协方差的定义和式（3-1）可得

$$\frac{1}{k} \sum_{q=1}^{k} \left(u_j^T x_q' \right) \left(u_j^T x_q' \right)^T = u_j^{\mathrm{T}} S u_j \tag{3-8}$$

其中，S 表示原始数据的协方差。由此得到优化目标：

$$\arg \min J = \sum_{j=m+1}^{n} u_j^T S u_j \quad \text{s.t.} \quad u_j^T u_j = 1 \tag{3-9}$$

由于 $u_1, u_2,\cdots, u_n$ 互不相关，因此优化目标可等价于 $\arg \min u^T S u_j, j \in [m+1, n]$。利用拉格朗日乘子法，可将优化目标转换为

$$\arg \min \tilde{J}_j = u_j^T S u_j + \lambda_j (1 - u_j^T u_j), \quad j \in [m+1, n] \tag{3-10}$$

对该式关于变量 u_j 进行求导，可得到其导数：

$$\frac{\partial \tilde{J}_j}{\partial u_j} = 2Su_j - 2\lambda_j u_j \tag{3-11}$$

令其等于 0，则有 $Su_j = \lambda_j u_j$。根据特征向量和特征值的定义，可得 u_j 为 S 原始样本数据协方差矩阵的一个特征向量，λ_j 为 S 的一个特征值。此时 $\tilde{J}_j = \lambda_j$，$j \in [m+1, n]$。因为我们的目标是最小化 $\tilde{J}_j$，λ_j 应与 S 的特征值中最小的 $(n-m)$ 个对应，所以在选择主子空间主轴时，应选对应更大特征值的 m 根轴。

再从最大投影方差的角度进行推导。首先，我们为什么希望最大化投影方差？因为方差可以反映主成分所提取的信息量，一般来说，方差越大，提取到的信息量就相对较多。例如，将二维平面的点投影到一维直线上，如果方差越小，则说明投影到直线上的点分布越密集，在极端情况下，方差为 0，即二维平面上的所有点都投影到直线上的同一个点，信息大量损失。如果我们把 n 个变量线性组合为 m 个主成分，第一主成分的方差应该是 n 个变量所有线性组合中方差最大的，表示其含有的信息最多。如果第一主成分含有的信息量不够，则再选取第二主成分，方差次之，且与第一主成分互不相关，保持独立，表明第二主成分含有的信息量次且仅次于第一主成分，并且所含信息与第一主成分不重叠。

投影数据在第 j 个坐标轴上的方差可表示为

$$\frac{1}{k}\sum_{q=1}^{k}(u_j^T x_q') \quad (u_j^T x_q')^T = u_j^T S u_j$$

我们的优化目标是将其最大化。如果不对 u_i 作限制，则方差可以任意大，坐标轴可以仅仅通过放大尺度使得方差增大，但此时我们并没有获得更多的信息量，最大化方差就失去了意义。据此，我们限制 u_i 为单位向量，由于坐标轴之间需要满足线性无关，$\{u_1, u_2, \cdots, u_n\}$ 是一组单位正交向量组。与最大投影方差的推导类似，引入拉格朗日乘子法，将优化目标转换为

$$\arg\max \tilde{G}_q = u_q^T S u_q + \lambda_q(1 - u_q^T u_q), \quad q \in [1, m] \tag{3-12}$$

对 u 进行求导，得到 $\frac{\partial \tilde{G}_q}{\partial u_q} = 2Su_q - 2\lambda_q u_q$，令导数为 0，寻找极值点，得到 $Su_q = \lambda_q u_q$，在等式两边同时左乘 u_q，得到 $u_q^T S u_q = u_q^T \lambda_q u_q = u_q^T \lambda_q$。此时方差等于协方差矩阵的特征值，我们的目标是最大化方差，因此在选取主轴时应选择对应特征值较大的主轴。

由此可见，从最近重构距离和最大投影方差的角度对主成分分析进行推导是殊途同归的。

三、主成分分析的计算方法

算法概述：

（1）对数据进行标准化。

（2）计算样本协方差矩阵特征值及其对应的正交单位特征向量。

（3）计算主成分贡献率。

（4）计算主成分累计贡献率，并据此选择主成分。

（5）分析主成分含义。

由上述分析可得，可由变量的协方差矩阵出发求得主成分。需要说明的是，在实际应用中，样本空间往往是总体的一个子集，真实变量的协方差矩阵往往难以得到，因此我们通常用样本协方差来估计真实协方差矩阵。接下来我们对计算步骤做具体介绍。

设有 k 个样本，每个样本观测 n 个指标，得到如下矩阵 Y：

$$Y = \begin{bmatrix} y_{11} & y_{12} & \cdots & y_{1n} \\ y_{21} & y_{22} & \cdots & y_{2n} \\ \vdots & \vdots & & \vdots \\ y_{k1} & y_{k2} & \cdots & y_{kn} \end{bmatrix} = \left(y_1, y_2, \cdots, y_n \right)$$

对其进行如下处理。

（1）标准化原始样本矩阵：

$$y'_{ij} = \frac{y_{ij} - \overline{y}_j}{\sigma_j}$$

其中 $\overline{y}_j$ 为列向量均值，

$$\overline{y}_j = \frac{1}{k} \sum_{i=1}^{k} y_{ij}$$

σ_j 为标准差，

$$\sigma_j = \sqrt{\frac{\sum_{i=1}^{k} \left(y_{ij} - \overline{y}_j \right)^2}{k-1}}$$

得到标准化后的样本矩阵：

$$Y' = \begin{bmatrix} y'_{11} & y'_{12} & \cdots & y'_{1n} \\ y'_{21} & y'_{22} & \cdots & y'_{2n} \\ \vdots & \vdots & & \vdots \\ y'_{k1} & y'_{k2} & \cdots & y'_{kn} \end{bmatrix} = \left(y'_1, y'_2, \cdots, y'_n \right)$$

（2）建立标准化样本的协方差矩阵 $S = (s_{ij})_{n \times n}$：

$$S = \begin{bmatrix} s_{11} & s_{12} & \cdots & s_{1n} \\ s_{21} & s_{22} & \cdots & s_{2n} \\ \vdots & \vdots & & \vdots \\ s_{n1} & s_{n2} & \cdots & s_{nn} \end{bmatrix}$$

$$s_{ij} = \frac{1}{k-1} \sum_{q=1}^{k} y'_{ki} y'_{kj}$$

（3）对协方差矩阵进行特征根分解，求得特征值为 $\lambda_1 \geq \lambda_2 \geq \cdots \geq \lambda_n > 0$，对应的单位特征向量为

$$w_1 = \begin{bmatrix} w_{11} \\ w_{21} \\ \vdots \\ w_{n1} \end{bmatrix}, w_2 = \begin{bmatrix} w_{12} \\ w_{22} \\ \vdots \\ w_{n2} \end{bmatrix}, \ldots, w_n = \begin{bmatrix} w_{1n} \\ w_{2n} \\ \vdots \\ w_{nn} \end{bmatrix}$$

由前面的分析易得，λ_i 即第 i 个主成分对应的方差。

（4）计算主成分贡献率。主成分的信息贡献率即为该主成分方差占总方差的比例，其值为 $\dfrac{\lambda_i}{\sum\limits_{i=1}^{n} \lambda_i}$。第一主成分贡献率最大，信息含量最大，解释原变量能力最强，第二主成分贡献次之，以此类推，第 i 主成分的贡献率小于前 i-1 个主成分。

（5）计算主成分累积贡献率，选择主成分。我们希望主成分分析减少变量个数，因此通常不会保留所有主成分。根据问题需求，选择累计贡献率超过一定百分比（例如可选 85%）的 m 个主成分。

累计贡献率为

$$G(i) = \frac{\sum\limits_{j=1}^{i} \lambda_j}{\sum\limits_{j=1}^{n} \lambda_j}$$

（6）分析主成分含义。可将第 i 个主成分表示为

$$Z_i = w_{1i} y'_1 + w_{2i} y'_2 + \cdots + w_{ni} y'_n$$

其中，w_{qi} 为第 i 主成分 Z_i 对原来的第 q 个变量 y'_q 的载荷，它表明 Z_i 载有 y'_q 的信息量，其值越大，则 y'_q 对 Z_i 的影响就越大。

四、主成分的应用

（1）对原始数据进行降维，便于后续的分析。例如，我们要对医疗资源配置

均衡性进行研究，从如下九个方面对数据进行收集：医疗机构数量比、医疗机构床位数比、医疗机构卫技人员数量比、医疗机构诊疗人数比、医疗机构入院人数比、医疗机构病床使用率比、农村人口工伤保险覆盖率、农村人口医疗保险覆盖率、农村人口养老保险覆盖率。如果直接用这九个指标进行分析，各指标间可能存在相关性，会增加数据分析的难度。因此，可先对其做主成分分析降低数据维度，将其作为一个中间结果，用于之后的算法。值得注意的是，我们应尽量保证主成分的可解释性。例如，利用上述采集数据做主成分分析，求得某一主成分在农村人口工伤保险覆盖率、农村人口医疗保险覆盖率、农村人口养老保险覆盖率中有最重的载荷因子，可将该主成分解释为反映卫生保障的主成分。

（2）利用主成分得分进行综合评估。假设有 n 个变量，通过主成分分析得到 m（$n>m$）个主成分，第 i 个主成分 z_i 的信息贡献率 α_i 为 $\dfrac{\lambda_i}{\sum_n^{i=1}\lambda_i}$，将其作为权数，可得综合评价函数 $F = \alpha_1 z_1 + \alpha_2 z_2 + \cdots + \alpha_m z_m$，由此得到综合评分进行评估。该种方式缺乏合理的解释和理论支撑，受到较多质疑，故不予推荐。

第二节　K 均值聚类

在介绍 K 均值聚类之前，我们先简要了解一下什么是聚类。

聚类是一种重要的统计分析方法，其任务为根据集合中样本的相似性进行归类，将样本集合划分为若干个互不相交的子集。在无监督学习中，训练样本的标签缺失，聚类有助于揭示数据内在规律；在有监督的学习中，聚类也可以作为前处理或后处理过程。在医疗大数据的研究中引入聚类算法，有利于挖掘医疗数据的内在分布结构和隐藏信息。此外，医疗大数据具有体量大的特点，对数据进行聚类，可以降低数据维度，简化数据分析过程，为医疗大数据分析的实时性提供支持。

K 均值聚类是一种常用的聚类算法，下面对其进行具体介绍。

一、K 均值聚类的基本思想

聚类的目的是将相似的样本归为一类，因此在聚类之前首先要选择量化样本相似程度的方式。K 均值聚类以欧几里得空间（简称欧氏空间）距离度量相似程度。其基本方法如下：为一个样本集合寻找 K 个簇中心，再根据样本点到簇中心的距离进行归类。假设有一个样本集 $S = \{x_1, x_2, \cdots, x_N\}$，样本数为 N，K 均值聚类的任务为将样本集划分为 k 个簇，$C = \{C_1, C_2, \cdots, C_k\}$，尽可能最小化各样本点到其所在簇中心距离的平方和：

$$E = \sum_{k}^{i=1} \sum_{x \in C_i} \| x - u_i \|_2^2$$

其中，$u_i = \dfrac{1}{|C_i|} \sum_{x \in C_i} x$ 为均值向量，K 均值聚类算法以均值向量为簇中心。E 值越小，表示簇内样本围绕均值向量的紧密程度越高。要求解 E 的最小值是一个复杂的数学问题，K 均值聚类算法绕开求最优解，转而通过贪心策略，迭代求近似最优解。

二、K 均值聚类算法

K 均值聚类算法求解步骤如下。

输入：样本集 $S = \{x_1, x_2, \cdots, x_N\}$，需要划分的簇数 K。

（1）初始化 K 个聚类中心，通常采用随机初始化。

（2）计算各样本点到 K 个初始聚类中心的距离，把样本点划到离它最近的聚类中心所在簇。

（3）对每个簇分别计算新的均值向量 $u_i' = \dfrac{1}{|C_i|} \sum_{x \in C_i} x$。

（4）若 $u_i' \neq u_i$，则更新该簇的均值向量，否则保持不变。

（5）重复（2）（3）（4）步，直至所有簇的均值向量均不再更新。

输出：划分的簇 $C = \{C_1, C_2, \cdots, C_k\}$。

图 3-1 所示为一个简单的可视化 K 均值聚类过程，将一组随机生成的满足均匀分布的点聚分为两类。

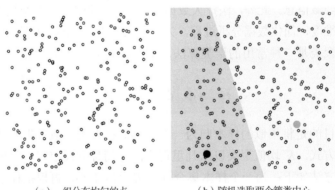

（a）一组分布均匀的点　　　（b）随机选取两个簇类中心

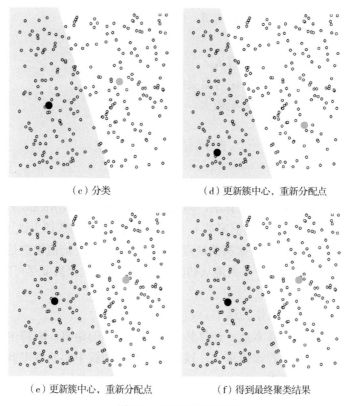

（c）分类　　　　　　　　　（d）更新簇中心，重新分配点

（e）更新簇中心，重新分配点　　　（f）得到最终聚类结果

图 3-1　K 均值聚类过程

使用 K 均值聚类算法时，有几个问题值得关注。

（1）K 均值聚类算法需要事先确定 K 值，在一些情况下由具体应用场景决定。例如，我们收集到某校学生的健康数据，希望通过 K 均值聚类将学生的健康程度划分为健康、亚健康、不健康三个类别，此时根据需求 K 值应设置为 3。如果没有具体的应用要求，K 值的选择往往依赖于外部经验，通常认为 K 值应该位于 2 和 $\sqrt[2]{N}$ 之间，N 为样本数。有一种常用的策略是"肘部原则"，即逐渐增加簇数，并绘制 K 值随簇数变化的关系图，选曲线走势由陡峭转为平稳的拐点作为 K 值。有很多学者致力于 K 均值聚类算法中 K 值优化问题研究，提出了多种方法，如多叉树优化，在此不作具体介绍。

（2）K 个聚类中心的初始化。通常使用随机初始化，不同的随机结果对聚类结果可能产生较大影响。如果初始的簇中心选择不恰当，K 均值聚类易陷入局部最优解。

（3）K 均值聚类以求均值的方式更新簇中心，这就使得 K 均值聚类对于孤立点敏感。异常值对聚类结果会产生较大影响。

综上，我们将 K 均值算法的优缺点概括如下。

优点：

（1）算法简单，易实现，易应用。

（2）聚类过程中只涉及均值运算，算法效率相对较高。

缺点：

（1）需要事先确定簇的数目 K。

（2）K 个聚类中心的初始化对聚类结果影响较大。

（3）孤立点对聚类结果影响较大。

三、K 均值聚类的优化

针对上文中提及的 K 均值聚类的缺陷，学者们提出了诸多优化策略，在此介绍一种常见的 K 均值聚类优化算法，即 K 均值聚类＋＋（K-Means＋＋）。

相较于 K 均值聚类，K 均值聚类＋＋只在初始簇中心的选择上做了改进，但却可优化上文中提及的 K 均值聚类的缺点（2）和（3）。K 均值聚类是随机选择 K 个簇中心，而 K 均值聚类＋＋则遵从初始的簇中心之间的距离要尽可能远的原则。

其选择方法如下：

（1）随机选择一个点作为簇中心 c_1。

（2）对剩余的每个样本点，计算其与现有簇中心的距离，取每个样本点与现有簇中心的最短距离，若该值越大，该样本点被选为簇中心的概率就越大。用轮盘法选出一个新的簇中心。

（3）重复（2），直至找到 K 个簇中心。

四、K 均值聚类算法的应用场景

K 均值聚类算法在医学大数据研究中已广泛应用。K 均值聚类算法可对具有相似特征的医学数据进行分类，揭示数据内在联系，为后续数据分析打下基础。例如，肿瘤诊疗中用 K 均值聚类算法对血清癌胚抗原数据进行聚类，为挖掘血清癌胚抗原值和其他特征的关联提供了有效信息。

第三节　层次聚类分析

一、层次聚类分析的基本思想

层次聚类分析将数据集的划分问题组织为阶梯式结构，自底向上地将样本点合并成一棵树，或者自顶向下分裂为一棵树，这两种方式分别称为凝聚和分裂。

凝聚层次算法：在初始阶段将数据集中的每个样本看成一个类簇，然后对类簇进行合并，直至达到预期的类簇数。

分裂层次算法：在初始阶段将所有样本看成一个类簇，然后对这个类簇进行分裂，直至达到预期的类簇数。

二、层次聚类分析算法

接下来介绍两种层次聚类分析算法，即 AGENES 和 DIANA。

AGENES 是凝聚层次聚类算法。在初始阶段，AGENES 将数据集中的每一个样本看成一个单独的类簇，然后根据某种距离度量方式（不同类簇间的最近距离、平均距离等），在算法执行中寻找距离最近的两个类簇，并将其合并，重复该步骤，直到达到期望聚类簇数。关于距离的度量，我们引入 AGENES 算法的例子进一步说明。假设有聚类簇 C_i 和 C_j，可通过如下公式来计算距离：

最小距离： $$d_{\min}(C_i, C_j) = \min_{x \in C_i, y \in C_j} \text{dist}(x, y)$$

最大距离： $$d_{\max}(C_i, C_j) = \max_{x \in C_i, y \in C_j} \text{dist}(x, y)$$

平均距离： $$d_{\text{avg}}(C_i, C_j) = \frac{1}{|C_i||C_j|} \sum_{x \in C_i, y \in C_j} \text{dist}(x, y)$$

上述三种计算集合距离的方式均可用于层次聚类分析算法，由最小距离决定类簇距离时，AGENES 算法被称为"单链接"算法；由最大距离决定类簇距离时，AGENES 算法被称为"全链接"算法；由平均距离决定类簇距离时，AGENES 算法被称为"均链接"算法。

我们通过一个简单例子来展现三种距离度量方式在划分结果上的差异。我们利用机器学习库 make_blobs（）函数中的 make_blobs 生成 25 个三维聚类样本，分别采用最小距离、最大距离、平均距离对其做层次聚类，得到的划分树形如图 3-2 所示。

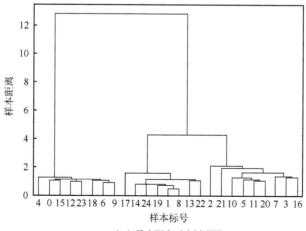

（a）最小距离对应树形图

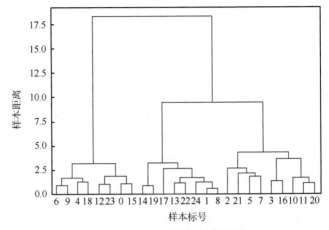

（b）最大距离对应树形图

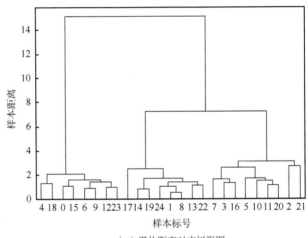

（c）平均距离对应树形图

图3-2　不同距离度量方式对应树形图

AGENES 算法步骤如下。

输入：样本集 $S=\{x_1, x_2,...,x_N\}$，需要划分的簇数 K，类簇距离度量函数 dist。

（1）把每个样本点当成一个初始的类簇，设置当前聚类簇个数为 $q=N$。

（2）利用类簇距离度量函数两两计算类簇距离，得到距离矩阵 M。

（3）选出距离最近的两个类簇 C_i、C_j 进行合并，更新聚类簇编号，更新聚类簇个数为 $q=q-1$，更新距离矩阵。

（4）重复步骤（3），直至当前聚类簇个数 $q=K$。

输出：划分的簇 $C = \{C_1, C_2,..., C_k\}$。

DIANA 是分裂层次算法，在求解过程中涉及两个概念。

（1）簇的直径：一个簇中两个样本点距离的最大值。

（2）平均相异度：即平均距离。假设有两个簇 C_i 和 C_j，则定义两个簇的平均相异度为

$$d_{\text{avg}}(C_i, C_j) = \frac{1}{|C_i||C_j|} \sum_{x \in C_i, y \in C_j} |x - y|$$

在初始阶段，DIANA 将所有样本看成一个簇，在算法执行过程中选出具有最大簇直径的类簇，再选出这个簇中和其他点平均异度最大的一个点，划到新簇，比较原簇中其余点到新簇的最近距离和到原簇的最近距离，若小于则加入新簇，若大于则留在原簇，当没有新的样本点划分到新簇时，原簇被成功划分成两个。重复该过程，直到将聚类簇分裂为 K 个。

DIANA 算法步骤如下。

输入：样本集 $S = \{x_1, x_2, \cdots, x_N\}$，需要划分的簇数 K。

（1）把所有样本点当成一个类簇，设置当前类簇数为 $q=1$。

（2）对所有簇的簇内样本点两两计算其距离，找到所有簇中具有最大直径的簇 C。

（3）找到该簇 C 中与其他点平均相异度最大的一个点，划到新簇。设置 $q=q+1$。

（4）计算原簇中剩余点到新簇最近点和到原簇最近点的距离，若到新簇最近点的距离小于到原簇最近点的距离，则将该样本点加入新簇，反之则留在原簇。

（5）重复步骤（3），直至没有新的点划分到新簇。

（6）重复步骤（1）（2）（3），直到 $q=K$，聚类簇数等于需要划分的簇数。

输出：划分的簇 $C = \{C_1, C_2, \cdots, C_k\}$。

图 3-3 所示是一个简单的层次聚类分析流程。

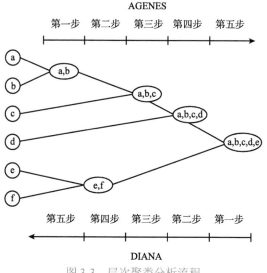

图 3-3　层次聚类分析流程

相较于分裂层次聚类方法，凝聚层次聚类算法的计算更简单高效，且也能取得较好的聚类结果。

三、层次聚类分析的优势与局限性

由上述分析易得，层次聚类分析在多层次上对数据集作划分，能处理多尺度的空间聚类问题。相较于 K 均值聚类算法，层次聚类分析更灵活，且更易发现离群的样本。但在数据量较大时，层次聚类分析的算法复杂度较高，且与 K 均值聚类算法一样，层次聚类分析也需要事先指定聚类簇的个数。

第四节　分布估计聚类分析

分布估计聚类是通过概率的形式对数据进行聚类的方法，主要通过混合多个分布函数完成数据聚类，相对于 K 均值聚类算法，分布估计聚类是通过概率形式表达，故被称为"软"聚类。

假设数据集 $y = \{y_1, y_2, \cdots, y_N\}$ 中共有 K 个类别，每一种类别的数据满足某种分布，且数据集在取样时是相互独立的。先给出分布估计聚类的模型，再做具体解释，分布估计聚类公式如下：

$$P(Y|\theta) = \sum_{k=1}^{K} \alpha_k P_k(Y|\theta_k) \tag{3-13}$$

其中，α_k 称为混合系数，且满足 $\alpha_k \geq 0, \sum_{k=1}^{K} \alpha_k = 1$。

在式（3-13）中，$P_k(Y|\theta_k)$ 表示某一种类的密度函数，α_k 可表示数据属于某个类别的先验。例如，假设某学校有男生 900 人，女生 100 人，当根据某种特征判断某一个学生为男生还是女生时，我们不可能等概率地将这个特征代入男生密度函数或者女生密度函数中进行判断，而更偏向于以 0.9 的概率代入男生密度函数，以 0.1 的概率代入女生密度函数，并得到最终概率，判断属于哪个类别。在上述例子中，式（3-13）中的 $K=2$，$\alpha_1=0.9$，$\alpha_2=0.1$，P_1 表示男生密度函数，P_2 表示女生密度函数。

上述例子说明，若知道模型参数，就可完成对数据的聚类。但在做分布估计聚类时，一般只知道数据集 $y = \{y_1, y_2, \cdots, y_N\}$ 是通过分布估计模型生成的数据，而不知道模型中所有分布的参数以及每个分布的先验。分布估计聚类是通过极大似然估计求解其未知参数，进而完成数据聚类。

K 均值聚类可以看成分布估计聚类的一个特例：将分布估计聚类的模型分布

视为伯努利分布的组合，且一个样本只能指派给某一分模型。

在实际应用中，很难做到求解多种分布的模型参数，因此一般将模型简化为不同参数的同一种混合分布组成。其中，应用最为广泛的是高斯混合模型，第五节将对其进行介绍。

第五节 高斯混合模型

高斯混合模型（Gaussian mixture model，GMM）如下：

$$P(Y|\theta) = \sum_{k=1}^{K} \alpha_k \phi_k(Y|\theta_k)$$

其中，$\theta_k = (\mu_k, \sigma_k^2)$，$\phi_k(Y|\theta_k) = \dfrac{1}{\sqrt{2\pi}\sigma_k} \exp\left[-\dfrac{(Y-\mu_k)^2}{2\sigma_k^2}\right]$。

高斯混合模型假设每个数据都属于某一高斯分布，其参数估计一般通过 EM（expectation-maximization）算法迭代求得，其求解过程将在第六节中详细介绍。

高斯混合模型相较于 K 均值聚类，具有以下几点优势：①相较于 K 均值聚类，其泛化能力更强，能够形成不同大小和形状的簇；②用少量参数即可描述数据的特性。

当然，高斯混合模型的缺点也较为明显：①高斯混合模型计算量大，收敛速度慢，因而常常通过 K 均值聚类得到模型的初值，其中混合系数为每个类别的数量与总数比，均值为每个类别的中心，方差为每个类别的协方差；②分模型数量难以预选抉择，可用划分验证集作比较；③对异常点敏感；④数据量少时效果不好。

第六节 其他分布估计聚类

当知道某一数据集都符合某一分布时，我们可以直接将其作为混合模型的某一分布，而不是一定采取高斯混合模型。知道某一混合模型后，通过 EM 迭代算法或其他迭代方式求解其参数，即可估计数据集的聚类。

一、期望最大化 EM 分析

EM 算法是一种迭代算法，主要针对含有隐变量（hidden variable）的生成模型求极大似然估计、极大后验估计及贝叶斯估计的算法。顾名思义，EM 算法每次迭代由两步组成：E（expectation）步，求期望；M（maximization）步，求极大。本书介绍 EM 算法对求极大似然估计的迭代过程。

二、EM 算法的引入

本书通过一个实例引入 EM 算法：A、B、C 为三枚硬币，每次抛出其为正面的概率分别为 π、p、q。进行如下实验：通过抛出 A 的结果决定下次抛 B 或者 C，若 A 正面，抛 B，反之，则抛 C。当抛 B 或 C 为正面时，记录为 1，为反面时，则记录为 0，进行 n 次独立重复实验，估计三枚硬币为正面的概率为（π, p, q）。

实验中，将 A 抛出的可能记为 z，B 或 C 抛出的可能记为 y，z 的结果不能被观测到，y 的结果可以被观测到。不能被观测到的变量称为隐变量（Z），可被观测到的变量称为观测变量（Y），记 $\theta = (\pi, p, q)$。通过 n 次实验，将观测数据表示为 $y = (y_1, y_2, \cdots, y_n)^T$，未观测到的数据表示为 $z = (z_1, z_2, \cdots, z_n)^T$，则上述问题的似然函数为

$$P(Y|\theta) = \sum_Z P(Z|\theta) \, P(Y|Z, \theta)$$

$$= \prod_{j=1}^{n} \left[\pi \, p^{y_j}(1-p)^{1-y_j} + (1-\pi) \, q^{y_j}(1-q)^{1-y_j} \right] \tag{3-14}$$

由于对数函数不改变原函数单调性，为使计算简化，式（3-14）等价于

$$\log P(Y|\theta) = \log \sum_Z P(Z|\theta) \, P(Y|Z, \theta)$$

$$= \sum_{j=1}^{n} \log \left[\pi \, p^{y_j}(1-p)^{1-y_j} + (1-\pi) \, q^{y_j}(1-q)^{1-y_j} \right] \tag{3-15}$$

求式（3-15）关于 θ 的极大似然估计，即

$$\arg \max_{\theta} \log P(Y|\theta) \tag{3-16}$$

由于隐变量 Z 是未知的，因此无法求得式（3-16）的解析解，只能通过迭代方式求解，EM 算法就是求解上述问题的一种迭代算法。

三、EM 算法推导

在推导 EM 算法之前，先给出以下定理。

对任意凸函数 φ 和随机变量 x，满足以下不等式：

$$E(\varphi(x)) \geqslant \varphi(E(x))$$

（3.14）假设将参数 θ 初始化为 θ^0，我们的目标是找到 θ，使得 $\log P(Y|\theta) > \log P(Y|\theta^0)$，完成一次迭代。对此，考虑两者之差：

$$\log P(Y|\theta) - \log P(Y|\theta^0) = \log \sum_Z P(Z|\theta) \, P(Y|Z,\theta) - \log P(Y|\theta^0)$$

$$= \log \sum_Z P(Z|Y,\theta^0) \frac{P(Z|\theta) \, P(Y|Z,\theta)}{P(Z|Y,\theta^0)} - \log P(Y|\theta^0)$$

$$\geq \sum_Z P(Z|Y,\theta^0) \, \log \frac{P(Z|\theta) \, P(Y|Z,\theta)}{P(Z|Y,\theta^0)}$$

$$- \sum_Z \log P(Z|Y,\theta^0) \, P(Y|\theta^0)$$

$$= \sum_Z P(Z|Y,\theta^0) \, \log \frac{P(Z|\theta) \, P(Y|Z,\theta)}{P(Z|Y,\theta^0) \, P(Y|\theta^0)}$$

其中，不等式由 Jensen 不等式得出。令

$$B(\theta,\theta^0) = \sum_Z P(Z|Y,\theta^0) \log \frac{P(Z|\theta) P(Y|Z,\theta)}{P(Z|Y,\theta^0) P(Y|\theta^0)} \qquad (3\text{-}17)$$

EM 算法通过极大化两者之差的下界 $B(\theta,\theta^0)$ 进行迭代，即

$$\theta^1 = \arg\max_\theta B(\theta,\theta^0)$$

由式（3-17），得

$$\theta^1 = \arg\max_\theta \left[\sum_Z P(Z|Y,\theta^0) \, \log \frac{P(Z|\theta) \, P(Y|Z,\theta)}{P(Z|Y,\theta^0) \, P(Y|\theta^0)} \right]$$

对固定的 θ^0，$P(Z|Y, \theta^0)$ 和 $P(Y|\theta^0)$ 为常数，去除常数得

$$\theta^1 = \arg\max_\theta \left[\sum_Z P(Z|Y,\theta^0) \, \log P(Z|\theta) \, P(Y|Z,\theta) \right] = \arg\max_\theta \left[Q(\theta,\theta^0) \right]$$

其中

$$Q(\theta,\theta^0) = \sum_Z P(Z|Y,\theta^0) \, \log P(Z|\theta) \, P(Y|Z,\theta)$$

$$= E_Z \left[\log P(Y,Z|\theta) | Y,\theta^0 \right]$$

$Q(\theta, \theta^0)$ 表示 $\log P(Z|\theta) P(Y|Z, \theta)$ 在 $P(Z|Y, \theta^0)$ 分布下的期望，称为 Q 函数，即 EM 算法的 E 步，对 $Q(\theta, \theta^0)$ 求极大即 EM 算法的 M 步。

EM 算法具体步骤为 Algorithm 1。

输入：观测变量数据 Y，隐变量 Z，联合分布 $P(Y, Z|\theta^0)$，条件分布 $P(Z|Y, \theta^0)$。

输出：模型参数 θ。

选择参数初值，开始进行迭代；

E 步：记 θ^i 为第 i 步的迭代值，进行 $i+1$ 次迭代，计算：

$$Q(\theta,\theta^i) = E_Z \left[\log P(Y,Z|\theta) | Y,\theta^i \right] = \sum_Z P(Z|Y,\theta^i) \, \log P(Y,Z|\theta)$$

M 步：求 $Q(\theta, \theta^i)$ 中 θ 的极大化，为第 $i+1$ 次迭代的参数 θ^{i+1}；

重复 E 步和 M 步，直至参数 θ 收敛，如 $\theta^{i+1} - \theta^i < \epsilon$。

EM 算法是通过不断对其下界极大化来逼近似然函数的极大化，EM 算法所求解不一定是全局最优解，但 EM 算法是收敛的，这里不再证明。

四、EM 算法的应用

（一）在无监督学习中的应用

EM 算法可用于生成模型的无监督学习，例如对于样本 $\{(x_1, y_1), (x_2, y_2), \cdots, (x_N, y_N)\}$，$y_i$，$i = 1, 2, \cdots, N$ 是未知的，生成模型由联合分布概率 $P(X, Y)$ 表示，认为数据是由其联合概率分布所生成的，并将 X 视为观测变量数据，Y 为未观测变量数据。通过 EM 迭代即可求得生成模型参数。

（二）在高斯混合模型中的应用

高斯混合模型应用广泛，一般可用于对数据进行聚类操作。

假设观测数据 $y_1, y_2, \cdots, y_N$ 是由高斯混合模型生成的，参数 $\theta = (\alpha_1, \theta_1, \cdots, \alpha_k, \theta_k)$。首先，需要明确隐变量。对此，我们分析观测数据是如何产生的：对任意观测数据 y_j，首先依概率 α_k 选择第 k 个分模型 $\phi(Y|\theta_k)$，然后根据 $\phi(Y|\theta_k)$ 生成 y_j。y_j 是已知的，但 y_j 来自哪个分模型是未知的，以 γ 表示隐变量的数据：

$$\gamma_{jk} = \begin{cases} 1, & y_j \text{ 由第 } k \text{ 个分模型生成，} j = 1, 2, \cdots, N; \ k = 1, 2, \cdots, K \\ 0, & \text{其他} \end{cases}$$

有了观测数据 y 和未观测数据 γ，则其似然函数可写为

$$\begin{aligned} P(y, \gamma | \theta) &= \prod_{j=1}^{N} P\left(y_j, \gamma_{j1}, \ldots, \gamma_{jk} | \theta\right) \\ &= \prod_{k=1}^{K} \prod_{j=1}^{N} \left[\alpha_k \phi_k\left(y_j | \theta_k\right)\right]^{\gamma_{jk}} \\ &= \prod_{k=1}^{K} \alpha_k^{n_k} \prod_{j=1}^{N} \left\{\frac{1}{\sqrt{2\pi}\sigma_k} \exp\left[-\frac{\left(y_j - u_k\right)^2}{2\sigma_k^2}\right]\right\}^{\gamma_{jk}} \end{aligned}$$

其中，$n_k = \sum_{j=1}^{n} \gamma_{jk}$，其对数似然函数可写为

$$P(y, \gamma | \theta) = \sum_{k=1}^{K} n_k \log \alpha_k + \sum_{j=1}^{N} \gamma_{jk} \left[\log\left(\frac{1}{\sqrt{2\pi}}\right) - \log \sigma_k - \frac{1}{2\sigma_k^2}\left(y_j - u_k\right)^2\right]$$

E 步，确定 Q 函数：

$$Q\left(\theta,\theta^i\right) = \sum_{k=1}^{K} h_k \log \alpha_k + \sum_{j=1}^{N} \hat{\gamma}_{jk} \left[\log\left(\frac{1}{\sqrt{2\pi}}\right) - \log \sigma_k - \frac{1}{2\sigma_k^2}\left(y_j - u_k\right)^2 \right] \quad (3\text{-}18)$$

其中，$h_k = \sum_{j=1}^{N} \hat{\gamma}_{jk}, \hat{\gamma}_{jk} = E\left(\gamma_{jk}\mid y,\theta\right) = \dfrac{\alpha_k \phi_k\left(y_j\mid\theta_k\right)}{\sum_{k=1}^{K}\alpha_k \phi_k\left(y_j\mid\theta_k\right)}$。

M 步，对 Q 函数求 θ 极大值，即求新一轮模型迭代的参数：

$$\theta^{i+1} = \arg\max_{\theta} Q\left(\theta,\theta^i\right)$$

要求解上式，只需要对 $\theta=\left(\alpha, \sigma^2, \mu\right)$ 中的参数求偏导等于 0 即得 θ^{i+1} 中的参数值。其中，α 在满足 $\sum_{k=1}^{K}\alpha_k = 1$ 的条件下求偏导，代入式（3-18），结果如下：

$$\hat{\mu}_k = \frac{\sum_{j=1}^{N} \hat{\gamma}_{jk} y_j}{\sum_{j=1}^{N} \hat{\gamma}_{jk}}, \quad k = 1, 2, \cdots, K$$

$$\hat{\sigma}_k^2 = \frac{\sum_{j=1}^{N} \hat{\gamma}_{jk}\left(y_j - \mu_k\right)^2}{\sum_{j=1}^{N} \hat{\gamma}_{jk}}, \quad k = 1, 2, \cdots, K$$

$$\hat{\alpha}_k = \frac{\sum_{j=1}^{N} \hat{\gamma}_{jk}}{N}, \quad k = 1, 2, \cdots, K$$

其中，$\hat{\mu}_k$、$\hat{\sigma}_k^2$、$\hat{\alpha}_k$ 为 θ^{i+1} 的参数。以上为高斯混合模型 EM 算法的迭代过程。

（三）EM 算法的其他应用

EM 算法还可以应用于隐马尔可夫模型的非监督学习求解模型参数，这里不再详细介绍。

总之，EM 算法的应用比较广泛，只要将模型视为生成模型，找到隐变量和观测变量，通过 E 步和 M 步即可完成参数的迭代。不难发现，EM 算法中重要的一步是确定模型中的隐变量及观测变量，之后写出 Q 函数就相对容易了。

参 考 文 献

鲍黎明，黄刚，2017. 基于多叉树确定 K 值的动态 K-means 聚类算法. 计算机技术与发展，27（6）：
    42-47.
李航，2012. 统计学习方法. 北京：清华大学出版社.
刘杰，赵满仓，张淑艳，2016. 聚类分析法在癌胚抗原数据挖掘分析中的应用研究. 北京生物医学工程，4：395-399.

王学民，2007. 对主成分析中综合得分方法的质疑. 上海：上海财经大学.

王艳娥，张拓，杨倩，2020. 聚类算法在医疗大数据上的应用研究. 电脑知识与技术，12：12-13.

郑慧凌，吴晶晶，张娜娜，等，2018. 基于主成分分析的江苏省医疗资源配置均衡性探究. 医学与社会，31（8）：8-10，21.

周志华，2016. 机器学习. 北京：清华大学出版社.

Karl Pearson F.R.S.，1901. On lines and planes of closest fit to systems of points in space. London：Edinburgh & Dublin Philosophical Magazine & Journal of Science.

Wu CFJ，1983.On the convergence properties of the EM algorithm. The Annals of Statistics，11（1）：95-103.

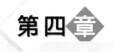

医学大数据挖掘分类预测

第一节　决策树模型

决策树算法自 20 世纪 60 年代被提出以来已广泛应用于规则提取、预测、分类等领域。其中，医学研究和医疗辅助决策是决策树算法的重要应用领域之一。为了方便专业人员发现错误，常用决策树模型辅助病症检测，如心脏病诊断等。

相关概念及特点

（一）概念

分类决策树模型是一种监督学习方法，是通过树形结构，基于特征对实例进行分类的过程，其由结点（node）和有向边（directed edge）组成。在决策树中，树形结构中每个非叶子结点表示对分类目标在某个属性上的一个判断，每个分支代表基于该属性作出的一个判断，每个叶子结点代表一种分类结果，所以决策树可以看作一系列以叶子结点为输出的决策规则（decision rule）。决策树学习本质上是从训练数据集中归纳出一组分类规则，即产生一棵泛化能力强的树，其基本流程遵循简单且直观的"分而治之"思想。在学习时，利用训练数据，根据损失函数最小化的原则建立决策树模型；预测时，利用决策树模型对新数据进行分类。

下面通过一个例子解释决策树的分类过程。例如，要想判断患者心脏病发作的风险，我们可以沿着决策树的每个结点作出选择，得到最终的预测结果。其中，如前所述，圆形结点代表内部结点，表示在一个属性上的测试，每个分支代表一个测试输出；矩形代表叶子结点，每个叶子结点代表一种类别，也就是决策树的输出类别。如下判断心脏病风险的假想例子中，如果甲"24 小时收缩压大于91mmHg"且"年龄在 62.5 岁以上"，并患有"窦性心动过速"，则其患心脏病的风险级别属于"高风险"；如果乙"24 小时收缩压大于 91mmHg"但"年龄在

62.5 岁以下"，则其患心脏病的风险级别属于"低风险"。

（二）应用场景及特点

决策树模型由于其良好的优点在各个领域已经有了广泛的应用，如医疗诊断、规划理论、认知科学以及工程、数据挖掘等。建立决策树模型的过程比较简单，而且算法、决策规则很容易理解。决策树模型具有可视化和直观化，有助于用户全面掌握具体情况。决策树的应用范围比较广泛，无论是分类还是回归，都可以使用决策树，同时还能根据类别进行不同的分类。决策树既可以处理数值离散型样本，还能处理数值连续型样本。

决策树有很多优点，但也有一些缺点，即决策树总是会在训练数据时出现比较复杂的结构，容易产生过拟合（overfitting）。用户可以通过剪枝的方式来缓解过拟合的副作用，常用的方法有限制树的高度，或者是规定叶子结点中的最少样本数量等。学习一棵最优的决策树被认为是 NP 完全（NP-complete）问题。实际中的决策树是基于启发式的贪心算法建立的，这种算法并不能保证建立全局最优的决策树。

（三）决策树的构造

决策树分类算法通常分为三个步骤：属性的选择、决策树生成和决策树剪枝。决策树生成算法是以实例为基础的归纳学习方法，采用自顶向下的递归方式，在决策树的内部结点进行属性值的比较，并根据不同的属性值判断从该结点向下的分支，在决策树的叶结点得到结论。常用决策树学习的思想主要来源于由 Quinlan 在 1986 年提出的 ID3 算法和在 1993 年提出的 C4 算法，以及由 Breiman 等在 1984 年提出的 CART 算法。

（四）属性（特征）选择

属性选择又称为特征选择，是选取对训练数据具有分类能力的属性（或特征），使用这个属性（或特征）对数据集进行划分之后，使各数据子集的纯度比划分前数据集的纯度高（即不确定性要比划分前数据集低）。如果利用一个属性（或特征）进行分类的结果与随机分类的结果没有很大差别，则称这个属性（或特征）分类能力低，裁剪掉这样的属性（或特征）对决策树学习的精度影响不大。因此，构造好决策树的关键在于选择好的属性（或特征）。在不影响理解的情况下，后文对属性和特征不做区分。

对于同一组样本，可以对应生成很多不同的决策树。但研究结果表明，一般情况下，树越小则树的预测能力越强。要构造尽可能小的决策树，关键在于选择合适的属性（或特征）。常用的属性选择度量方法包括信息增益（information gain）、信息增益率（gain ratio）、基尼指数（Gini index）等。不同的度量方法有不同的效果，特别是对于多值属性，选择合适的度量方法对于结果的影响很大。常见决策树算法有 ID3、C4.5 和 CART，它们分别使用了信息增益、信息增益率和基尼指数作为属性划分的度量指标，本书将在后续相关决策树生成算法中详细介绍各度量指标。

（五）决策树的生成

1. ID3 算法

构建决策树时，划分属性的顺序选择是重要的。对性能好的决策树，随着划分不断进行，决策树分支结点样本集的"纯度"会越来越高，即其所包含样本尽可能属于相同类别。ID3 算法利用信息增益来构建决策树，通过计算比较各个属性的信息增益，选择信息增益最大的属性作为分裂属性用于树的生长。但是 ID3 决策树只能处理离散型属性，使用中具有很大的局限性。

1）信息增益

信息增益基于信息论中熵（entropy）的概念，信息熵就是一种衡量样本集合"纯度"的指标。信息熵越大，说明该集合的不确定性越大，"纯度"越低。选择属性划分样本集前后信息熵的减少量被称为信息增益，也就是说，信息增益被用来衡量样本集合"不确定性"减少的程度。

假设随机变量 X 的可能取值为 $x_1, x_2, \cdots, x_K$，对于每一个可能的取值 x_i，其发生的概率为 $P(X = x_i) = p_i, 1 \leq x \leq K$，则随机变量 X 的信息熵为

$$E(X) = -\sum_{i=1}^{K} p_i \log_2 p_i$$

$E(X)$ 值越小，表示 X 包含的信息越确定，也称 X 的纯度越高。其中，所有 p_i 的累加和为 1。

从样本的角度考虑，针对样本集合 D，若其中有 K 个类别，则每个类别的概率为 $\dfrac{|C_k|}{|D|}$，其中 $|D|$ 为样本总数，$|C_k|$ 是类别为 k 的样本数量。样本集合 D 的信息熵为

$$E(D) = -\sum_{k=1}^{K} \frac{|C_k|}{|D|} \log_2 \frac{|C_k|}{|D|}$$

由于信息熵可以表示样本集合的不确定性，熵越大，样本的不确定性就越大；熵越小，样本的不确定性就越小。因此，可以采用某属性划分集合前后熵的差值来衡量该属性对于样本集合 D 划分效果的好坏。

假设离散属性 A 有 V 个可能的取值 $\{a_1, a_2, \cdots, a_V\}$，若采用属性 A 对样本集 D

进行划分，则会产生 V 个分支结点，其中第 v 个分支结点包含了 D 中所有在属性 A 上取值为 a_v 的样本，记为 D_v。以属性 A 划分数据集 D 前后熵的差值，我们称之为信息增益，表示为

$$G(D,A) = E(D) - E(D|A) = E(D) - \sum_{v=1}^{V} \frac{|D_v|}{|D|} E(D_v)$$

其中，$E(D)$ 为数据集 D 的信息熵；$E(D|A)$ 为通过属性 A 划分后数据集的信息熵。

信息增益实际上是原来的不确定性减去现在的不确定性（不确定性的减少=原来的不确定性–属性划分后的不确定性）。我们以表 4-1 流感数据集为例，该数据集包含 7 个训练样例，用以学习一棵能预测是否患流感的决策树。显然，"是否流感"为预测属性，共 2 个分类。

表 4-1　流感数据集

样本编号	头痛	肌肉痛	体温	是否流感
1	是	是	正常	是
2	是	是	高	是
3	是	是	很高	是
4	否	是	正常	否
5	否	否	高	否
6	否	是	很高	是
7	是	否	高	是

在决策树学习开始时，根结点包含数据集 D 中所有的样例，其中正例（是流感）占 $p_1 = \dfrac{4}{7}$，反例（否流感）占 $p_2 = \dfrac{3}{7}$。于是可计算出根结点的信息熵为

$$E(D) = -\sum_{k=1}^{2} p_k \log_2 p_k = -\left(\frac{4}{7} \log_2 \frac{4}{7} + \frac{3}{7} \log_2 \frac{3}{7} \right) = 0.985$$

然后，我们需要计算出当前属性集合{头痛，肌肉痛，体温}中每个属性的信息增益。以"体温"为例，它有 3 个可能的取值{正常，高，很高}。若使用该属性对 D 进行划分，则可得到 3 个子集，分别记为 D_1（体温=正常），D_2（体温=高），D_3（体温=很高）。

子集 D_1（体温=正常）中包含编号为{1, 4}的 2 个样例，其中正例（是流感）占 $p_1 = \dfrac{1}{2}$，反例（否流感）占 $p_2 = \dfrac{1}{2}$；子集 D_2（体温=高）中包含编号为{2, 5, 7}的 3 个样例，其中正例（是流感）占 $p_1 = \dfrac{2}{3}$，反例（否流感）占 $p_2 = \dfrac{1}{3}$；子集 D_3

（体温=很高）中包含编号为{3, 6}的 2 个样例，其中正例（是流感）占 $p_1 = \dfrac{2}{2}$，反例（否流感）占 $p_2 = \dfrac{0}{2}$。我们可以计算出用属性"体温"划分之后所得到的 3 个分支结点的信息熵：

$$E\left(D_1\right) = -\left(\frac{1}{2}\log_2\frac{1}{2} + \frac{1}{2}\log_2\frac{1}{2}\right) = 1.000$$

$$E\left(D_2\right) = -\left(\frac{2}{3}\log_2\frac{2}{3} + \frac{1}{3}\log_2\frac{1}{3}\right) = 0.918$$

$$E\left(D_3\right) = -\left(\frac{2}{2}\log_2\frac{2}{2} + \frac{0}{2}\log_2\frac{0}{2}\right) = 0.000$$

根据信息增益公式，可以进一步计算出"体温"的信息增益为

$$\text{Gain}\left(D, 体温\right) = E\left(D\right) - E\left(D|体温\right)$$

$$= E\left(D\right) - \sum_{v=1}^{3}\frac{|D_v|}{|D|}$$

$$= 0.985 - \left(\frac{2}{7}\times1.000 + \frac{3}{7}\times0.918 + \frac{2}{7}\times0.000\right)$$

$$= 0.306$$

类似地，我们可以计算出其他属性的信息增益：

$$\text{Gain}（D，头痛）=0.128, \qquad \text{Gain}（D，肌肉痛）=0.006$$

由以上计算可得，属性"体温"的信息增益最大，于是将其作为划分属性。图 4-1 给出了基于"体温"对根结点进行划分的结果。

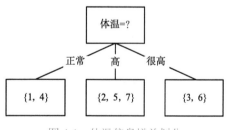

图 4-1　体温信息增益划分

2）ID3 决策树生成算法

ID3 算法的核心是在决策树各个结点上应用信息增益准则选择属性，递归地构建决策树。具体方法是：从根结点开始，对结点计算所有可能属性的信息增益，选择信息增益最大的属性作为结点的特征，由该特征的不同取值建立子结点；再对子结点递归地调用以上方法，构建决策树，直到所有属性的信息增益均很小或没有属性可以选择为止；最后得到一棵决策树。

算法：ID3 决策树生成算法。

输入：训练集 $D = \left\{\left(x_1, y_1\right), \left(x_2, y_2\right), \cdots, \left(x_n, y_n\right)\right\}$

属性集 $A = \left\{a_1, a_2, \cdots, a_d\right\}$，阈值 ε。

输出：决策树 T。

（1）若 D 中所有实例属于同一类 C_k，则 T 为单结点树，并将类 C_k 作为该结点的类标记，返回 T。

（2）若 $A = \phi$，则 T 为单结点树，并将 D 中实例数最大的类 C_k 作为该结点的类标记，返回 T。

（3）否则，计算 A 中各特征对 D 的信息增益，选择信息增益最大的特征 A_g。

（4）如果 A_g 的信息增益小于间值 ε，则置 T 为单结点树，并将 D 中实例数最大的类 C_k 作为该结点的类标记，返回 T。

（5）否则，对 A_g 的每一可能值 a_i，依 $A_g = a_i$ 将 D 分割为若干非空子集 D_i，将 D_i 中实例数最大的类作为标记，构建子结点，由结点及其子结点构成树 T，返回 T。

（6）对第 i 个子结点，以 D_i 为训练集，以 $A - \left\{ A_g \right\}$ 为特征集，递归地调用步骤（1）～（5），得到子树 T_i，返回 T_i。

2. C4.5 算法

C4.5 算法是在 ID3 算法的基础上改进演变的，除了具有 ID3 算法的功能外，具备了合并连续属性值、处理缺少属性值训练样本等功能。C4.5 算法采用信息增益率（而不是信息增益）作为分裂指标，克服了信息增益准则对可取值较多的属性有所倾向的缺陷，从而在信息增益和属性值分布之间达到最佳平衡点。同时 C4.5 算法增加了对连续属性的支持，这是 ID3 算法不支持的。由于 C4.5 算法既克服了 ID3 算法的不足，又支持对连续属性的处理，因此 C4.5 算法被广泛应用于各个领域。

1）信息增益率

前面介绍的 ID3 算法是基于信息增益的大小来选取属性的。一般而言，信息增益偏向选择分支多的属性，这在一些场合容易导致模型过拟合，从而导致预测结果不理想。为了解决这个问题，一个直接的想法是对分支过多进行惩罚，这就是另外一个关于"纯度"的衡量指标，即信息增益率。

信息增益率定义为属性划分后的信息增益 $G(D, A)$ 与特征 A 作为随机变量的信息熵 $E_A(D)$ 的比值。除了计算属性划分后的信息增益 $G(D, A)$，还需要计算数据集 D 以特征 A 作为随机变量的信息熵 $E_A(D)$，以 $E_A(D)$ 的倒数作为信息增益的惩罚参数。属性特征个数较多时，惩罚参数较小；属性特征个数较少时，惩罚参数较大。假设属性 A 具有 V 个不同的特征值 $\{a_1, a_2, \cdots, a_v\}$，$|D_v|$ 是值为 v 的样本数量，$|D|$ 为数据集样本总数，则 $E_A(D)$ 和 $G(D, A)$ 计算公式如下：

$$E_A(D) = -\sum_{v=1}^{V} \frac{|D_v|}{|D|} \log_2 \frac{|D_v|}{|D|}$$

$$G(D, A) = \frac{\text{Gain}(D, A)}{E_A(D)}$$

2）C4.5 决策树生成算法

C4.5 算法与 ID3 算法相似，但对其进行了改进。C4.5 算法在生成过程中用信息增益率来选择特征。

算法：C4.5 决策树生成算法。

输入：训练集 $D = \{(x_1, y_1), (x_2, y_2), \cdots, (x_n, y_n)\}$，

属性集 $A = \{a_1, a_2, \cdots, a_d\}$，阈值 ε。

输出：决策树 T。

（1）如果 D 中所有实例属于同一类 C_k，则置 T 为单结点树，并将 C_k 作为该结点的类，返回 T。

（2）如果 $A = \phi$，则置 T 为单结点树，并将 D 中实例数最大的类 C_k 作为该结点的类，返回 T。

（3）否则，计算 A 中各特征对 D 的信息增益率，选择信息增益率最大的特征 A_g。

（4）如果 A_g 的信息增益率小于阈值 ε，则置 T 为单结点树，并将 D 中实例数最大的类 C_k 作为该结点的类，返回 T。

（5）否则，对 A_g 的每一可能值 a_i，依 $A_g = a_i$ 将 D 分割为子集若干非空 D_i，将 D_i 中实例数最大的类作为标记，构建子结点，由结点及其子结点构成树 T，返回 T。

（6）对结点 i，以 D_i 为训练集，以 $A - \{A_g\}$ 为特征集，递归地调用步骤（1）～（5），得到子树 T_i，返回 T_i。

需要注意的是，信息增益倾向于选择可取值数较多的变量，信息增益率倾向于选择可取值数较少的变量。因此，C4.5 算法并不是直接选择信息增益率最大的候选划分属性，而是使用启发式方法，先从候选划分属性中找出信息增益高于平均水平的属性，再从中选择增益率最高的属性。

3. CART 算法

分类与回归树（classification and regression tree，CART）算法既可以用于回归分析，也可以用于样本分类。CART 算法假设决策树是二叉树，内部结点属性的取值为"是"和"否"，左分支是取值为"是"的分支，右分支是取值为"否"的分支。这样的决策树等价于递归地二分每个属性，将输入空间即属性空间划分为有限个单元，并在这些单元上确定预测的概率分布，也就是输入给定的条件下输出的条件概率分布。

CART 算法使用"基尼指数"作为数据纯度的量化指标构建决策树。CART 树的生成就是递归地构建二叉决策树的过程。对回归树用平方误差最小化准则，

对分类树用基尼指数最小化准则，进行特征选择，生成二叉树。此处我们只介绍 CART 的分类树。

1）基尼指数

ID3 算法和 C4.5 算法中的属性选择都是基于信息论中的熵模型计算而来，涉及大量对数运算。而 CART 决策树采用基尼指数代替信息增益率，既简化了模型又保留了熵模型的优点。基尼指数表示在样本集合中随机选中两个样本，二者属性不一致的概率。由于代表了模型的不纯度，基尼指数越小，则不纯度越低，属性特征越好（与信息增益、信息增益率越大越好相反）。

在分类问题中，假设随机变量 X 共有 K 个可能的取值 $x_1, x_2, \cdots, x_K$，对于每一个可能的取值 x_k，其发生的概率为 $P(X = x_k) = p_k, 1 \leqslant k \leqslant K$，则随机变量 X 的基尼指数为

$$\text{Gini}(X) = \sum_{k=1}^{K} p_k (1 - p_k) = 1 - \sum_{k=1}^{K} p_k^2$$

针对给定的样本集合 D，假设共有 K 个类别，第 k 个类别的样本数量为 C_k，则样本集合 D 的基尼指数为

$$\text{Gini}(D) = 1 - \sum_{k=1}^{K} \left(\frac{|C_k|}{|D|} \right)^2$$

特别地，对于样本集合 D，若根据属性 A 的某个特征 a，把样本集合 D 划分为 D_1、D_2 两部分，则在属性 A 的条件下，样本集合 D 的基尼指数为

$$\text{Gini}(D, A) = \frac{|D_1|}{|D|} \text{Gini}(D_1) + \frac{|D_2|}{|D|} \text{Gini}(D_2)$$

CART 决策树已被用于术中是否需要输血、慢性硬膜下血肿外科治疗疗效预测、停经妇女体重增加的风险预测，以及医疗服务时间的预测等医疗领域。

2）CART 决策树生成算法

算法：CART 决策树生成算法。

输入：训练集 $D = \{(x_1, y_1), (x_2, y_2), \cdots, (x_n, y_n)\}$，

属性集 $A = \{a_1, a_2, \cdots, a_d\}$。

输出：CART 决策树。

根据训练数据集，从根结点开始，递归地对每个结点进行以下操作，构建二叉决策树。

（1）设结点的训练数据集为 D，计算现有属性对该数据集的基尼指数。此时，每一个属性 A，对其可能取的每个值 a，根据样本点对 $A=a$ 的测试为"是"或"否"，将 D 分裂成 D_1 和 D_2 两部分，计算 $A=a$ 时的基尼指数。

（2）在所有可能的属性 A 及其所有可能的切分点 a 中，选择基尼指数最小特征

及其对应的切分点作为最优特征与最优切分点。依最优特征与最优切分点，从现结点生成两个子结点，将训练数据集依特征分配到两个子结点中去。

（3）对两个子结点递归地调用（1）（2），直至满足停止条件。

（4）生成 CART 决策树。

算法停止计算的条件是结点中的样本个数小于预定阈值，或样本集的基尼指数小于预定阈值（样本基本属于同一类），或者没有更多属性。

3）ID3、C4.5、CART 算法的特征比较（表 4-2）。

表 4-2　ID3、C4.5、CART 算法的特征比较

算法	支持模型	树结构	特征选择	连续值处理	缺失值处理	剪枝
ID3	分类	多叉树	信息增益	不支持	不支持	不支持
C4.5	分类	多叉树	信息增益率	支持	支持	支持
CART	分类，回归	二叉树	基尼指数，均方差	支持	支持	支持

4. 停止分裂条件

决策树不可能无限制地生长，总有停止分裂的时候。在极端的情况下，当结点只剩下一个数据点时会自动结束分裂，但这种情况下，决策树通常过于复杂而导致过拟合，预测精度不高。因此，为了降低决策树复杂度和提高预测的精度，人们通常会设定条件，适当提前终止结点的分裂。

以下是决策树结点停止分裂的一般性条件。

（1）设定最小结点数据量：当数据量较少时容易带来更多噪声。因此，当结点的数据量小于一个指定的数量时不继续分裂，有利于降低过拟合的影响。

（2）设定最小阈值（最大不纯度）：熵和基尼指数的大小表示数据的复杂程度。当熵或者基尼指数小于设定阈值时，表示数据的纯度较大，决策树停止分裂。

（3）设定决策树深度上限：每个结点的深度可理解为结点与决策树根结点的距离。决策树的深度是所有叶子结点的最大深度。当当前深度到达指定的上限时，决策树停止分裂。

（4）所有属性已经使用完毕：当没有可用于分裂的属性时，决策树停止分裂，将当前结点设置为叶子结点。

5. 决策树的剪枝

决策树的生成是采用启发式算法，每一步都做出当前的最优选择，从而达到局部最优。但现实世界的数据一般不是完美的，某些属性上可能会存在缺失值，可能数据不准确、含有噪声甚至错误。因此，在有噪声的训练数据情况下，构造的决策树如果完全拟合训练样例，模型会记住过多训练样例特有的细节（死记硬

背），这些细节会导致模型的泛化能力降低，使得模型过拟合，导致对未来新出现的数据预测性能下降。而决策树剪枝是一种克服噪声、简化树结构的基本技术，可以有效提高决策树分类泛化能力。剪枝策略主要有预剪枝（pre-pruning）和后剪枝（post-pruning）两种。

（1）预剪枝：指决策树生成时进行的剪枝操作，在生成决策树的同时，决定是继续对不纯的训练子集进行划分还是停止。通常策略是在构造的过程中对结点进行评估，如果对某个结点进行划分时不能带来准确性的提升（损失函数的降低），那么对这个结点进行划分就没有意义，这时就会把当前结点作为叶结点，使用"多数表决"来决定结点的属性，不对其进行划分。

预剪枝降低了过拟合的风险，并显著减少了决策树的训练时间开销和测试时间开销，但是预剪枝基于"贪心"机制禁止某些分支展开，给预剪枝决策树带来了欠拟合的风险。

（2）后剪枝：是一种"拟合-化简"的两阶段方法。首先，需要从训练数据生成一棵完整决策树；然后，从叶子结点开始剪枝，逐步向根的方向剪。剪枝时，需用到一个测试数据集，如果减去某个叶子结点后，使得在测试集上的分类准确度（或其他测评指标）不降低（不变得更坏），则减去该叶子结点。层层递归，直到所有结点均符合要求。

一般情况下，后剪枝决策树的欠拟合风险很小，泛化性能往往优于预剪枝决策树；但是，后剪枝是自底向上逐级考察，时间开销较高。值得注意的是，剪枝并非对所有数据集都好，如同最小树并不是最好的树一样。当数据稀疏时，要防止过分剪枝带来的副作用。

（3）连续值处理：如果一个特征是离散型特征，其处理方式是比较直观的，会针对每一个特征创建一个分支。但现实处理中常会遇到连续属性，需要讨论如何在决策树学习中使用连续属性。

由于连续属性的可取值数目不再有限，因此，直接根据连续属性的可取值来对结点进行划分不可取。此时，可以使用连续属性离散化技术，将连续属性变换为分类属性。最简单的策略是采用二分法（bi-partition）对连续属性进行处理，这正是 C4.5 决策树算法中采用的机制（Quinlan，1993）。

（1）首先将样本按照待处理的连续属性大小进行排序。

（2）对每两个相邻特征值取平均值，将该平均值作为分裂点，进行样本划分。

（3）计算每种划分所对应的信息增益，选取信息增益最大的分裂点作为最终二分的分裂点。

（4）计算所有特征的信息增益率和信息增益，先选取信息增益高于平均值的特征，再选取信息增益率最大的特征作为当前划分依据。

下面的例子中，假设我们通过人的身高来判断是否患有心脏病，其中身高属性为连续性数值，数据如表 4-3 所示。

表 4-3　身高与心脏病

编号	身高（cm）	患有心脏病
1	220	是
2	180	是
3	225	是
4	155	否
5	190	否

针对"身高"属性构造决策树的过程，本质上就是寻找一个不纯度最低的分割。具体步骤是，先对身高进行排序，然后计算相邻两个数据的平均值；以各平均值作为分界点，计算其不纯度（根据情况可采用信息增益、信息增益率、基尼指数等），进而实现对目标数据的分类。此处以基尼指数为例进行说明（表 4-4）。

取"身高"225cm 和 220cm 的均值为 222.5cm，将数据集 D 划分为 2 个子集，分别记为 D_1（身高＜222.5cm），D_2（身高≥222.5cm）。

表 4-4　基尼指数

身高（cm）	相邻平均值（cm）	基尼指数
225		
	222.5	0.4
220		
	205	0.27
190		
	185	0.47
180		
	167.5	0.3
155		

子集 D_1 包含编号为{1, 2, 4, 5}的 4 个样例，其中正例（是）占 $p_1 = \dfrac{2}{4}$，反例（否）占 $p_2 = \dfrac{2}{4}$；子集 D_2 包含编号为{3}的 1 个样例，其中正例（是）占 $p_1 = \dfrac{1}{1}$，反例（否）占 $p_2 = \dfrac{0}{1}$。基于 222.5cm 对属性"身高"进行划分后，获得的两个分支的基尼指数为

$$\text{Gini}(D_1) = 1 - \left(\frac{2}{4}\right)^2 - \left(\frac{2}{4}\right)^2 = 0.5$$

$$\text{Gini}(D_2) = 1 - \left(\frac{1}{1}\right)^2 - \left(\frac{0}{1}\right)^2 = 0$$

最终，基于"身高"属性值为 222.5cm 的整体不纯度则为左右两个不纯度的加权平均：

$$\text{Gini}(D, 222.5) = \frac{4}{5} \times \text{Gini}(D_1) + \frac{1}{5} \times \text{Gini}(D_2) = 0.4$$

类似地，我们可以计算出针对"身高"属性其他分界点划分的不纯度：

$$\text{Gini}(D, 205) = 0.27, \text{Gini}(D, 185) = 0.47, \text{Gini}(D, 167.5) = 0.3$$

所以，在使用属性"身高"生成决策树时，其切分点为 205cm 的不纯度最低，用于最终的划分，即"小于 205cm"的会被判断为未患心脏病，而"不小于 205cm"的会被诊断为患病。

6. 决策树与其他算法的结合

（1）从决策树到集成学习：决策树的优点是简单、逻辑清晰、具备可解释性，但是也存在容易过拟合、泛化能力弱等问题，将决策树与集成学习结合是解决该问题的一种主要方式。

俗话说"三个臭皮匠，顶个诸葛亮"。如果把决策树看作依靠个人能力单干的话，则集成学习就是一种依靠大家群策群力的方式。集成学习的核心思想是每个人都发表意见，最后综合大家的意见得出最终结果；又或者是每个人只精通某个方面，只负责自己擅长的领域，各取所长，得到最终结果。

因此通过集成学习，从一棵决策树扩展到一群决策树，可实现 1 加 1 大于 2 的效果。根据组合算法的不同，形成了基于 bagging 和 boosting 两类思想的各种决策树类算法，常用的如随机森林（random forest）、梯度提升决策树（gradient boost decision tree）、XGB（extreme gradient boost）和 LGB（light gradient boost）等。本章第五节将会对相关内容进行详细介绍。

（2）与深度学习结合：随着深度学习在医疗、金融等相关领域的不断落地，带来了比传统算法更好的效果，但是深度模型的可解释性成了一个非常大的痛点；且随着网络深度的增加，模型的容量和复杂度不断提高，模型训练和调整参数耗时耗力。然而，由于医疗、金融等领域的特殊性，不仅需要模型做到准确地预测，而且对模型的可解释性有着很高的要求。因此，可解释性人工智能试图平衡模型准确率与可解释性之间的矛盾。

决策树是一种用于分类的经典机器学习方法，它易于理解且可解释性强，能够在中等规模数据上以低难度获得较好的模型，但如果处理类似 ImageNet 级别的大数据量，其性能仍远远比不上神经网络。为了达到"准确率"和"可解释性"兼得的效果，来自加利福尼亚大学伯克利分校和波士顿大学的研究者实践了这种想法，在保留决策树可解释性的同时取得了当前神经网络才能达到的准确率，比其他基于决策树的图像分类方法高出大约 14%。周志华等提出"深度森林"，采用多层级联决策树结构（gcForest），探索深度神经网络以外的深度模型。伦敦大学学院、帝国理工学院和微软的研究人员合作，结合神经网络和决策树的优点，尤其在处理分层数据结构方面，将决策树和神经网络结合到一起，生成了一种完全可微分的决策树，即自适应神经树（adaptive neural trees，ANT）。该模型在 CIFAR-10 数据集上分类取得了 99% 的准确率。神经网络、深度学习相关内容可参见本章第四节。

7. 决策树在医学领域的应用

决策树应用广泛，其在商业、工业、农业、天文、医学、风险分析、社会科学和分类学等领域中的应用，已经取得了很好的经济和社会效益。

（1）疾病诊断与治疗：临床医生为患者做出医疗诊断可以看成一个分类的过程，医生根据自己的知识和经验将患者分类到一个特定的疾病群中。决策树产生的结果简洁明了，易于理解，并能提取相应的诊断规则，其应用于疾病的分类诊断往往可以提高诊断正确率，并能为经验较少的临床医师提供帮助，因而得到了广泛应用。黄嘉韵等制定了中医鼻鼽辨证分型诊断标准，并对原始数据中每个用于分型的变量指标进行了量化，通过对 560 例鼻鼽病例构建决策树模型，筛选出 5 条判断规则，对鼻鼽证型分类获得了 91.5% 的准确度。通过随机森林算法对慢性胃炎证候进行建模，在 113 个特征变量中挑选出 15 个特征症状，对慢性胃炎证候分类的准确率达到 83%，为建立慢性胃炎证候的诊断标准提供了借鉴。Erna Kentala 等曾从赫尔辛基大学附属医院的鼻神经专家系统数据库 ONE 中提取前庭区与头晕有关的 6 种发病人数较多的疾病资料，分别为 6 种疾病建立不同规模的决策树，并针对 6 棵树单独分析影响每一种疾病发生的重要因素，从决策树中提取诊断规则，从而将专家经验转化成可供年轻医师随时参考的有价值的信息。决策树在临床医学中应用范围较广，除了可以进行疾病分类外，还可以对疾病程度分级、筛选危险因素、决定开药处方大小及选择治疗方法等。

（2）基因与高分子序列分析：随着人类基因组计划的进行，目前已获得数十亿核苷酸和上百万氨基酸数据，如何对基因进行功能分类已成为基因研究人员非常关心的问题。而关于高分子序列，大约已对 4000 种蛋白质排序，但只有 10% 的蛋白质的三维结构被研究过，三维结构基本决定了蛋白质的功能，所以需要有一种可靠方法能从氨基酸序列中预测它的功能结构，数据挖掘中的决策树技术可以满足上述需求。有人利用决策树对已知功能分类的基因建立分类树，归纳出蕴含在数据中关于分类的信息并提炼成规则，从而实现对未知功能分类基因的分类预测。DakeWang 等则利用决策树对已知功能分类的蛋白质序列进行研究，建立已知功能分类的蛋白质序列决策树模型，实现了模型对未知功能分类的蛋白质序列功能的预测，结果表明决策树方法比传统方法有效。

（3）医院信息系统挖掘：医院信息系统（hospital information system，HIS）包括管理信息系统（management information system，MIS）和临床信息系统（clinical information system，CIS）两部分。目前 HIS 可以高效实现数据的录入、查询和统计，但在决策支持方面存在明显不足，难以发挥其潜力。而将数据挖掘决策树技术运用到该系统之后，可以从中提取大量隐含的、事先未知的、对决策有潜在价值的信息，为管理决策和临床决策提供支持。决策树在 HIS 系统的主要用途可以表现为医疗需求预测，医疗市场分析，未来某段时间内常发生的疾病种类、药品使用频率预测，疾病之间的关系及疾病的影响因素分析，各种治疗方案的治疗效果总结等。

（4）医疗政策分析：一个国家国民的健康保障在很大程度上依赖于其完备的医疗卫生政策，政策的制定离不开理论分析与方法探讨，离不开已积累的与人群健康状况相关的各种数据。从目前积累的各类数据库来看，利用知识管理优化库信息，并从中提取知识结构为政策分析提供依据，已经成为卫生管理人员和信息开发人员的共同任务。研究人员多次尝试将数据挖掘中的决策树技术应用于此。韩国的 Young Moon Chae 与 Seung Hee Ho 等利用以监测卫生状态和开发国民健康促进程序为特征的韩国医疗保险公司数据库，成功将决策树应用于人群健康状态评估，以及为高血压患者管理提供政策信息。

（5）医疗卫生保健：卫生保健是卫生领域的一个重要内容，保健的需求与利用评价、不同保健方式的选择，以及保健的经济和社会效益评价一直是卫生保健人员关心的问题。利用决策树方法可以解决诸如家庭护理保健的需求分析、儿童预防保健的干预、为不同卫生保健群体提供实际可行的决策支持系统等一系列问题，为保健政策的制定与实施提供了相应的基础。

（6）医疗资源利用评价：尽管当今社会医疗技术手段日新月异，医疗技术水平不断提高，但并不表明医疗卫生资源极大丰富，因此医疗资源的合理分配和恰当运用仍是医学研究中不可忽视的重要问题。决策树技术的引入对于有潜在急症的患者是否进行预检查的决策，以及相应医疗资源占用情况的比较，成功地展示了决策树在处理此类问题中的重要性。

随着数据挖掘技术的广泛应用，决策树算法的不断改进与完善，决策树可实现软件的普及推广，以及决策树处理医学资料功能的日益强大，相信决策树方法在医学领域与管理决策中的应用将会越来越广泛，由此带来的经济和社会效益也将更可观，显示出重要的实用价值和广阔的发展前景。

第二节 朴素贝叶斯

一、朴素贝叶斯算法及分类模型

（一）贝叶斯派的形成

过去人们对一件事情发生或不发生的概率 θ，只有固定的 0 和 1，即要么发生，要么不发生，很少考虑某件事情发生的概率和不发生的概率。概率 θ 虽然未知，但起码是一个确定的值。比如，如果问过去的人们一个问题："有一个袋子，里面装着若干个白球和黑球，请问从袋子中取到白球的概率 θ 是多少？"他们会想都不想，立马告诉你，取出白球的概率 θ 就是 1/2，要么取到白球，要么取不到白球，即 θ 只能有一个值，而且不论取了多少次，取到白球的概率 θ 始终都是 1/2，即不随观察结果 X 的变化而变化。这种频率派的观点长期统治着人们的观念，直到后来一个名叫托马斯·贝叶斯（Thomas Bayes）的人出现。

回到上面的例子，贝叶斯认为取到白球的概率是个不确定的值，因为其中含有机遇的成分。比如，一个朋友创业，你明明知道创业的结果只有两种，即要么成功，要么失败，但你依然会忍不住去估计他创业成功的概率有多大？如果对他的为人比较了解，知道他是个有方法、有毅力、思路清晰且能团结周围的人，你会不由自主地估计他创业成功的概率可能在 80% 以上。这种不同于最开始"非黑即白，非 0 即 1"的思考方式，便是贝叶斯式的思考方式。

频率派与贝叶斯派各自不同的思考方式如下。

（1）频率派把需要推断的参数 θ 看成固定的未知常数，即概率虽然是未知的，但起码是一个确定的值，同时，样本 X 是随机的，所以频率派重点研究样本空间，大部分的概率计算都是针对样本 X 的分布。

（2）贝叶斯派的观点则截然相反，他们认为参数是随机变量，而样本 X 是固定的，由于样本是固定的，所以他们重点研究的是参数的分布。

贝叶斯及贝叶斯派提出了一个思考问题的固定模式：

$$先验分布\,\pi(\theta)＋样本信息\,X→后验分布\,\pi(\theta|x)$$

上述思考模式意味着，新观察到的样本信息将修正人们对事物的认知。换言之，在得到新的样本信息之前，人们对 θ 的认知是先验分布 $\pi(\theta)$，在得到新的样本信息 X 后，人们对 θ 的认知为 $\pi(\theta|x)$。

其中，先验信息一般来源于经验和历史资料，而后验分布 $\pi(\theta|x)$ 一般也认为是在给定样本 X 的情况下 θ 的条件分布，而使 $\pi(\theta|x)$ 达到最大值 θ_{MD} 称为最大

后验估计，类似于经典统计学中的极大似然估计。

综合来看，就像人类最初对大自然只有少得可怜的先验知识，但随着不断观察和实验，获得了更多的样本及结果，人类对自然界规律的认识越来越透彻。所以，贝叶斯方法既符合人们在日常生活中的思考方式，也符合人们认识自然的规律，经过不断的发展，最终在统计学领域占据重要地位。

（二）贝叶斯原理与方法

在了解贝叶斯原理之前，首先需要知道几个定义。

（1）联合概率：指在多元的概率分布中多个随机变量分别满足各自条件的概率。其中，两个事件 A、B 共同发生的概率，即 A 与 B 的联合概率表示为 $P(A \cap B)$ 或者 $P(B \cap A)$。

（2）条件概率（又称后验概率）：指事件 A 在另外一个事件 B 已经发生条件下的发生概率。条件概率表示为 $P(A|B)$，读作"在 B 条件下 A 的概率"。

$$P(A|B) = \frac{P(A \cap B)}{P(B)}$$

（3）边缘概率（又称先验概率）：是某个事件发生的概率。在联合概率中，对最终结果中那些不需要的事件，通过合并成它们的全概率而消去它们（对离散随机变量用求和得全概率，对连续随机变量用积分得全概率），这称为边缘化（marginalization）。比如，A 的边缘概率表示为 $P(A)$，B 的边缘概率表示为 $P(B)$。

接着，考虑一个问题：$P(A|B)$ 是在 B 发生的情况下 A 发生的可能性。

首先，事件 B 发生之前，我们对事件 A 的发生有一个基本的概率判断，称为 A 的先验概率，用 $P(A)$ 表示。

其次，事件 B 发生之后，我们对事件 A 的发生概率重新评估，称为 A 的后验概率，用 $P(A|B)$ 表示。

类似地，事件 A 发生之前，我们对事件 B 的发生有一个基本的概率判断，称为 B 的先验概率，用 $P(B)$ 表示。

同样，事件 A 发生之后，我们对事件 B 的发生概率重新评估，称为 B 的后验概率，用 $P(B|A)$ 表示。

贝叶斯原理便是基于下述贝叶斯公式：

$$P(A|B) = \frac{P(B|A)P(A)}{P(B)}$$

贝叶斯公式可以根据条件概率的定义直接推出，即因为 $P(A, B) = P(A)P(B|A) = P(B)P(A|B)$，所以 $P(A|B) = P(A)P(B|A)/P(B)$。

贝叶斯方法是以贝叶斯原理为基础，借助概率统计知识对样本数据集进行分类，它提供了一种计算假设概率的方法，这种方法是基于假设的先验概率、给定假设下观察到不同数据的概率以及观察到的数据本身得出的，具体为，将关于未知参数的先验信息与样本信息综合，再根据贝叶斯公式得出后验信息，然后根据后验信息去推断未知参数。由于有着坚实的数学基础，贝叶斯分类算法的误判率很低。贝叶斯方法的特点是结合先验概率和后验概率，既避免了只使用先验概率的主观偏见，也避免了单独使用样本信息的过拟合现象。贝叶斯分类算法在数据集较大的情况下表现出较高的准确率，同时该算法本身也比较简单。

（三）朴素贝叶斯算法及其分类模型

朴素贝叶斯算法（naive Bayesian algorithm）是在贝叶斯方法的基础上进行相应的简化，即假定给定目标值时属性之间相互条件独立。换言之，每个属性变量对于决策结果占有相同影响比重。虽然这个简化方式在一定程度上降低了贝叶斯分类算法的分类效果，但是在实际应用场景中极大地简化了贝叶斯方法的复杂性。

朴素贝叶斯算法是以贝叶斯原理为基础，并且假设特征条件之间相互独立的方法。该算法先通过已给定的训练集，以特征词之间独立作为前提假设，学习从输入到输出的联合概率分布，再基于学习到的模型，输入 X 求出使得后验概率最大的输出 Y。

设有样本数据集 $D = \{d_1, d_2, \cdots, d_n\}$，对应样本数据的特征属性集为 $X = \{x_1, x_2, \cdots, x_d\}$，类变量为 $Y = \{y_1, y_2, \cdots, y_m\}$，即 D 可以分为 y_m 个类别。其中，$x_1, x_2, \cdots, x_d$ 相互独立且随机，则 Y 的先验概率 $P_{post} = P(Y|X)$，由朴素贝叶斯算法，后验概率可以由先验概率 $P_{prior} = P(Y)$、证据 $P(X)$、类条件概率 $P(X|Y)$ 计算出：

$$P(Y|X) = \frac{P(Y)\,P(X|Y)}{P(X)}$$

朴素贝叶斯算法基于各特征之间相互独立，在给定类别为 y 的情况下，上式可进一步表示为

$$P(X|Y=y) = \prod_{i=1}^{d} P(x_i|Y=y)$$

由以上两式可计算出后验概率为

$$P_{post} = P(Y|X) = \frac{P(Y)\prod_{i=1}^{d} P(x_i|Y)}{P(X)}$$

由于 $P(X)$ 的大小是固定不变的，因此在比较后验概率时，只比较上式的分子部分即可。因此，可以得到一个样本数据属于类别 y_i 的朴素贝叶斯计算：

$$P(y_i \mid x_1, x_2, \cdots, x_d) = \frac{P(y_i)\prod_{j=1}^{d}P(x_j \mid y_i)}{\prod_{j=1}^{d}P(x_j)}$$

在朴素贝叶斯算法的基础上，朴素贝叶斯分类器（naive Bayes classifier，NBC）的结构如图 4-2 所示。其中，叶结点 A_1，A_2，$\cdots$，A_n 表示属性变量，根结点 C 表示类别变量。用该模型进行分类的原理是，根据某对象的先验概率，利用贝叶斯公式计算出其后验概率，即该对象属于当前类的概率，分别计算出所有类型的各自概率，并选择具有最大后验概率的类作为该对象所属的类。

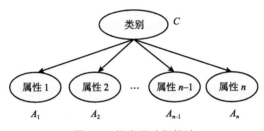

图 4-2　朴素贝叶斯算法

朴素贝叶斯分类模型包含了一个属性独立性的假设，即在给定类别时属性之间是相互独立的，因此联合概率可以表示为

$$P(C, A_1 = a_1, \cdots, A_i = a_i, \cdots, A_n = a_n) = P(C)\prod_{i=1}^{n}P(A_i = a_i \mid C)$$

（四）常用的朴素贝叶斯改进算法

朴素贝叶斯模型成立的前提是各属性相对于类别是独立的，然而在真实数据中这个假设往往是不成立的，这给朴素贝叶斯算法的正确分类带来了一定影响。下面介绍几种朴素贝叶斯算法的变种方式，即结构扩展、局部学习、属性选择、属性加权、朴素贝叶斯与其他算法的结合。

通过扩展朴素贝叶斯的结构来放松这种不切实际的假设是很自然的，通常使用有向弧来明确表示属性之间的依赖性。结构扩展后的结果模型实质上是一种贝叶斯网络。

局部学习方法的基本思想是在训练数据集的子集上（称为局部训练数据）构建一个朴素贝叶斯分类器，而不是在整个数据集上学习。尽管朴素贝叶斯分类器的属性独立性假设在整个数据集上经常被违背，但是可以期望在局部数据集中属性之间的依赖性比在整个数据集中更弱。因此，基于局部数据集的朴素贝叶斯分类器可能性能更好。

属性选择方法通过移除数据集中冗余或无关的属性来提高朴素贝叶斯的性能，通常只选择在学习任务中最具信息的那些属性。这种方法有效的前提是，在那些包含了冗余或无关属性的领域中能够提高朴素贝叶斯的性能，而在不包含冗余或无关属性的领域中不会降低朴素贝叶斯的性能。实际上，任何基于属性选择的改进朴素贝叶斯算法都是朴素贝叶斯的一个变种，它们只使用了给定属性集的一个子集来做预测。

加权朴素贝叶斯分类算法针对属性对分类的贡献程度给属性分配一个合适的权重，它既保持了朴素贝叶斯的高速度，同时也放松了属性之间的强独立性假设，从而提高了朴素贝叶斯的性能。

（五）贝叶斯网络

贝叶斯网络（Bayesian network），又称信念网络（belief network），或有向无环图模型（directed acyclic graphical model），是一种概率图模型，于1985年由Judea Pearl首先提出。它是一种模拟人类推理过程中因果关系的不确定性处理模型，其网络拓扑结构是一个有向无环图（DAG），作为朴素贝叶斯的变种方式之一，在实际生活中得到了广泛的应用。

贝叶斯网络有向无环图中的结点表示随机变量$\{X_1, X_2, \cdots, X_n\}$，它们可以是可观察到的变量，或隐变量、未知参数等。认为有因果关系（或非条件独立）的变量或命题则用箭头来连接。若两个结点间以一个单箭头连接在一起，表示其中一个结点是"因"（parents），另一个是"果"（children），两结点就会产生一个条件概率值。总而言之，连接两个结点的箭头代表这两个随机变量具有因果关系，或非条件独立。

例如，假设结点E直接影响到结点H，即$E \rightarrow H$，则用从E指向H的箭头建立结点E到结点H的有向弧(E, H)，权值（即连接强度）用条件概率$P(H|E)$来表示，如下所示：

$$E \xrightarrow{\quad P(H/E) \quad} H$$

简言之，根据条件是否独立，把某个研究系统中涉及的随机变量绘制在一个有向图中，就形成了贝叶斯网络，其主要用来描述随机变量之间的条件依赖，用圈表示随机变量（random variables），用箭头表示条件依赖（conditional dependencies）。

令$G = (L, E)$表示一个有向无环图，其中L代表图形中所有结点的集合，而E代表有向连接线段的集合，且令$X = (X_i)$，$i \in L$为其有向无环图中的某一结

点 i 所代表的随机变量，若结点 X 的联合概率可以表示成

$$p(x) = \prod_{i \in I} p\left(x_i \mid x_{\mathrm{pa}(i)}\right)$$

则称 X 为相对于一有向无环图 G 的贝叶斯网络，其中，pa(i)表示结点 i 之"因"，或称 pa（i）是 i 的 parents（父母）。

此外，对于任意的随机变量，其联合概率可由各自的局部条件概率分布相乘而得出：

$$p(x_1, \ldots, x_K) = p(x_K \mid x_1, \ldots, x_{K-1}) \ldots p(x_2 \mid x_1)\, p(x_1)$$

如下所示，便是一个简单的贝叶斯网络：

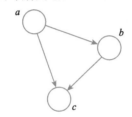

因为 a 导致 b，a 和 b 导致 c，所以有

$$p\,(a, b, c) = p\,(c|a, b)\, p\,(b|a)\, p\,(a)$$

二、朴素贝叶斯算法在医学大数据方面的应用

（一）引言

在医学漫长的历史发展过程中，由于受到特定历史条件下技术力量的限制，医生缺乏有效的诊断设备，只能根据患者的表面症状结合临床经验推断其大概病因，在假设该推断成立的基础上对患者进行有针对性的治疗。这里的"表面症状"是指医生通过感觉器官或一些简单仪器对患者进行短时间的观测而获得的症状，或者通过与患者的问答式交流而得到的症状表述，例如形体消瘦、面色潮红、发热、步履蹒跚等症状属于前者，头痛、盗汗、心悸等症状属于后者，而诸如血糖值、心电图等需借助现代医学仪器才能检查出的信息均不在"表面症状"之列。仅仅凭借表面症状推断患者的病因过于武断，毕竟其蕴含的信息十分有限；然而在医学技术迅猛发展的今天，表面症状对于确定病因依然起着重要的作用，它是患者留给医生的"第一印象"。在内科医疗诊断过程中，如果能根据表面症状推定患者的病因，则直接设计治疗方案，按方施治，不需要使用现代化的检测和化验设备；即使因为信息有限而暂不能确定病因，临床医生也能凭借对表面症状的分析窥见病因的端倪，例如大致确定疾病位于人体哪个生理系统，这时医生可以要求患者进行相关的测量或化验，从而获得更多生

理病理数据，以最终确诊病因。例如，发绀、胸闷和颈静脉怒张一般意味着循环系统疾病，医生会要求患者提供心电图或血压数据，以便进一步诊断。我们称这个过程为"诊断"。

（二）智能诊断系统

表 4-5 是某医院门诊近期的就诊情况记录。近期该医院门诊共接待了 20 位患者，症状有"打喷嚏"和"咳嗽"两种，男女患者数量相同，所患疾病有"感冒"和"过敏"两种。就在这时，又来了一位患者，性别女，症状是打喷嚏，她患感冒的概率是多少？

表 4-5　某医院门诊近期的就诊情况

病人编号	症状	性别	疾病
1	打喷嚏	男	感冒
2	打喷嚏	男	感冒
3	打喷嚏	男	感冒
4	打喷嚏	男	感冒
5	打喷嚏	男	过敏
6	打喷嚏	男	过敏
7	咳嗽	男	感冒
8	咳嗽	男	感冒
9	咳嗽	男	感冒
10	咳嗽	男	过敏
11	打喷嚏	女	感冒
12	打喷嚏	女	过敏
13	打喷嚏	女	过敏
14	打喷嚏	女	过敏
15	打喷嚏	女	过敏
16	咳嗽	女	感冒
17	咳嗽	女	感冒
18	咳嗽	女	感冒
19	咳嗽	女	过敏
20	咳嗽	女	过敏

如果不使用贝叶斯原理，我们可能会这样计算：表 4-5 中 11～15 号患者与新来的患者症状相同，这 5 位患者中有 1 位患有感冒，因此新来的患者患感冒的概率是 20%。

上述方法错在把"打喷嚏"和"性别女"作为一个条件来看待，它们本是两个彼此独立的条件，会各自独立地影响患者患感冒的概率，因此我们应当使用贝叶斯原理计算患者患感冒的概率。

由贝叶斯原理可得

$$P（感冒|性别女且打喷嚏）=P（性别女且打喷嚏|感冒）\times P（感冒）\div P（性别女且打喷嚏）$$

"性别女"和"打喷嚏"可以看成独立事件，因此

$$P（感冒|性别女且打喷嚏）=P（性别女|感冒）\times P（打喷嚏|感冒）\times P（感冒）\div [P（性别女）\times P（打喷嚏）]$$

由表 4-5 中数据可知，

$$P（感冒）=11/20，P（性别女）=10/20，$$

$$P（打喷嚏）=11/20，P（打喷嚏|感冒）=5/11，$$

$$P（性别女|感冒）=4/11$$

将上面的数值代入贝叶斯原理的表达式，可以计算得到

$$P（感冒|性别女且打喷嚏）=33\%，P（过敏|性别女且打喷嚏）=67\%$$

这便是使用朴素贝叶斯分类得到的诊断结果。

在实际应用中，医生掌握的患者信息会更多，医院的就诊记录也更多，但是朴素贝叶斯分类方法是不变的。

第三节　贝叶斯网络

（一）引言

贝叶斯网络既可以通过图论的语言来揭示问题的结构，又可以按照概率论的原则来对问题结构进行分析，从而大大降低了推理计算的复杂度。因此，贝叶斯网络被用于众多领域来解决实际问题，如医学领域、故障诊断、交通管理、工业制造系统及软件工程等。

近年来通过贝叶斯网络解决实际问题的过程中相继出现了有关的应用系统和文献。在医学领域中，尤其是在医疗诊断方面，人们研究开发了多个规模可观的网络。在国外，如 1988 年 Heckerman 开发的用于淋巴结组织诊断的 PATHFINDER 网络，可以诊断 60 多种疾病，涉及 100 多种症状；1993 年 Spiegelhalter 等构造出的评定新生儿先天性心脏病的 CHILD 网络；CPC SBN 远程医疗系统是一个多层贝叶斯网络，有 448 个结点和 908 条弧，优于世界上主要的远程医疗诊断分析方法；ALARM 网，具有 37 个结点和 46 条边，描述了在医院手术室中存在的潜在

细菌问题；TakeHeart II 系统是基于贝叶斯网络的用于心血管疾病诊断的临床决策支持系统（clinical decision support system，CDSS）等。在国内，主要将贝叶斯网络与中医理论相结合用于中医诊断，如利用贝叶斯分类方法进行冠心病中医临床诊断；通过贝叶斯网络分析方法分析抑郁症中医证候的分型等；此外，还有结合医学影像学进行辅助诊断的相关研究，如通过多层贝叶斯网络对医学图像语义进行建模，从而用于星形细胞瘤恶性程度的预测等。

医务人员不仅可以通过贝叶斯网络图形化的特点建立起疾病与症状之间的因果关系，还可以利用它对于临床缺失数据的处理优化模型，从而使得医疗诊断更加科学化、客观化和准确。因此，可以预见贝叶斯网络在医学领域将会发挥越来越重要的作用。

（二）案例分析

给定如图 4-3 所示的贝叶斯网络，其中，各个单词、表达式表示的含义如下：smoking 表示吸烟，其概率用 $P(S)$ 表示，lung cancer 表示肺癌，一个人在吸烟的情况下患肺癌的概率用 $P(C|S)$ 表示，X-ray 表示需要照医学上的 X 线，肺癌可能导致需要照 X 线，吸烟也有可能导致需要照 X 线（所以 smoking 也是 X-ray 的一个因），故因吸烟且患肺癌而需要照 X 线的概率用 $P(X|C, S)$ 表示。

bronchitis 表示支气管炎，一个人在吸烟的情况下患支气管炎的概率用 $P(B|S)$ 表示，dyspnoea 表示呼吸困难，支气管炎可能导致呼吸困难，肺癌也有可能导致呼吸困难（所以 lung cancer 也是 dyspnoea 的一个因），因吸烟且患支气管炎导致呼吸困难的概率用 $P(D|S, B)$ 表示。

lung cancer 简记为 C，bronchitis 简记为 B，dyspnoea 简记为 D，且 $C = 0$ 表示 lung cancer 不发生的概率，$C = 1$ 表示 lung cancer 发生的概率，B 等于 0（B 不发生）或 1（B 发生）也类似于 C；同样，$D=1$ 表示 D 发生的概率，$D=0$ 表示 D 不发生的概率，便可得到 dyspnoea 的一张概率表，如图 4-3 右下角所示。

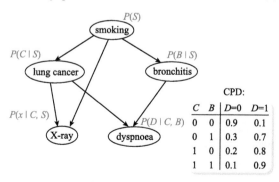

图 4-3　贝叶斯网络

第四节　神经网络模型

近年来，随着数据的累积、算力的提升和算法的成熟以及应用的丰富，以深度学习为代表的人工智能技术克服了经典机器学习的不足，在图像识别、自然语言处理、语音识别、自动驾驶等领域均获得持续的性能提升。人工神经网络模型是人工智能领域目前最流行的技术之一，凭借其非线性和复杂性拥有强大的表达能力，能通过选择和设计针对特定数据的网络结构，从有限数据中学习一般数据规律，并将规律应用于未知数据上，从而实现分类、回归、预测和聚类等任务。

医疗数据具有体量大、来源广、增长快、价值高和结构多样的特点，为人工智能提供了丰富的数据支撑。当前，人工智能与医疗数据充分结合，在学术界和工业界，智能医疗在临床科研、健康管理、公卫决策等核心领域成为活跃的科研高地和强劲的经济引擎。一方面，以人工神经网络模型为代表的人工智能技术在医疗领域得到了快速发展与应用，如 2017 年，斯坦福大学发布研究报告表明，皮肤癌智能诊断技术可与专家匹敌；另一方面，许多科技公司加入智能医疗行业，加快了智能医疗技术的应用和普及，如 2016 年，谷歌的 DeepMind Health 建立了健康风险警告系统，能及时向相关者通知身体状况。

本节主要介绍人工神经网络模型及其在医疗数据中的应用。第一，介绍人工神经网络模型与人工智能、机器学习、表示学习、深度学习之间的关系和人工神经网络在医疗数据中的应用；第二，介绍神经网络基础，包括人工神经元、感知机、多层神经网络和多层神经网络学习机制与反向传播算法；第三，介绍神经网络模型的分类、深度神经网络的概念以及构建深度神经网络常遇到的挑战，以过拟合、最优值、梯度问题和可解释问题为主；第四，介绍常见的几种深度神经网络，包括卷积神经网络、循环神经网络、Transformer 和图神经网络；第五，介绍卷积神经网络在医疗图像分类、循环神经网络在电子病历分类和图神经网络在医疗诊断分类中的应用现状。

一、神经网络模型

（一）人工智能到神经网络

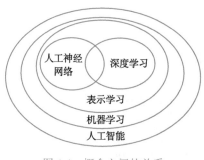

图 4-4　概念之间的关系

读者经常会在各种资料中看到人工智能、表示学习、机器学习、深度学习、人工神经网络等概念，这些概念容易混淆，它们的关系大体如图 4-4 所示，即人工智能包括了机器学习、符号逻辑和专家系统等。表示学习是机器学习的一个分支，机器学习还包括其他内容，如支持向量机和决策树等。目前表示学习中最成功的算法是人工神经网络和深度学习，人工神经网络中最先进的技术是深度学习，深度学习还可以通过其他技术实现，当然这种交叉关系只是一种观察视角，也有学者认为人工神经网络和深度学习是一种包含关系，都属于机器学习的分支。

智能一词非常常见，远在古希腊时代，发明家就在思考如何构造一台拥有智能的机器。当人类开始构思计算机时，就在思考能否让机器变得更加智能。一般认为，若一台机器能够通过图灵测试，这台机器就拥有智能，那么这台机器就必须具备理解语言、学习、记忆、推理、决策等能力，直到1956年达特茅斯会议的召开，人工智能才正式被提出。人工智能拥有很多定义，其中一个是：人工智能就是要让机器的行为看起来像人所表现出的智能行为一样，由此引申出人工智能研究领域，即模拟人的感知能力、学习能力、认知能力，并催生了不同子领域，如计算机视觉、语音处理技术、模式识别、机器学习、强化学习、表示学习、数据挖掘等；同时也分化出不同的流派研究构建人工智能系统的机制和指导理论，大体分为符号主义、连接主义和行为主义，分别从人类智能、认知科学和生物进化的角度实现智能机制。

早期的人工智能发生于相对朴素且形式化的环境中，不要求计算机具备关于世界的知识。如果计算机表现得像人一样智能，就必须拥有关于世界的知识，一些研究者力求将世界的知识硬编码为形式化知识，让计算机使用逻辑推理规则自动理解形式化知识，这就是早期的专家系统。

依靠人的经验硬编码世界的知识存在着挑战，计算机需要有自己获取知识的能力。这种从有限原始数据中获取知识、利用获取的知识对未知数据进行预测的能力称为机器学习。经典机器学习算法关注如何学习一个预测模型，其性能很大程度上依赖于数据的表示和特征选取。许多经典机器学习任务大多是先将数据预处理，手工提取特征集，对特征集进行特征转换，将特征转换后的特征集提供给机器学习算法，训练机器学习模型并用于后续任务。各步骤之间是分开的，机器学习算法只能在最后一步发挥作用。这是一种浅层学习，前三步的特征处理依赖于人工经验，其结果对机器学习算法的最终性能起着决定作用。

人工干预的特征处理影响机器学习算法性能。为打破这种限制，需要机器能够自动学习数据的有效特征，把这种自动适应的学习特征的过程称为表示学习。一种好的表示学习能够从直观的底层特征经过多层次的非线性变换，学习到抽象的深层表示，这种抽象的深层表示具有很强的表示能力且具有通用性。深层表示与底层特征可能存在差异，表示学习需要很好地解决这种语义鸿沟。就目前而言，有两种表示学习方式：一种是独热编码，用与特征维度相同的向量表示特征，是一种硬编码方式，其虽然简单但是稀疏性很大且难以承载过多信息；另一种是分布式表示，这种方式用学习的低维稠密向量来表示对象，也称为嵌入分布式表示，具有更强的表示能力和维系对象之间拓扑结构的能力。

表示学习从原始数据中提取出抽象的深层表示是困难的，而深度学习可通过层次化体系结构，在简单的表示与复杂的表示之间建立关联，从底层特征学习中层特征，从中层特征再学习高层特征（图4-5）。经典机器学习将学习任务的每个阶段分隔开，每步单独优化，每步优化目标不能保证与整体目标相一致，需要人工干预；表示学习将经典机器学习的特征处理工程作为一个整体模块进行优化，可是特征工程和最终任务依然是割裂的；深度学习不进行分阶段处理，从原始数据到最终结果之间不需要人工干预，直接优化总体目标，实现了端到端的学习。

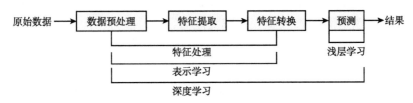

图 4-5　不同人工智能技术处理流程

深度学习既是一种表示学习也是机器学习。从表示学习的角度看，深度学习是建立一个深层次的网络自动表示学习。从机器学习的角度看，深度学习也是从有限的样本中自动学习一般规律，并用在未知样本上完成特定任务。深度模型的层次较深、较复杂，样本从输入到输出要经过多层次的组件，不同的组件要对输入信息进行线性或非线性处理，进而输出到后续组件，直到得出结果。这种需要解决不同组件对最终结果产生的影响或贡献（即贡献度分配问题）。而人工神经网络可以很好地解决贡献度分配问题，从而成为深度学习中最先进的算法。关于人工神经网络将在下文做介绍，需注意的是，人工神经网络与深度学习不能画等号，深度学习可以采用神经网络也可以采用其他模型，比如概率图模型。

（二）人工神经网络

人脑是一个智能体，包含近 860 亿个神经元，神经元是人脑神经系统中最基本的单元，有上千个突触和其他神经元相连接，神经元之间形成复杂的神经网络系统；神经元由树突、细胞体、轴突构成，细胞体为神经元提供能量并完成各种生化过程，树突是神经元接收其他若干神经元信息的入口，轴突将该神经元信息传递给其他神经元，而突触为神经元与神经元之间传递信息的结构。神经元可接收其他神经元的信息，或向其他神经元传递信息。神经元可看成包含了兴奋和抑制两种状态的细胞，其状态取决于从其他神经元接收的信号量、突触的强度和状态改变阈值，当某个神经元接收的信息超过阈值时，该神经元处于兴奋状态并向与之相连的神经元传递信息，如果信息量未超过阈值，该神经元就处于抑制状态，神经元的行为和特性使其能够作为一个单独的信息处理和信息传递单元。

人脑的智能之处在于经过多个简单的神经元的相互作用可以形成思想、记忆、学习、行动和意识等。人的智力不仅取决于先天遗传也取决于后天学习，通过后天学习可改变突触的强度和网络结构而形成记忆，这也是人脑拥有智能的最可能的原因，可为构造人工神经网络模拟大脑产生智能提供参考。

人工神经网络是指从结构、行为、实现机制和功能模拟人脑神经网络构造人工神经元形成的网络模型。人工神经网络与生物神经网络类似，由多个人工神经元组成，人工神经元可以接收其他神经元的信息或向其他人工神经元传递信息。两个神经元之间有一个有向的权重值，代表一个神经元对另一个神经元的影响程度。人工神经元组成人工神经网络中的一个结点，每个结点拥有特定的函数，用于处理从其他神经元接收的信息。单个神经元结构和功能简单，人工神经网络也容易构建，困难之处在于学习人工神经网络的每个结点以及结点之间的参数和拓扑结构。早期人工神经网络不具备此功能，第一个可学习的人工神经网络基于赫布理论，此后反向传播算法的提出使得训练人工神经网络变得容易。直至今天，反向传播算法依然是训练人工神经网络最主要的算法。

人工神经元网络是由大量神经元通过极其丰富和完善的连接而构成的自适应非线性动态系统。有理论证明，人工神经网络可看成一个万能的函数逼近器，只要用足够的人工神经元和数据量，人工神经网络就可以被训练成蕴含数据规律的函数，此函数可以用于未知数据的处理。

（三）人工神经网络发展历史

人工神经网络的发展是一个曲折的过程，经历了五个阶段。第一阶段是模型的提出，该阶段提出了结构特殊、用于处理信息的网络，并成功在诸多应用领域取得了很好的效果，比如基于简单逻辑运算的 MP 神经网络、基于赫布法则的 B 型图灵机、模拟人类感知能力的感知器等；第二阶段是人工神经网络的冰河期，这一时期有学者指出了早期人工神经网络的缺陷，计算机的计算能力不足，不够支撑神经网络的计算，人工神经网络在质疑声中经历了十多年的低潮，但此阶段仍有很多有影响的算法和模型被提出，比如反向传播算法和新知机；第三阶段是人工神经网络的复兴期，反向传播算法推动了连接主义模型研究的热潮，将人工神经网络再次推上复兴之路，有学者提出了卷积神经网络，并在手写体数字识别应用上获得成功，还有学者提出了新型神经网络模型，如 Hopfield 网络和简化版玻尔兹曼机，此阶段也出现了梯度消失问题，阻碍了神经网络发展；第四阶段是神经网络流行度降低的时期，此阶段中，支持向量机的提出在很多任务上取得了瞩目的成果，降低了人工神经网络的流行度，人工神经网络因其复杂性、理论支撑不足、训练优化难度大、硬件计算能力有限等问题再次跌落低谷；第五阶段是神经网络的崛起阶段，此阶段研究者掌握了神经网络训练方法，神经网络在多项任务中取得了前所未有的性能而强势崛起，特别是近年来，硬件设备提升了计算机的算力及各种数据累计量的快速增长，训练大型神经网络成为一件容易的事，而工业界的加入与应用更将人工神经网络研究再次推向高潮。

（四）人工神经网络在医疗数据方面的应用

人工神经网络的强大使其在医疗数据方面获得广泛且深入的应用。目前应用领域有医疗图像处理、电子病历信息提取、基因组学、药物研发、疾病预测与个性化医疗等方面。

电子医疗图像包括影像技术和磁共振产生的电子图像。影像技术包含 X 线、超声、计算机体层成像，电子医疗图像是医生研判病情的重要依据，但是人工阅片依赖于医生经验，存在主观性强、费时费力和难以定量分析等问题，借助神经网络技术处理医疗图像、发掘医疗图像价值、辅助医生诊断是解决目前医疗行业此类问题的主要手段。应用人工神经网络技术可以对医疗图像进行图像重建、病灶检测、图像分割、图像配准和计算机辅助诊断，目前处理电子医疗图像的神经网络技术是卷积神经网络。

目前电子病历越来越普及，每天都有大量的电子病历产生，电子病历中的数据表现除了结构化的患者基本信息外，还包括非结构化的诊断信息、用药信息、检查信息、临床记录等。虽然电子病历中蕴含了丰富的诊疗信息，但是很难通过人工对这些大量文本信息进行分析与利用，神经网络技术对于同一区间内所有案例的分析及同一患者不同时间结点的分析均具有很大优势，所提取的信息对于个性化治疗、疾病预测、患者相似度计算、临床试验等具有重要意义，自然语言处理技术为电子病历等应用提供了很多支持。

基因组学以全局视角讨论一个有机体中的所有基因。人工智能技术与基因组学的结合对精准医疗甚至农学等都有巨大好处，精准医疗能通过智能测序技术实现癌症基因识别、基因治疗和分子诊断等；智能药学能挖掘药物之间的化学与药学关系，显著缩短研发周期和降低成本，还能实现个性化药物治疗；人工智能技术还能构建虚拟医生助手，模拟医生对患者进行个性化诊断、推荐治疗方案、辅助手术和健康管理等，缓解医生不足的问题；对医院来说，充分利用人工智能技术，搭建人工智能医学系统和平台，对医院和患者进行智能管理，可提高决策水平和服务。

总之，神经网络技术与医疗数据的结合还处于起步阶段并高速发展。在可预期的未来，智慧医疗与我们生活的联系会更加紧密。

二、神经网络基础

（一）人工神经元

人工神经网络是模拟人脑神经网络的模型，将人脑神经网络的神经元简化就是组成人工神经网络的人工神经元。1943 年有学者抽象出的 MP 神经元模型中，用 n 个输入 $x=[x_1, x_2, \cdots, x_n] \in \mathbf{R}^n$ 代表 n 个神经元传递给当前神经元的信息，并且 n 个神经元都有一个权重值 $w=[w_1, w_2, \cdots, w_n] \in \mathbf{R}^n$，代表对当前神经元的影响。当前神经元将接收的总信息 $\sum_{d=1}^{n} w_d x_d$ 与阈值 b 进行比较，经过激活函数 $f(\cdot)$ 处理后映射成 1 或 -1，代表当前神经元的兴奋或抑制状态，并将状态传递给下一个神经元。具体结构如图 4-6 所示，公式（4-1）可作为该模型数学表达式。从最终结果看，MP 神经元模型可将任意的输入分类到 1 或者 -1，实现了数据的二分类。

$$y = f\left(\sum_{i=1}^{n} w_i x_i - b\right) = f\left(\mathbf{w}^T \mathbf{x} - b\right) \tag{4-1}$$

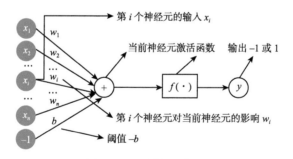

图 4-6　MP 神经元模型

上述 MP 神经网络模型中，$f(\cdot)$ 作为激活函数将任何结果映射为 1 或者 -1，这种阶跃激活函数数学性质不好，而激活函数在神经元中又非常重要。为了增强网络的表示能力和学习能力，我们需要使用可导且导数范围有限的简单连续非线性函数作为激活函数。常见的激活函数（图 4-7）如下。

（1）sigmoid 函数是常用的激活函数。该函数连续可导，具有两端饱和的性质。与生物神经元类似，对较大输入则输出值为 1，对应神经元兴奋状态；对较小输入则输出值为 0，对应神经元抑制状态。当输入在 0 附近，该函数近似线性函数，其数学表达式为

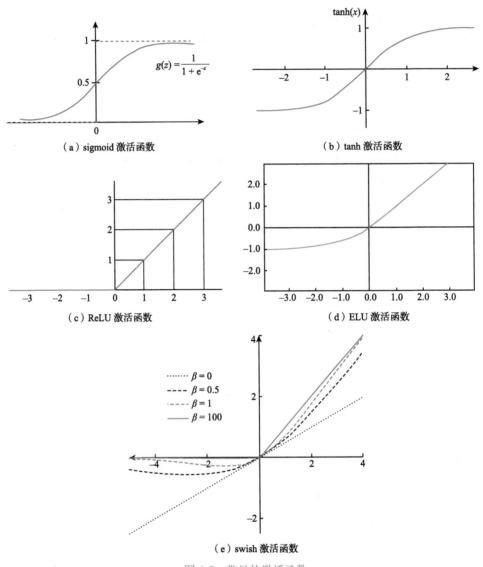

（a）sigmoid 激活函数　　　　　　　（b）tanh 激活函数

（c）ReLU 激活函数　　　　　　　（d）ELU 激活函数

（e）swish 激活函数

图 4-7　常见的激活函数

$$\sigma(x) = \frac{1}{1 + \exp(-x)} \tag{4-2}$$

　　sigmoid 函数并非完美，如图 4-7（a）所示，它的均值不为 0，计算复杂度高，还存在饱和性问题。这些问题对神经网络的收敛性、计算效率和梯度消失问题都带来了很多不利影响。

　　（2）tanh 函数是为了改进 sigmoid 函数部分缺陷而设计的函数。该函数的数学形式为

$$\tanh(x) = \frac{\exp(x) - \exp(-x)}{\exp(x) + \exp(-x)} \tag{4-3}$$

该函数将所有的输入映射到$(-1, 1)$之间，解决了 sigmoid 的均值非 0 问题，但是该函数导数同样需幂运算，计算复杂度高；当输入很大或很小时，该函数导数无限接近于 0，会造成梯度消失，所以 tanh 函数未解决 sigmoid 函数的计算复杂度和饱和性问题；sigmoid 函数和 tanh 函数的改进版本 Hard-Logistic 函数和 Hard-Tanh 函数在一定程度上缓解了计算复杂度的问题。

（3）修正线性单元（rectified linear unit，ReLU）激活函数。该函数只需要加、乘和比较操作，相比于 sigmoid 函数和 tanh 函数，计算更加高效；当 $x > 1$ 时，该函数的导数是常量，部分解决了 sigmoid 函数和 tanh 函数梯度消失问题，加速了神经网络的收敛速度。

$$\mathrm{ReLU}(x) = \begin{cases} x, & x \geqslant 0 \\ 0, & x < 0 \end{cases} \tag{4-4}$$

但是该函数也存在很多问题。首先，与 sigmoid 函数一样，该函数均值非 0；其次，该函数的输出范围不是一个有限范围；最后，在某些情况下，当 $x < 0$ 时，使用 ReLU 作为激活函数的神经元可能处于死亡状态。为改善这种神经元出现死亡的状况，学者也提出了 ReLU 函数的很多改进版本，比如 Leaky ReLU 和 PReLU 等。

（4）指数线性单元（rectified linear unit，ELU）激活函数。该函数融合了 sigmoid 函数和 ReLU 函数，是一个近似均值零中心化的函数，其数学形式为

$$\mathrm{ELU}(x) = \begin{cases} x, & x > 0 \\ a(\mathrm{e}^x - 1), & x \leqslant 0 \end{cases} \tag{4-5}$$

式中，a 是非负值，用于控制 $x \leqslant 0$ 时饱和曲线，避免神经元死亡。在 $x > 0$ 时，该函数与 ReLU 一样，也避免了梯度消失问题，所以该函数利用了 sigmoid 和 ReLU 函数的长处，但是该函数涉及指数运算，也存在计算复杂度高的问题。

（5）swish 激活函数。该函数的定义式为

$$\mathrm{swish}(x) = x\,\mathrm{sigmoid}(\beta x) \tag{4-6}$$

随着 β 的不同，swish 函数可看成线性函数和 ReLU 函数之间插值的非线性插值函数，与 ReLU 函数一样，该函数无上界有下界，但不同的是，swish 函数是平滑非单调的函数，且其一阶导数也是平滑的，在 $x \geqslant 0$ 时，不存在梯度消失问题；在 $x < 0$ 时，也不会像 ReLU 函数那样存在死亡情况问题。不过该函数的计算效率不高。

除了以上五类激活函数外，还存在很多其他激活函数，如径向基函数、小波函数、Softplus 函数、Hard-Swish 函数、GELU 函数和 Maxout 函数等，这里不一一列举。

（二）感知机

感知机是 1957 年美国学者提出的简单人工神经网络模型，其由输入层和输出层两层组成，输入层接收外界输入信号不做任何处理，并将信号传递给输出层；输出层是 MP 神经元，其本质和 MP 神经元没有区别，不同之处在于感知机拥有学习算法，可通过多次训练求得合适的权重系数。

如图 4-6 所示，把阈值 b 看成一个固定输入为-1 的哑结点。假设有 n 个真实输入 $x=[x_1, x_2, \cdots, x_n] \in R^n$ 和哑结点构成 $n+1$ 个输入，n 个真实输入对应连接权值为 $W=[w_1, w_2, \cdots, w_n] \in R^n$，哑结点对应的连接权值 w_{n+1} 的值为 b。这样从形式上看，"连接权值和阈值的学习"就可以"统一为连接权值的学习"，感知机的激活函数 $f(\cdot)$ 通常是值只有-1 或 1 的阶跃函数，其输入与输出的关系为

$$y = f\left(\sum_{i=1}^{n+1} w_i x_i\right) = f\left(w^T x + b\right) \tag{4-7}$$

对于有 N 个样本的数据集 $D \in \{(x_1, y_1), (x_2, y_2), (x_3, y_3), \cdots, (x_N, y_N)\}$，$x_i \in R^n$ $(i=1, 2, \cdots, N)$，$y_i \in \{-1, 1\}(i=1, 2, \cdots, N)$ 来说，感知机学习的目的是找到一个合适的连接权值 W，使得对于任意一条输入数据 x_i，尽可能准确地输出对应的 y_i；如果用图形表示，如式 4-7，需要在特征空间 R^n 中找到一个合适的超平面，将所有的输入数据分为两类，该超平面的法向量是 W，截距是 b，对于任意训练样例（x_i，y_i），当前感知机的输出为 $\hat{y}_i$，如果该超平面对该样本分类错误，则应该满足 $-\hat{y}_i(w^T x + b) > 0$。假设总共有 O 个样本被该平面错误分类，这 O 个样本距离超平面的总距离是 W 和 b 的函数：

$$L(W, b) = -\sum_{j=1}^{O} \hat{y}_i \left(w^T x_j + b\right) \tag{4-8}$$

感知机的训练就是为了尽可能将样本正确分类，换句话说就是让 L（W，b）越小越好，此时该问题转换为对 W 和 b 求最优解问题，可使用梯度下降法求解，求解公式为

$$\begin{cases} W \leftarrow W - \eta \dfrac{\partial L(W, b)}{\partial W} \\ b \leftarrow b - \eta \dfrac{\partial L(W, b)}{\partial b} \end{cases} \tag{4-9}$$

其中，η 代表学习率。

需注意的是，感知机只有输出层神经元进行激活函数处理，即只拥有一层功能神经元，其学习能力非常有限，如感知机不能进行异或这样简单的非线性可分问题；若两类模式是线性可分的，则感知机的学习过程一定会收敛，而求得适当的 W 和 b，

否则感知机学习过程将会发生振荡，权值矩阵难以稳定下来，不能求得合适解。

要解决非线性可分问题，需考虑使用多层功能神经元，输出层与输入层之间的一层神经元或多层神经元被称为隐藏层，隐藏层和输出层神经元都是拥有激活函数的功能神经元。

常见的神经网络是层级结构，每层神经元与下一层神经元全互连，神经元之间不存在同层连接，也不存在跨层连接，这样的神经网络结构通常称为多层前馈神经网络。如果隐藏层多于 2 层（包括 2 层），也称为深度前馈神经网络。其中输入层神经元接收外界输入，隐藏层与输出层神经元对信号进行加工，最终结果由输出层神经元输出；换言之，输入层神经元仅是接收输入，不进行函数处理，隐藏层与输出层包含功能神经元。神经网络的学习过程就是根据训练数据来调整神经元之间的"连接权"以及每个功能神经元的阈值。

（三）多层神经网络

为了不失一般性，将不做数据处理的输入层记为神经网络的第 0 层，第一层隐藏层记为第 1 层，以此类推，假设现在有 $L+1$ 层神经网络，第一层是输入层，最后一层是输出层，共有 $L-1$ 层隐藏层，如图 4-8 所示，表 4-6 描述了 $L+1$ 层神经网络的符号含义。

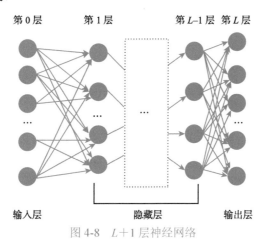

图 4-8　$L+1$ 层神经网络

表 4-6　各符号的含义

符号	含义
L	隐藏层和输出层总层数
M_l	第 l 层神经元数目
$W^{(l)} \in \mathbf{R}^{M_l \times M_{l-1}}$	第 $l-1$ 层到第 l 层的权重连接矩阵
$W_{ij}^{(l)}$	第 $l-1$ 层的第 i 个神经元到第 l 层的第 j 个神经元连接权重

符号	含义
$b^{(l)} = \left[b_1^{(l)}, b_2^{(l)}, b_3^{(l)}, \cdots, b_{M_l}^{(l)} \right]^T$	第 l 层神经元的偏置
$z^{(l)} = \left[z_1^{(l)}, z_2^{(l)}, z_3^{(l)}, \cdots, z_{M_l}^{(l)} \right]^T$	第 l 层结点激活前的状态
$a^{(l)} = \left[a_1^{(l)}, a_2^{(l)}, a_3^{(l)}, \cdots, a_{M_l}^{(l)} \right]^T$	第 l 层结点激活后的状态
$X = \left\{ x^1, x^2, x^3, \cdots, x^N \right\}$	数据集的输入
$Y = \left\{ y^1, y^2, y^3, \cdots, y^N \right\}$	数据集的输出
N	数据的样本数目
D	数据集输入的特征维度

当 $l=0$ 时，对应的是输入层，此时 $a^{(0)} = x^k (k=1,2,\cdots,N)$，$a_i^{(0)} = x_i^k$，表示输入的第 i 个特征。

当 $0<l<L$ 时，对应的是隐藏层，此时

$$
\begin{cases}
Z^{(l)} = W^{(l)} a^{(l-1)} + b^{(l)} \\
a^{(l)} = f_l(Z^{(l)})
\end{cases}
\tag{4-10}
$$

当 $l=L$ 时，对应的是输出层，此时任务不同，导致最后输出层有所区别。对于分类问题，可分为二分类或多分类两类，如给定一个训练样本 $\left(x^i, y^i \right)$ $(i=1,2,\cdots,N)$。

如果是二分类问题，也就是 $y^i \in \{0,1\}$，多层神经网络的输出层（第 L 层）可用一个神经元，该神经元的激活函数可用之前的 sigmoid 函数，预测 y^i 作为类别 1 的概率，也就是 $p(y^i = 1|x^i) = \text{sigmoid}(Z^{(l)})$。

对于多分类问题，假设类别数目为 C，也就是 $y^i \in \{1,2,3,\cdots,C\}$，则多层神经网络的输出层包含了 C 个神经元，神经元的激活函数可用 softmax 函数，第 $j(j=1,2,\cdots,C)$ 个神经元的输出值代表该样本被预测为第 j 类的概率，也就是 $p(y^i = 1|x^i) = \text{sigmoid}(Z^{(l)})$。最终哪个神经元对应的概率最大，该样本就被预测为该神经元对应的类别。

总之，最终结果是当前样本和神经网络的函数，不失一般性表示为 $f(W, b, x_i)$，其中 x_i 代表样本，W 和 b 代表神经网络的各个参数，包括层数和连接权重等。预测值和真实值之间可能存在差距，为了衡量二者之间的差距，有学者提出了损失函数的概念，不同的损失函数对应不同情景，优劣也各有不同。对于分类问题，可用的损失函数有 0-1 损失函数、合页损失函数、绝对值损失函数、Hinge 损失函数、感知损失函数、交叉熵损失函数、权重交叉熵损失函数和 Focal 损失函数，二分类只是多分类的一个特例，下面介绍以多分类常用的交叉熵损失函数为例进行介绍。

对于类别数目为 C 的多分类问题，人工神经网络预测某一样本属于各类别的概率是 $f(W,b,x_i)$，而真实的数据概率分布是一个 one-hot 向量 $y = [0,0,\cdots,1,\cdots,0,0] \in \boldsymbol{R}^c$，也就是该向量有 C 个值，只有一个值为 1，其余为 0，值为 1 的位置对应于该样本真实类别的位置，真实概率和预测概率之间的差距用交叉熵损失函数来衡量，如

$$L\big(f(W,b,x_i),y\big) = -y^T \log f_c(W,b,x_i) = -\sum_{c=1}^{C} y_c \log f_c(W,b,x_i) \quad (4\text{-}11)$$

对于包含 N 个样本的数据集 D，一个好的神经网络模型期待在这 N 个样本的预测中平均差距是最小的，也就是平均交叉熵损失函数处于最小，用公式表示为

$$\frac{1}{N}\sum_{n=1}^{N} E\big(L\big(f(W,b,x_i),y\big)\big)$$

同时为了防止人工神经网络过拟合，会加入描述模型复杂度的正则化项，正则化项一般是 L 层神经元上权重连接的 Frobenius 范数，即

$$\|W\|_F^2 = \sum_{l=1}^{L}\sum_{i=1}^{M_l}\sum_{j=1}^{M_{l-1}} (w_{ij}^{(l)})^2$$

关于正则化会在后面章节介绍，为了获得最优神经网络的模型参数 W，用结构风险最小化来衡量模型预测值与真实值之间的差距为

$$E(W,b) = \frac{1}{N}\sum_{n=1}^{N} E\big(L\big(f(x;\theta),y\big)\big) + \frac{1}{2}\lambda\|W\|_F^2 \quad (4\text{-}12)$$

λ 为超参数，λ 越大，W 越接近 0。式（4-12）中 $E(W,b)$ 是关于 W 和 b 的函数，可使用梯度下降法来求得最优的 W 和 b，对于第 l 层参数 $W^{(l)}$ 和 $b^{(l)}$ 可用下式更新：

$$\begin{cases} W^{(l)} \leftarrow W^{(l)} - \alpha\dfrac{\partial E(W,b)}{\partial W^{(l)}} \\[2mm] b^{(l)} \leftarrow b^{(l)} - \alpha\dfrac{\partial E(W,b)}{\partial b^{(l)}} \end{cases} \quad (4\text{-}13)$$

（四）神经网络学习机制

神经网络信息处理的特点是分布存储和并行处理。神经网络把信息分布存储在神经元之间的连接强度上，因而神经网络具有很强的鲁棒性和容错性，还有联想记忆、抽象概括和自适应能力。而这种抽象概括和自适应能力一般被称为自学习能力，自学习能力是神经网络最重要的特征。神经网络学习一般是利用一组样本作为网络的输入（和输出），网络按照一定的学习规则自动调节神经元之间的连接强度或拓扑结构，若网络的实际输出满足期望的要求，则认为学习成功。有

学者认为神经网络学习过程就是不断修正网络的连接权值，所以学习规则就是权值修正规则，典型的权值修正规则有两种，即相关规则和误差修正规则。

1944 年，赫布（Hebb）提出了改变连接强度的赫布学习规则，认为如果某两个连接的神经元同时处于兴奋状态，则二者之间的连接强度应该加强，这是最早的相关规则的代表。虽然赫布学习规则的基本思想很容易被接受，但后来很多神经科学发现表明，赫布学习规则并没有准确反映神经元在学习过程中突触变化的基本规律。

误差修正规则开始于随机初始化连接强度，然后计算输出，根据计算输出与真实数据的差距反向更新连接强度直到满足条件。误差修正规则体现在 1957 年学者提出的感知器模型的学习规则上；1974 年学者提出的反向传播算法（BP），进一步体现了误差修正规则，BP 算法的提出推动了多层神经网络的发展，也为后来深度学习的崛起奠定了基础，成为如今深度神经网络最主要的学习算法。

值得注意的是，神经网络的学习不仅体现在组成神经网络的众多神经元之间的连接强度上，神经网络自身的结构也有着举足轻重的影响，因此神经网络的层级结构和连接强度都是神经网络学习的目标。网络结构和连接强度的学习是相辅相成，共同决定了神经网络的功能和表现。

从不同的角度看，神经网络的学习可以有很多分类。从数据的角度看，可分为监督学习、半监督学习和无监督学习；从神经网络内部状态变化的角度看，神经网络学习可分为权值修正、拓扑变化、权值与拓扑修正三种；从学习策略监督看，神经网络学习还可分为确定性学习与随机性学习，如分别有梯度下降法和模拟退火技术。此外，神经网络的学习还有竞争学习、BP 学习、玻尔兹曼学习、迁移学习、深度学习等提法。

（五）方向传播算法

感知机的结构比较简单，而训练多层网络，特别是深度神经网络，需要更强大的学习算法。反向传播算法是迄今最成功的神经网络学习算法，它不仅可用于深度神经网络，也可以用来训练其他更加复杂的网络，比如循环神经网络和图神经网络。

将式（4.13）进一步细化为求解第 $l-1$ 层中第 i 到第 l 层第 j 个神经元的权重值 $w_{ij}^{(l)}$ 和第 l 层第 j 个神经元的偏置 $b_j^{(l)}$，则更新公式为

$$\begin{cases} w_{ij}^{(l)} \leftarrow w_{ij}^{(l)} - \alpha \dfrac{\partial E(W,b)}{\partial w_{ij}^{(l)}} \\ b_j^{(l)} \leftarrow b_j^{(l)} - \alpha \dfrac{\partial E(W,b)}{b_j^{(l)}} \end{cases} \tag{4-14}$$

而根据链式法则，可得

$$
\begin{cases}
\dfrac{\partial E(W,b)}{\partial w_{ij}^{(l)}} = \dfrac{\partial z^{(l)}}{\partial w_{ij}^{(l)}} \dfrac{\partial E(W,b)}{\partial z^{(l)}} \\[4mm]
\dfrac{\partial E(W,b)}{b_j^{(l)}} = \dfrac{\partial z^{(l)}}{\partial b_j^{(l)}} \dfrac{\partial E(W,b)}{\partial z^{(l)}}
\end{cases}
\tag{4-15}
$$

根据公式 $Z^{(l)} = W^{(l)} a^{(l-1)} + b^{(l)}$，有

$$
\begin{cases}
\dfrac{\partial z^{(l)}}{\partial w_{ij}^{(l)}} = \left[0, \cdots, a_j^{(l-1)}, \cdots, 0 \right] \in \mathbf{R}^{1 \times M_l} \\[4mm]
\dfrac{\partial z^{(l)}}{\partial b_j^{(l)}} = I_{M_l} \in \mathbf{R}^{M_l \times M_l}
\end{cases}
\tag{4-16}
$$

其中，I 代表单位矩阵。

根据公式 $Z^{(l+1)} = W^{(l+1)} a^{(l)} + b^{(l+1)}$，则

$$
\frac{\partial z^{(l+1)}}{\partial a^{(l)}} = (W^{(l+1)})^T \in \mathbf{R}^{M_l \times M_{l+1}}
\tag{4-17}
$$

根据公式 $a^{(l)} = f_l(Z^{(l)})$，则

$$
\frac{\partial a^{(l)}}{\partial z^{(l)}} = \frac{\partial f_l(Z^{(l)})_l}{\partial z^{(l)}} = \mathrm{diag}\ (f_l^{'}(Z^{(l)})) \in \mathbf{R}^{M_l \times M_l}
\tag{4-18}
$$

根据上面公式，则

$$
\frac{\partial E(W,b)}{\partial z^{(l)}} = \frac{\partial a^{(l)}}{\partial z^{(l)}} \frac{\partial z^{(l+1)}}{\partial a^{(l)}} \frac{\partial E(W,b)}{\partial z^{(l+1)}} = \mathrm{diag}\left(f_l^{'}\left(Z^{(l)} \right) \right) \cdot
$$
$$
\left(W^{(l+1)} \right)^T \cdot \frac{\partial E(W,b)}{\partial z^{(l+1)}} \in \mathbf{R}^{M_l}
\tag{4-19a}
$$

令 $\delta^{(l)} = \dfrac{\partial E(W,b)}{\partial z^{(l)}}$，则

$$
\begin{cases}
\dfrac{\partial E(W,b)}{\partial w_{ij}^{(l)}} = \delta_i^{(l)} a_j^{(l-1)} \\[4mm]
\dfrac{\partial E(W,b)}{b_j^{(l)}} = \delta_j^{(l)}
\end{cases}
\tag{4-19b}
$$

公式（4-19）表明，第 l 层的一个神经元的误差项是所有与该神经元相连的第 $l+1$ 层神经元的误差项的权重和与该神经元激活函数的梯度乘积，因此只需三步就可以训练人工神经网络：第一步，逐层计算每层神经元激活前后的状态；第二步，反向传播计算每一层的误差；第三步，计算每一层的偏导，更新权重参数。

三、深度神经网络

（一）神经网络模型分类

单个人工神经元结构简单、功能单一，多个人工神经元可通过不同连接方式形成复杂神经网络协作完成复杂功能，能表现出一定的智能行为，目前为止诸多神经网络被学者提出，从不同角度对神经网络也有不同的划分。

从网络的结构来看，神经网络可分为前馈网络、反馈网络和图网络（图4-9）。①前馈网络包含若干层结构，每层结构由若干个神经元组成，每一层神经元之间没有连接，且只接收前一层神经元的信息，经过处理后传递给下一层神经元，整个网络的信息严格从输入层进入，经过隐藏层处理，从输出层的方向流出，不能反向传播。前馈网络可看成信息经过多次非线性映射的函数，这种网络结构简单，易于实现。前馈神经网络包含全连接前馈网络和卷积神经网络。②反馈网络的神经元排列和前馈网络没有差异，不同之处在于神经元的连接方式。反馈网络中的神经元可以接收其他任何神经元的信息，也可以接收自己的历史信息，故反馈网络中的神经元具有记忆功能，有更强的计算能力。反馈网络包括循环神经网络、Hopfield网络、玻尔兹曼机、神经图灵机和记忆网络。③图网络将一个或者一组神经元定义成一个结点，这样的多个结点之间广泛互联，结点与结点之间可以有向或者无向连接，也可以单向连接，结点可以接收其他任何结点的信息或者向其他任何结点传递信息。图网络可以处理前馈网络和反馈网络无法处理的图结构数据。因此，这样的网络结构复杂，功能更加强大，典型的图神经网络有图卷积网络、图注意力网络、消息传递神经网络等。

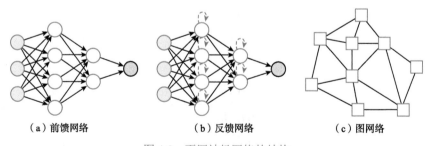

（a）前馈网络　　　　　　（b）反馈网络　　　　　　（c）图网络

图4-9　不同神经网络的结构

从网络的状态来看，神经网络可分为连续性网络和离散性网络。连续性网络中的所有神经元能在某一区同取值；离散性网络的所有处理单元状态只能取有限的离散值，根据这种分类标准，Hopfield网络可分为连续性Hopfield网络和离散性Hopfield网络。

从网络的活动方式来看，神经网络可分为确定性网络和随机性网络。确定性网络从输入到输出都处于确定状态，大部分神经网络属于此类；随机性网络的输入到输出呈现出一定的概率分布，比如玻尔兹曼机和高斯机。

从学习方式来看，神经网络可分为监督学习网络、半监督学习网络和无监督学习网络。监督学习主要学习数据特征与标签之间的映射关系；无监督学习主要学习数据内在规律；半监督学习处于监督学习和无监督学习之间。此外，神经网络还可以根据突触性质、任务性质等进行划分。

（二）深层神经网络概念

如今计算机的计算能力越加强大，资源越加丰富，在云计算和大数据的技术支持下，可通过设计更加复杂的人工神经网络完成更加复杂的任务，复杂的网络可通过增加人工神经网络的神经元来实现。增加神经元数目也有两种方式，一种是在不增加隐藏层层数的情况下，增加隐藏层神经元的数目，从而设计出"矮胖型"神经网络；另一种是增加隐藏层的层数，设计出"高瘦型"神经网络。有实验表明，在给定神经元数目的情况下，"高瘦型"神经网络优于"矮胖型"神经网络。一种解释是在实现同等性能的情况下，相比于"矮胖型"神经网络，"高瘦型"神经网络的总参数更少，便于将所需学习的函数模块化，每个模块的学习需要的数据量更少，因此训练更加有效；还有一种解释是增加了隐藏层的层数，在增加激活函数的同时，也增加了激活函数的嵌套层数，不同层的神经网络运用所有的线性和非线性数学运算，通过数据维度处理、缩放处理、旋转平移和扭曲弯曲，增加了神经网络的非线性表达能力。深层神经网络的原理是，能够通过多层网络对数据进行层层加工处理，在不同层次上完成不同层次的特征提取。以卷积神经网络进行举例，底层神经元可以提取简单的局部特征，比如边和角；中层神经元可以提取更加复杂、范围更大的特征，比如条纹或轮廓；高层神经元可以提取更复杂的全局特征，比如与目标相关的特征。

早期深层神经网络借鉴灵长类大脑皮质，采用6层结构，为了提高在任务上的表现能力，如今的人工神经网络不再局限于模拟大脑的结构，神经网络的层数有上百层或者上千层，随着神经网络的层数增加，神经网络的学习参数也急剧增加，比如2012年的AlexNet网络有6000万个参数，如今的神经网络参数可达上千亿，深度神经网络除了在空间尺度上向更深更宽扩展，在时间尺度上也扩展了内涵。循环神经网络主要解决序列数据之间的依赖问题，当前神经网络的状态不仅与当前状态相关，还和当前状态的前后若干时间的状态相关，如此深度神经网络络的深度还体现了时间含义。

如今，深度神经网络的技术和应用领域得到了深入且广泛的发展。深度网络模型可谓"枝繁叶茂"，其中卷积神经网络在图像处理方面、循环神经网络在序列数据处理方面、图神经网络在图结构数据处理方面各有优势。如今Transformer

技术在各类任务中技压群雄，此外还提出了深度反卷积网络、深度复卷积网络、稀疏深度网络、深度生成网络、深度堆栈自编码网络。进一步，深度神经网络还与其他技术结合，发展出了复合型的深度网络；比如深度神经网络和贝叶斯结合得到深度贝叶斯网络；深度神经网络和支持向量机（SVM）技术结合，开发了深度 SVM 网络。此外，还有深度主成分分析（PCA）网络、深度森林等。深度神经网络的研究外延和扩展领域也不断丰富，深度神经网络通过引入知识图谱开发新模型，结合强化学习或迁移学习提出了深度强化学习或深度迁移学习，总之，深度神经网络的研究还在路上，新的模型、理念、方法和领域还会继续推动该领域的发展。从应用的角度看，深度神经网络中最常用的技术当属卷积神经网络、循环神经网络、图神经网络和 Transformer 模型及其变体。卷积神经网络擅长处理图像数据，主要应用于图像处理和计算机视觉；循环神经网络擅长处理序列数据，主要应用于自然语言处理和序列数据；Transformer 最初设计也是用于处理自然语言，其性能在很多方面超越了循环神经网络，之后演化出了很多基于 Transformer 的变体，用于处理图像、自然语言和序列方面的数据；图神经网络擅长处理图结构数据，如分子结构数据和社交网络数据。各种深度网络技术擅长处理的领域并非绝对割裂，不同技术可演变或改进成不同版本，在不同领域都能发挥出色的性能。

深度神经网络的复杂性也给编程带来了很多挑战，各互联网企业纷纷推出自己的深度学习框架，用以简化编程，当前具有代表性的深度学习框架有 Theano、TensorFlow、PyTorch、Chainer、MxNet 和 Caffe 等。不同的编程框架将复杂的操作封装成不同的算子供使用者调用，降低了深度学习开发困难的条件，提高了算法实现的效率。

深度神经网络和浅层神经网络的基本原理是相同的，学习范式也是一样的，二者都用反向传播算法进行优化，但深度神经网络相比于浅层神经网络，学习的参数更多，所需的数据量更大，训练网络遇到的挑战也更多，比如训练网络时间长、过拟合、可解释性、算法稳定性、梯度问题和局部极值等问题，其中过拟合、梯度问题、局部极值和可解释性等最常见。

（三）过拟合问题

过拟合问题是深度神经网络最常见的问题之一，主要原因是训练模型所需的数据量达不到模型的要求或者模型过于复杂，其表现为模型在训练数据时的误差很小，但是在验证集上误差很大，这很容易出现在网络层次多和参数数目多的情况中。一方面，当模型简单，学习能力不足时，不足以让模型学习到数据真实的特征或学习的特征不能很好地反映数据，神经网络模型学习的参数无法有效逼近真实的数据，此时也称为欠拟合，欠拟合一般通过增加模型复杂度来解决；另一方面，当数据量不足或数据包含噪声时，若该神经网络模型较复杂，神经网络模型的学习能力很强，容易学到一些不重要或错误的特征，此时会出现过拟合问题。为了应对过拟合的情况，一般有两种方式，一是设计合理的网络结构，避免模型过强的学习能力；二是采取一些措施，比如正则化项、早停止、稀疏化、Bagging集成、权重衰减和丢弃法。下面将分别介绍以上提到的应对过拟合的措施。

正则化是在损失函数中对影响模型复杂度的部分施加惩罚，可公式化为

$$\hat{E}(W,b,x,y) = E(W,b,x,y) + \eta\Omega(W) \tag{4-20}$$

其中，η 为惩罚性因子，代表惩罚强度；$\Omega(W)$ 是关于权重的函数，有很多种形式，包括 L^1 正则化和 L^2 正则化。

对于 L^1 正则化，$\Omega(W)$ 代表所有权重 w_{ij} 的绝对值之和，$\Omega(W)$ 的数学形式如

$$\Omega(W) = \|W\|_F^1 = \sum_{l=1}^{L}\sum_{i=1}^{M_l}\sum_{j=1}^{M_{l-1}}\left\|w_{ij}^{(l)}\right\| \tag{4-21}$$

对于 L^2 正则化，$\Omega(W)$ 代表所有权重 w_{ij} 的平方之和，$\Omega(W)$ 的数学形式如

$$\Omega(W) = \|W\|_F^2 = \sum_{l=1}^{L}\sum_{i=1}^{M_l}\sum_{j=1}^{M_{l-1}}(w_{ij}^{(l)})^2 \tag{4-22}$$

加入 L^1 正则化会使得神经网络的权重 W 往 0 接近，避免过拟合，加入 L^2 正则化可以避免神经网络的拟合函数出现导数值很大、曲线不光滑的情况，二者都可避免过拟合。

权重衰减是指为了防止得到的权重参数过大，而采取的在每步迭代中少量减少权重的方法。丢弃法是指在神经网络训练过程中，按照一定的概率将网络中的神经元丢弃，而在计算时将忽略这些丢弃的神经元，这样可以训练神经网络的某个子结构，测试时可以看成多个不同子结构的集成模型，这样可以降低模型的复杂度，缓解过拟合问题。稀疏化是指通过一定的概率让网络中某些权重值为 0，在网络训练时可以减少计算量，也在一定程度上避免了过拟合；Bagging 是指使用不同采样技术获得不同的训练集来训练同一个或者不同的模型，不同训练集训练不同的模型可集成地共同决策最终结果来减少神经网络的识别误差。

此外，还有很多缓解过拟合的方法，比如预训练＋微调、早停止、多任务学习、数据增强和参数共享等。预训练＋微调是用在其他相关任务上学习好的模型参数初始化特定任务模型，再结合特定任务数据集训练来微调模型；早停止是在训练神经网络过程中，当发现神经网络在训练集上的误差变小而验证集上的误差变大时，及早地停止网络的训练，从而避免过拟合；多任务学习是将多个相关联的任务一起学习以减少误差；数据增强是对较少的数据集使用技术手段增强构造新的数据集来增加训练集的数目；参数共享是让一组神经元使用相同的参数，这种方式在卷积神经网络中很常见，比如使用多个相同的卷积层或采样层。

（四）最优值问题

对于公式（4-9）和（4-13），神经网络的训练可看作一个对 W 和 b 寻优的过程，也就是找到一组最优 W 和 b 使得 E 的值最小。对于最小值，通常有局部最小值和全局最小值两种，局部最小值是在一定的参数范围内满足值最小的条件，而全局最小值是在所有参数范围内满足值最小的条件。如图 4-10 所示，显而易见，对于 E 来说，有很多个局部最小值，但是只有一个全局最小值；基于梯度下降法寻找全局最小值是常见的寻优策略，该过程是随机从某个初始值出发，反复迭代寻找到最优解，在每次迭代时，先计算误差函数在当前值的梯度，往梯度下降的方向继续迭代，当某个点的梯度为 0 时，则误差函数达到了局部最小值的点，迭代停止。如果损失函数只有一个局部最小值，此时局部最小值也是全局最小值，迭代停止的点就是最优解，如果有多个局部最小值，那么参数寻优的结果不是最优解。

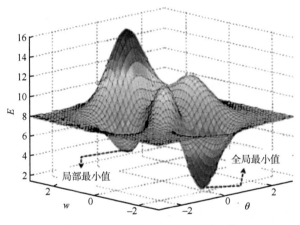

图 4-10　全局最小值和局部最小值

对浅层神经网络使用梯度下降，一般能在合理的数据范围内找到最优解。然而，当训练深度神经网络时，损失函数一般是一个非凸函数，用梯度下降法并不能得到很好的效果，可能会陷入局部最小值的困境。解决陷入局部最小值困境的常用方法有：多次梯度法、随机梯度下降法、基于动量的梯度下降法、多次随机初始化法和遗传算法等。

多次梯度法是一次初始化多个随机点，然后不同随机点使用梯度下降法寻找最优解，最终将所有局部最小值中的最好结果近似全局最优解，以此增大寻找到全局最小值的概率；随机梯度下降法在计算损失函数的梯度时加入了概率的因素，使得在局部最小值的点时，损失函数的梯度不为 0，这样就有机会逃脱局部最小值；基于动量的梯度下降法在计算损失函数对当前点的梯度时考虑历史梯度信息，保证了在局部最小值时损失函数的梯度不为 0，增加了逃脱局部最小值的机会；

模拟退火法要求在某一个点上有一定的概率接收比当前结果更差的结果，也有助于跳出局部最小值。

（五）梯度问题

求解最优的权值和偏置使用的是反向传播算法，反向传播算法的第 l 层的梯度值依赖于第 $l+1$ 层的梯度的累计，神经网络的激活函数一般使用 sigmoid 和 tanh 函数，梯度的导数值不超过 0.25，当神经网络结构很深时，从输出层到最初几层的隐藏层的梯度值可能会急剧增大或急剧减小，这就是梯度爆炸或梯度消失问题。为了应付梯度问题，目前的解决方案有：选用合适的激活函数、逐层预训练＋微调、正则化、梯度剪切、归一化策略和优化网络结构等。

逐层预训练＋微调的解决方案是，将数据信息逐层向前传播，每次只训练一层隐藏层，将前一层隐藏层的输出作为输入，本层隐藏层的输出作为下一层隐藏层的输入，如此迭代至输出层；经过预训练后的输出层的损失函数作为优化目标，再使用反向传播算法进行网络参数微调，微调的方式有两种，一种是冻结其他层，只微调最后一层参数；另一种是微调所有层的参数。选用合适的激活函数是指，sigmoid 和 tanh 激活函数的导数值的值域都小于 1，反向传播算法的误差经过网络层层传递后会不断衰减，甚至消失，神经网络很难训练，此情况下可以更换导数值较大的激活函数，比如 ReLU 函数，该函数的导数值为 1，可以避免梯度消失问题，而且使用该激活函数，会有部分神经元处于死亡状态，使得神经网络变得稀疏，避免过拟合，可谓一举两得。除了 ReLu 可作为激活函数，leaky ReLU 函数、parametric ReLU 函数及 Maxout 函数也都是不错的选择。正则化的使用也可以避免梯度爆炸问题，前文提到，正则化的使用会让权值矩阵 W 尽量接近 0，可以设计适当的正则化结构和参数来避免梯度问题。梯度剪切给梯度的值设置了上限，当计算的梯度值超过了此上限，就会对该梯度值进行截断，也可避免梯度问题。使用层归一化可以使神经元的输入处于不饱和区域，使得梯度变大，避免梯度消失，也可以使损失函数更加光滑，加速寻找到最小值。优化网络结构可以设计特定网络结构解决梯度问题，比如，ResNet 网络设计残差结构可在一定程度上缓解梯度问题；LSTM 网络通过设计不同的门控机制控制梯度的处理过程，也缓解了梯度问题。

（六）可解释问题

神经网络的端对端学习机制很强大，不需要人工干预，取得的性能也很优异，但是很难理解其内部机制及决策过程，而增加神经网络的可解释性对其发展具有重大意义。从用户角度来说，模型的可解释性可以建立人和机器的信任；对于研究者来说，模型的可解释性有利于设计更加优异的模型；对于管理者来说，模型的可解释性能进一步提升管理水平。就目前而言，已经提出多种方式来解决神经网络模型的可解释性，比如模型结构、特征分析、可解释迁移。

模型结构方法通过对神经网络内部的权值、神经元和特征探测器进行可视化来解释神经网络模型。通过对权值的可视化来展示不同特征对最终结果的贡献程度，通过对神经元的可视化来展示神经元模型处理中起的作用大小，通过对特征探测器的可视化来理解特征在模型内部的变化，然而此类方法普适性较低且解释的水平有待提高。特性分析方法通过对特征进行统计分析，以建立特征与结果之间的关联关系，比如通过改变特征来分析结果的变化以确定特征的重要性，通过对样本数据增加扰动来分析结果的变化以确定不同变量对模型的影响，通过对属性值的改变来定量分析输入变量对输出结果的重要程度以确定模型对不同属性的敏感程度。可解释性迁移方法主要是利用可解释的模型来模拟神经网络模型，从而实现可解释性向神经网络模型的迁移，比如利用线性模型或决策树模型尽可能预测出与神经网络模型相似的结果来生成解释神经网络的结果，也有学者基于模型代理、逻辑规则推理、网络关键结点分析等，从可信任、因果关联性和迁移学习性等方面进行可解释性建模，从而提高神经网络模型的可解释性。

神经网络的可解释性应用广泛，基于神经网络的医疗诊断系统的可解释性可提升医生对结果的理解，提高病患的信任感；基于神经网络的药物研发可向研究者展示药物关系和化学关系的清晰视图；可解释的推荐系统能帮助决策者更加了解用户特征，从而做出更加明智的决策；在安全领域，基于可解释性的人工智能模型可帮助寻找安全攻击的手段，提高安全防护能力等。总之，神经网络模型可解释性已经引起了广泛重视，但是对其的研究还处于起步阶段，研究理论、方法和评价指标等尚不成熟，结果模型的解释效果还不理想，其应用领域还有待进一步扩展，因此如何提升模型性能且使之具备可解释性将是一个重要课题。

四、常用的深度神经网络

（一）Transformer

Transformer 是由谷歌于 2017 年提出的一种 Seq2Seq 模型，是主要用于实现机器翻译任务的语言模型。Transformer 在机器翻译任务上的性能表现远超同期的卷积神经网络和神经网络模型，经过后来的发展，Transformer 改进版本已经被用于处理图像、序列和视频。

如果将 Transformer 看成一个黑匣结构，其可将一种语言翻译成另一种语言，示意图见图 4-11～图 4-13。Transformer 是一种 Encoder-Decoder 结构，其中 Decoder 部分负责接收原始输入，提取语义特征并向 Decoder 模块输出，Decoder 根据 Encoder 语义特征和序列输入，将原始序列翻译成目标序列。

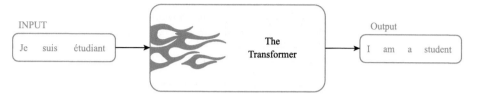

图 4-11　Transformer 简化示意图

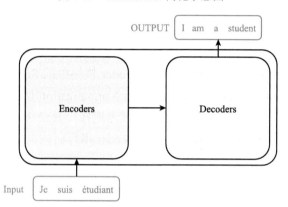

图 4-12　Transformer 的 Encoder-Decoder 结构

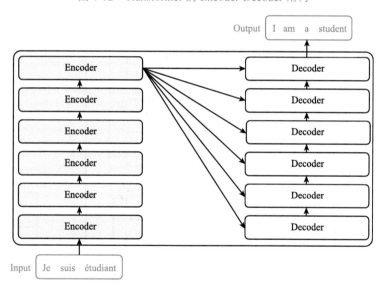

图 4-13　Transformer 细化的结构图

其结构可以进一步细化为图 4-13，Encoders 部分由 6 个 Encoder 串行而成，不同的 Encoder 之间参数不共享，Decoders 部分由 6 个 Decoder 串行而成，Decoder 之间参数也不共享，源序列经过 6 个 Encoder 结构提取特征后，最后一层的 Encoder 模块会把提取的特征传递给 Decoders 模块中的 6 个 Decoder。

如果将 Encoders 中的 Encoder 和 Decoders 中的 Decoder 展开，其内部结构

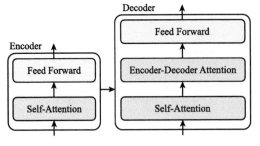

图 4-14 Transformer 中的 Encoder 和 Decoder 结构

如图 4-14 所示，Encoder 模块中包含了 Self-Attention 层和 Feed Forward 层，相比之下，Decoder 模块比 Encoder 模块多了一个 Encoder-Decoder Attention 模块。如果继续拆解 Feed Forward 和 Self-Attention 结构，Encoder 模块中的 Self-Attention 层包含了 Multil-Head Attention 层和 Layer Normalization 层，Decoder 模块中的 Self-Attention 层包含了（Masked）Multil-Head Attention 层和 Layer Normalization 层，Feed Forward 层中全连接层与 Layer Normalization 层通过残差连接，其最终的结构如图 4-14 和图 4-15 所示。其 Encoders 结构由 N 个 Encoder 串行而成，Decoders 结构由 N 个

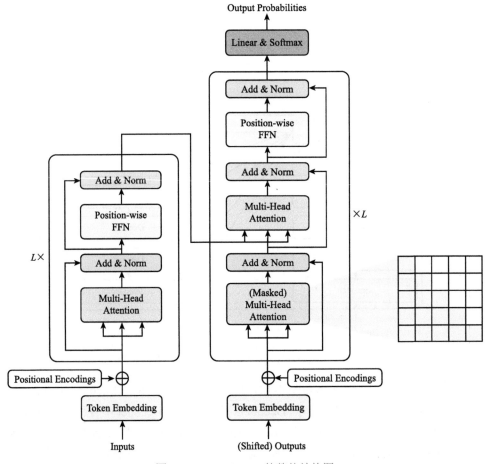

图 4-15 Transformer 的整体结构图

Decoder 串行而成，Encoders 中的最后一个 Encoder 模块会将提取的特征输出到 Decoders 模块中的每一个 Decoder 中。除此之外，Transformer 还有 Embedding 层、位置编码层及线性层和 Softmax 层。

　　Transformer 的输入是由事物的嵌入向量和位置编码向量相加而成（图 4-16），因为 Transformer 没有使用卷积神经网络或循环神经网络的结构，而序列中的次序是很重要的信息，因此 Transformer 引入位置编码信息记录序列中各对象的次序。以自然语言处理中的数据为例，会将各个单词的词向量和位置编码向量相加得到带有时间信息的嵌入，其中位置编码信息可由专用公式或者学习得到。

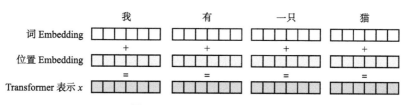

图 4-16　Transformer 的输入

（二）图神经网络

　　图（graph）是一种具有广泛意义的对象，通常被用来表示物体与物体之间的关系。在生活中有非常多的应用程序以图的形式表示数据，比如电子商务中用户与商品的交互、化学分子的结构、引文网络中文章通过引文系统相互连接、社交网络中用户与推文之间的关系等。图形数据的复杂性给现有的机器学习算法来了巨大挑战。由于图可能是不规则的，图可能具有可变大小的无序结点，并且图中的结点可能具有不同数量的邻居，这导致一些重要操作（如卷积）在图像域中易于计算，但难以应用于图域。

　　受图信号处理中对图信号卷积滤波的定义的启发，近几年发展出一套基于图卷积操作并不断衍生的神经网络理论。本节主要按照近年来对图神经网络（graph neural network，GNN）的研究，对这些现有的 GNN 方法进行归类，主要分为四大类：图循环神经网络、图卷积神经网络、图数据自动编码器。

　　（1）图循环神经网络（RecGNNs）是 GNN 的早期尝试，其假设图中的一个结点不断与其邻居交换消息，直至达到一个平衡点。它们在图中的结点上重复应用相同的参数集，以提取高级结点表示。受计算能力的限制，早期的研究主要集中在有向无环图上。

　　Scarselli 等提出的 GNN 扩展了先前的递归模型，以处理一般类型的图，如无环图、循环图、有向图和无向图。基于信息扩散机制，GNN 通过反复交换邻域信

息更新结点状态，直至达到稳定平衡。结点的隐藏状态表示为

$$h_v^{(t)} = \sum_{u \in N(v)} f\left(x_v, x_{(v,u)}^e, x_u, h_u^{(t-1)}\right)$$

其中 $f(\cdot)$ 是一个参数函数，其融合了结点 v 的特征 x_v、邻居结点 u 的特征 x_u、边特征 $x^e_{(v,u)}$ 以及上一时刻的邻居结点特征 $h^{(t-1)}$，h_0 是随机初始化的。求和运算使 GNN 适用于所有结点，即使邻居的数量不同、不知道邻居顺序，也可以计算出隐藏特征。当满足收敛准则时，最后一步结点隐藏状态被转发到读出层。GNN 交替结点状态传播阶段和参数梯度计算阶段，以最小化训练目标，此策略使 GNN 能够处理循环图。在后续工作中，门控 GNN（GGNN）使用门控循环单元（GRU）作为循环函数，将循环减少到固定的步数，其优点是不再需要约束参数以确保收敛。结点隐藏状态由其上一时刻的隐藏状态及其相邻的隐藏状态更新，更新公式为

$$h_v^{(t)} = \mathrm{GRU}\left[h_v^{(t-1)}, \sum_{u \in N(v)} W h_u^{(t-1)}\right]$$

（2）图卷积神经网络（ConvGNNs）将网格数据的卷积运算推广到图数据，主要思想是聚集结点自身特征和邻居特征来生成结点表示。由于图卷积能更高效、更方便地与其他神经网络组合，近年来 ConvGNNs 的研究成果迅速增长。ConvGNNs 分为两类：基于谱的方法和基于空间的方法。

基于谱的方法定义图卷积通过从图形信号处理的角度引入滤波器，其中图卷积运算被解释为从图形信号中去除噪声。谱图卷积可以简化为 $x * g_\theta = U g_\theta U^T x$，该公式表示为输入信号 x 与滤波器 g_θ 的图卷积。基于谱的 ConvGNNs 都遵循这个定义，关键的区别在于滤波器 g_θ 的选择。切比雪夫谱 CNN（ChebNet）通过特征值对角矩阵的切比雪夫多项式逼近滤波器 g_θ。图卷积网络（GCN）引入了 ChebNet 的一阶近似。

基于空间的图卷积将中心结点的表示与其邻居的表示卷积，以导出中心结点的更新表示。从另一个角度看，基于空间的 ConvGNNs 与 RecGNNs 具有相同的消息传递思想，空间图卷积运算本质上是沿着边传播结点信息。作为一种基于光谱的方法，GCN 也可以解释为基于空间的方法。从基于空间的角度来看，GCN 可以看成从结点的邻域聚合特征信息，其弥合了基于谱的方法和基于空间的方法之间的差异。基于空间的方法由于具有诱人的效率、灵活性和通用性，最近得到了迅速发展。由于结点的邻居数量可能从 1 个到 1000 个甚至更多，因此获取结点邻居的完整大小是低效的。GraphSAGE 通过采样为每个结点获得固定数量的邻居，高效地解决了处理庞大图数据困难的问题。图注意网络（GAT）假设相邻结点对中心结点的贡献，既不像图形图像那样相同，也不像 GCN 那样预先确定，采用注意力机制来学习两个连接结点之间的相对权重。

（3）图数据自动编码器（GAEs）是一种深层的神经结构，它将结点映射到潜

在的特征空间，并从潜在的表示中解码出图信息。GAE 可用于学习网络嵌入或生成新的图结构。我们从两个角度简要回顾了 GAE，分别为网络嵌入和图生成。

网络嵌入是结点的低维向量表示，它保留了结点的拓扑信息。GAE 学习网络嵌入，使用编码器提取网络嵌入，并使用解码器输出网络嵌入以保留图形拓扑信息，如 PPMI 矩阵和邻接矩阵。早期的方法主要通过多层感知器来构建用于网络嵌入学习的 GAE。用于图形表示的深度神经网络（DNGRs）使用堆叠去噪自动编码器，通过多层感知器对 PPMI 矩阵进行编码和解码。同时，结构化深度网络嵌入（SDNE）使用堆叠式自动编码器来联合保持结点的一阶接近度和二阶接近度。SDNE 分别在编码器和解码器的输出端提出了两个损耗函数。第一损失函数通过最小化结点的网络嵌入与其邻居的网络嵌入之间的距离，使学习到的网络嵌入保持结点的一阶邻近性。GAE 利用 GCN 对结点结构信息进行编码，同时获取结点特征信息，其编码器由两个图卷积层组成。由于自动编码器的容量，简单地重建图邻接矩阵可能会导致过拟合，变分 GAE（VGAE）是 GAE 的变分版本，用于了解数据的分布。

对于多个图，GAE 能够通过将图编码为隐藏表示和解码给定隐藏表示的图结构来学习图的生成分布。大多数用于图生成的 GAE 都是为了解决分子图生成问题而设计的，在药物发现中具有很高的实用价值。这些方法要么以顺序的方式提出新的图，要么以全局的方式提出新的图。顺序方法通过逐步提出结点和边来生成图。图深层生成模型（DeepGMG）假设图的概率是所有可能结点排列的总和

$$p(G) = \sum_{\pi} p(G, \pi)$$

其中 π 表示结点顺序，它捕获图中所有结点和边的复杂联合概率。全局方法一次输出整个图结构。图变分自动编码器（GraphVAE）将结点和边的存在建模为独立的随机变量。通过假设编码器定义的后验分布 $q_{\Theta}(z|G)$ 和解码器定义的生成分布 $p_{\theta}(G|z)$ 优化变分下限。

第五节　多模型融合方法

近年来，机器学习技术的快速发展推动了语音、自然语言处理、机器视觉等多个领域的巨大进步，也带动了人工智能相关产业的蓬勃发展。回顾机器学习最近几十年的发展历程，各种学习算法"你方唱罢我登场"。以本书前面介绍的模型为例，从决策树到支持向量机，从隐马尔可夫模型再到深度神经网络，不同学习算法推陈出新，不断演变，但是无论这些学习算法如何变化，通过构建并融合多个学习模型来完成目标任务的方法始终是能有效提高学习效果的重要手段。

尽管多模型融合的方法五花八门，但从融合的内容来看主要有两大类：决策

融合和模型融合，下文将分别从这两类中选择具有代表性的方法进行介绍。

决 策 融 合

本书提到的决策是指模型基于输入数据做出的预测，即模型输出。此类典型方法就是集成学习。集成学习（ensemble learning）本身不是一个单独的机器学习算法，而是通过构建并结合多个机器学习器来完成学习任务，也就是我们常说的"博采众长"。集成学习可以用于分类问题集成、回归问题集成、特征选取集成及异常点检测集成等，可以说所有的机器学习领域都可以看到集成学习的身影。例如，在著名国际赛事 KDD Cup（数据挖掘竞赛）和 Netflix Prize（赛事任务是基于用户历史偏好提升电影推荐的准确度）的部分获奖队伍中都可看到集成学习的身影。除了在竞赛上获得优异的成绩，集成学习方法还被成功运用到多种实际应用中。例如，计算机视觉的绝大部分分支（如目标检测、识别与跟踪等）都从集成学习方法中受益。

（一）集成学习原理

和传统机器学习方法训练一个学习模型方法不同的是，集成学习方法训练多个学习器并结合它们来完成学习任务。通常，集成学习也被称为基于委员会的学习（committee-based learning）或多分类器系统（multiple classifier system）。

Dietterich 将集成学习带来的益处归结为如下三个方面。①在统计方面，通常情况下，假设空间会非常大，基于有限的训练集无法进行有效的探索；有些情况下，甚至会有多个不同的假设在训练集上取得相同的准确率。如果学习算法从中仅选出一个，一旦误选，就会产生无法很好预测未知数据的风险。②在计算方面，许多学习算法在搜索时会陷入局部最优解，即便有足够多的训练数据，寻找最优假设仍是一件困难的事情。结合方法从多个不同的起始点出发来进行局部搜索，可以对真实的未知假设提供更好的近似。③在表示能力方面，在很多机器学习任务中，潜在的真实假设不能被假设空间中的任一假设所表示。通过结合各种假设，可以拓展假设空间，因此学习算法就可能得到对真实未知假设更为精准的近似（图 4-17）。

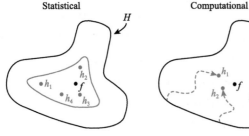
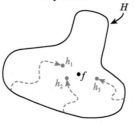
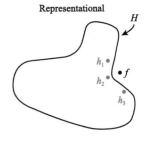

图 4-17　集成学习的益处

集成学习的通用框架如图 4-18 所示。一个集成学习方法由多个基学习器（base learner）组成，而基学习器由基学习算法（base learning algorithm）在训练数据上训练获得，它们可以是决策树、神经网络或其他学习算法。大多数集成学习方法使用同一种基学习算法产生同质的基学习器，即相同种类的学习器，生成同质集成（homogeneous ensemble）；同时，也有些方法使用多种学习算法训练不同种类的学习器，构建异质集成（heterogeneous ensemble）。在异质集成中，由于没有单一的基学习算法，相较于基学习器，人们更倾向于称这些学习器为个体学习器（individual learner）或组件学习器（component learner）。

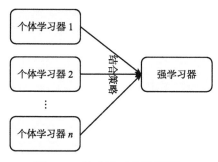

图 4-18　集成学习的通用框架

通常，集成具有比基学习器更强的泛化能力。实际上，集成学习方法之所以那么受关注，很大程度上是因为它们能够把比随机猜测稍好的弱学习器（weak learner）变成可以精确预测的强学习器（strong learner）。因此，在集成学习中基学习器也称为弱学习器。

根据个体学习器的生成方式，目前的集成学习方法大致可分为两大类，即个体学习器间存在强依赖关系、必须串行生成的序列化方法，以及个体学习器间不存在强依赖关系、可同时生成的并行化方法，前者的代表是 Boosting，后者的代表是 Bagging 和"随机森林"。

1. Boosting

Boosting 是一类可将弱学习器提升为强学习器的算法。一般来说，弱学习器仅能获得比随机猜测稍好一点的结果，而强学习器则可以非常接近最优学习器。Boosting 的一般过程比较简单。以将样本分为正类和负类的二分类任务为例，假设弱学习器可在任何给定分布上工作，训练样本独立同分布地根据分布 $\mathcal{D}$ 从空间 x 中抽取，并由函数 f 打上真实标记。假设空间 x 由 x_1、x_2 和 x_3 三部分组成，其中每部分负责 1/3。不难发现，通过随机猜测得到的弱学习器在该问题上仅有 50％ 的正确率。此时，我们期望得到一个精准（即分类错误率为 0）的分类器，但不幸的是，当前仅有一个弱分类器，它能够正确预测来自 x_1 和 x_2 的样本，但会错误预测来自 x_3 的样本，并因此具有 1/3 的分类错误率。记这个弱分类器为 h_1，它显然不符合要求。

Boosting 的基本想法是纠正弱分类器 h_1 所犯的错误。它从分布 $\mathcal{D}$ 中生成一个新分布 $\mathcal{D}'$，使得在该分布下 h_1 分错的样本变得更加重要，例如更加关注 x_3 中的样本。在新分布 $\mathcal{D}'$ 上，训练第二个分类器 h_2，并假设再次得到一个弱分类器：它能够正确预测来自 x_1 和 x_3 的样本，但会错误预测来自 x_2 的样本。结合 h_1 和 h_2 就能得到一个可以正确预测来自 x_1 的样本，但会在 x_2 和 x_3 上犯少量错误的集成分类器。再进一步，重新生成分布 $\mathcal{D}''$，使得其中集成分类器错误分类的样本变得更重要，训练第三个分类器 h_3，其能够正确预测 x_2 和 x_3 的样本。这样结合 h_1、h_2 和 h_3 就能正确分类任何来自 x_1、x_2 和 x_3 的样本，从而得到一个完美的分类器。

算法 1：Boosting 的一般方法

输入：　样本分布 $\mathcal{D}$；

　　　　基学习算法 $\mathcal{L}$；

　　　　学习轮数 T。

步骤：

（1）　　$\mathcal{D}_1 = \mathcal{D}$，%初始化分布；

（2）　　for $t=1, \cdots, T$；

（3）　　$h_t = \mathcal{L}(\mathcal{D}_t)$；%根据分布 $\mathcal{D}_t$ 训练弱分类器；

（4）　　$\epsilon_t = P_{x \sim \mathcal{D}_t}(h_t(x) \neq f(x))$；%评估 h_t 的错误率；

（5）　　$\mathcal{D}_{t+1} = \text{Adjust\_Distribution}(\mathcal{D}_t, \epsilon_t)$；

（6）　　end。

输出：　$H(x) = \text{Combine\_Outputs}(\{h_1(x), \cdots, h_t(x)\})$。

综上所述，Boosting 方法对一系列分类器进行串行训练，使得先前基分类器做错的样本在后续能受到更多关注，并将这些分类器输出结合，以便获得性能提升的强分类器。算法 1 为 Boosting 的一般方法。

2. Bagging 和随机森林

根据基分类器的生成方式，集成学习方法具有以下两种范式：串行集成方法和并行集成方法。上文介绍了基于串行生成基分类器的 Boosting 算法，下面将阐述基于并行生成基分类器的 Bagging 算法。

由于聚合独立的基分类器可以显著降低误差，所以我们希望得到的基分类器越独立越好。给定训练集，一种可能实现的情况是采样得到若干相互没有重合样本的子集，每个子集各自训练基分类器。然而，由于训练数据是有限的，这样得到的子集样本少且不具有代表性，使得基分类器的性能受限。

Bagging 通过自助采样生成不同的基分类器。它引入自助采样得到训练子集用于训练基分类器。具体来讲，给定一个样本数为 m 的训练集合，它通过有放回采样得到有 m 个训练样本的采样集。原始样本有的被选中多次，有的未曾被选中。重复过程 T 次，得到 T 个样本数目为 m 的样本集。对每个采样出来的训练集，使用基学习算法可以得到一个基学习器。Bagging 既可以处理二分类问题，也可以处理多分类问题。Bagging 算法如算法 2 所示。

算法 2：Bagging 算法

输入： 数据集 $D = \{(x_1, y_1), (x_2, y_2), \cdots, (x_m, y_m)\}$；

基学习算法 $\mathcal{L}$；

基学习轮数 T。

步骤：

（1） for $t = 1, \cdots, T$；

（2） $h_t = \mathcal{L}(D, \mathcal{D}_{bs})$，% $\mathcal{D}_{bs}$ 为自助分布；

（3） end。

输出： $H(x) = \underset{y \in \mathcal{Y}}{\arg\max} \sum_{t=1}^{T} \mathrm{II}(h_t(x) = y)$。

随机森林是集成学习中最具代表性的算法之一，是 Bagging 的进阶版本。随机森林与 Bagging 的主要区别在于它引入了随机特征选择，即在每一棵决策树选择分割点时，随机森林会先随机选择一个特征子集，然后在这个特征子集上进行传统的分割点选择。

算法 3 为随机森林中使用的随机决策树算法。参数 K 用于控制随机性。当 K 等于所有特征总数时，构建的决策树等价于传统确定性决策树；当 $K=1$ 时，会随机选择一个特征；Breiman 建议 K 值为特征数的对数。值得关注的是，随机树只在特征选择阶段引入随机性，在选择分割点时不会引入。

算法 3：随机森林中的随机树算法

输入：数据集 $D = \{(x_1, y_1), (x_2, y_2), \cdots, (x_m, y_m)\}$；

特征子集大小 K。

步骤：

（1） $N \leftarrow$ 给定数据集 D 构建结点；

（2） 如果所有样本属于一个类别则返回 N；

（3） $\mathcal{F} \leftarrow$ 可以继续分类的特征集合；

（4） 如 $\mathcal{F}$ 为空则返回 N；

（5） $\tilde{\mathcal{F}}$ ← 从 $\mathcal{F}$ 中随机挑选 K 个特征；

（6） $N.f$ ←特征 $\tilde{\mathcal{F}}$ 中具有最好分割点的特征；

（7） $N.p$ ←$N.f$ 中最好的分割点；

（8） D_t ←D 中 $N.f$ 值小于 $N.p$ 的样本子集；

（9） D_r ←D 中 $N.f$ 值不小于 $N.p$ 的样本子集；

（10） N_l ←以参数（D_l, K）继续调用本程序；

（11） N_r ←以参数（D_r, K）继续调用本程序；

（12） 返回 N。

输出：一棵随机决策树。

（二）融合策略

传统单个机器学习方法的表现往往差强人意：因统计因素而出现问题的学习算法通常表现为高方差，因计算因素而出现问题的学习算法会表现为高计算方差，至于因表征因素出现问题的学习算法则表现为高偏差。以上问题能通过集成学习方法结合一组基学习器来改善，同时降低方差和偏差带来的影响，该结论已得到多项研究的证实。集成学习并不是简单地从多个基学习器中选取一个最好的（如分类准确率最高），其中使用的融合方法至关重要。下文将对均值法和投票法这两个最具代表性的融合方法进行介绍。

1. 均值法

（1）简单均值法（simple averaging）：

$$H(x) = \frac{1}{T} \sum_{i=1}^{T} h_i(x)$$

（2）加权均值法（weighted averaging）：

$$H(x) = \frac{1}{T} \sum_{i=1}^{T} \omega_i h_i(x)$$

其中，ω_i 是个体学习器 h_i 的权重，通常满足 $\omega_i \geq 0$，$\sum_{i=1}^{T} \omega_i = 1$。

显然，简单均值法是加权均值法在 $\omega_i = 1/T$ 时的一个特例。加权均值法在 20 世纪 50 年代已被广泛使用，Perrone 和 Cooper 于 1993 年正式将其用于集成学习。加权均值法在集成学习中具有特殊的意义，集成学习中的各种结合方法都可视为其特例或变体。事实上，可认为加权均值法是集成学习研究的基础，即给定基学习器，不同的集成学习方法可视为通过不同的方式来确定加权均值法中的基学习器权重。

加权均值法的权重一般是从训练数据中学习得到，现实任务中的训练样本通常不充分或存在噪声，这将使得学到的权重不完全可靠，尤其是对规模比较大的集成系统，要学习的权重较多，较容易导致过拟合。因此，实验和应用均显示，加权均值法未必一定优于简单均值法。一般而言，在个体学习器性能相差较大时宜使用加权均值法，而在个体学习器性能相近时宜使用简单均值法。

2. 投票法

对分类任务，学习器 h_i 将从标签集合 $\{C_1, C_2, \cdots, C_N\}$ 中预测出一个标签，最常见的融合策略是使用投票法（voting）。本书将 h_i 在样本 x 上的预测输出表示为一个 N 维向量 $\left(h_i^1(x), h_i^2(x), \cdots, h_i^N(x)\right)$，其中 $h_i^j(x)$ 是 h_i 在类别标签 C_j 上的输出。

（1）绝对多数投票法（majority voting）：

$$H(x) = \begin{cases} C_j, & \sum_{i=1}^{T} h_i^j(x) > 0.5\sum_{k=1}^{N}\sum_{i=1}^{T} h_i^k(x) \\ \text{reject, otherwise} \end{cases}$$

即若某类别得票超过半数，则预测为该类别标签；否则拒绝预测。

（2）相对多数投票法（plurality voting）：

$$H(x) = c \arg\max_j \sum_{i=1}^{T} h_i^j(x)$$

即预测为得票最多的类别，若同时有多个类别获得最高票数，则从中随机选取一个。

（3）加权投票法（weighted voting）：

$$H(x) = c \arg\max_j \sum_{i=1}^{T} \omega_i h_i^j(x)$$

与加权均值法类似，ω_i 是个体学习器 h_i 的权重，且同样满足 $\omega_i \geq 0$，$\sum_{i=1}^{T} \omega_i = 1$。

标准的绝对多数投票法提供了"拒绝预测"的选项，这在可靠性较高的学习任务中是一个很好的机制。但若学习任务要求必须提供预测结果，则绝对多数投票法将退化为相对多数投票法。因此，在不允许拒绝预测的任务中，绝对多数、相对多数投票法统称为"多数投票法"。

三种投票法都没有限制个体学习器输出值的类型。在现实任务中，不同类型个体学习器可能产生不同类型的 $h_i^j(x)$ 值。值得注意的是，不同类型的 $h_i^j(x)$ 值不能混用。对一些能在预测出类别标签的同时计算分类置信度的学习器，其分类置信度可转化为类概率使用。若未对此类值进行规范化，例如支持向量机的分类间隔值，则必须使用一些技术如 Platt 缩放（Platt scaling）、等分回归（isotonic regression）等进行"校准"（calibration）后才能作为类概率使用。有趣的是，虽然分类器估计出的类概率值一般都不太准确，但基于类概率进行融合却往往比直接基于类标签进行融合性能更好。

需注意的是，若基学习器的类型不同，则其类概率值不能直接进行比较；在此种情形下，通常可先将类概率输出转化为类别输出（例如，将类概率输出最大的 $h_i^j(x)$ 设为 1，其他设为 0），然后再投票。

（三）集成学习在医疗方面的应用

随着大数据时代的快速发展，涌现出越来越多的集成学习算法，并广泛应用于各个领域，如遥感、语音识别、疾病诊断等。其中，智能医疗是机器学习与医学领域相结合的一个典型例子，通过计算机智能手段，逐步建立医疗信息平台，实现患者与医疗工作者的互动，进而推动医疗事业的信息化和智能化。

医疗数据类型大致分为数值和图像两大类型，其中集成学习在数值类型医疗数据方面的应用如下：2011 年，吕奕等提出一种将 AdaBoost、Class-balanced SVM 与 Logistic 的概率结果集成的模型，用于预测肠癌患者肝转移的概率，最终取得了比单一模型更大的曲线下面积（AUC）。这样的方式避免了单一方法的局限性，改善了传统方法的不足。2013 年，Lee 等为了提高急性阑尾炎的诊断准确率，提出一种基于预聚类的集成学习方法，该方法大大改善了对于不平衡样本学习效果不佳的问题，减少了潜在信息的损失。同样，为了更好地预测儿科疾病的诊断结果，霍东雪等采用模型融合的方式构造了集成学习模型，并与单一模型的准确率作比较，结果提高了约 6%。2016 年，Kilic 等使用 Bagging、梯度提升（gradient boosting）、随机子空间（random subspace）采样等集成学习方法对绝经后妇女进行骨质疏松性骨折预测，结果显示基于随机子空间的随机森林（random forest based on random subspace，RSM-RF）集成分类器模型预测精度最佳。2017 年，Liu 等发现仅通过单一回归分析估计肾小球滤过率会产生较大误差，因此采用集成学习的方式提高模型精度，实验表明，估算模型的精度提高了 3%。2017 年，Kruse 等使用逻辑回归、随机森林模型及 Bagging 和 Boosting 集成学习方法预测髋部骨折，研究结果表明集成学习方法预测效果更佳。然而使用集成学习模型的研究绝大多数是对相同结构的个体学习器进行集成，使用异构分类器的研究还相对较少。2021 年，陈婉琦等使用 Stacking 构建异构分类器 EtDtb-S，经相关性分析后筛选出 16 个特征作为特征向量，选用极端随机树、基于决策树的 Bagging 集成模型（decision tree based on bagging，DTB）作为初级学习器，以逻辑回归作为二级学习器进行集成。实验结果表明，集成的异构分类器比同构分类器预测准确性更高。

医学影像蕴含着丰富的信息，在某些疾病诊断中发挥着重要作用，其中图像分类是医学图像数据处理中一个重要分支。2015 年，林晓佳设计出一种基于改进 Adaboost M1 算法的医学图像分类系统，该方法是在数据挖掘中引入集成学习的概念，使用 SVM 作为分类器，以此提高医学图像分类准确性。2017 年，Cong 等提出采用选择性集成诊断结合超声图像和乳房 X 线图像的乳腺癌，并通过真实数据验证了模型的有效性。

图像分割是医学图像数据处理中另一主要研究分支。所谓图像分割是指根据灰度、色彩、空间纹理、几何形状等特征把图像划分成若干个互不相交的区域，使得这些特征在同一区域内表现出一致性或相似性，而在不同区域间表现出明显的不同。也就是说，把感兴趣区域从一幅图像中分离出来，以便进一步处理。常用医学影像技术包括血管造影（angiography）、心血管造影（angiocardiography）、计算机体层成像（computerized tomography，CT）、乳房 X 线摄影（mammography）、正电子发射断层成像（positron emission tomography，PET）、磁共振成像（magnetic resonance imaging，MRI）、超声检查（ultrasonography）。2011 年，王威等提出了基于集成技术的 W-MEANS 算法，在脑部图像中进行图像分割；2015 年，Wang 等提出了基于 CNN 和随机森林的分层视网膜血管的分割算法。

（四）模型融合

众所周知，随着训练数据量的增大，多样化的增强，机器学习模型所训练的模型会变得更精准。机器学习的工作性能依赖于数据的数量与多样性，属于数据驱动类型。然而，随着人工智能落地，场景越来越丰富，社会对于数据隐私的关注也越来越高。在法律层面上，法规制定者和监管机构正在考虑出台新的法规来规范数据管理和使用。一个典型的例子便是 2018 年欧盟开始执行的《通用数据保护条例》（*General Data Protection Regulation*，GDPR）。在美国，《加利福尼亚州消费者隐私法》（*California Consumer Privacy Act*，CCPA）于 2020 年 1 月在加利福尼亚州正式生效。此外，我国的《中华人民共和国民法通则》以及 2017 年开始实施的《中华人民共和国网络安全法》同样对数据的收集和处理提出了严格的约束和控制要求。

在这样的法律环境下，相关行业的研究人员只能对自己机构的数据集进行分析和挖掘。无论是经典的学习算法，还是集成学习，都需要进行训练数据的集中，而这个条件在许多领域，尤其在与医学相关的应用场景中无法得到满足。如果单个组织（如特定的医疗诊所）所拥有的数据量不是非常大，并且相似度较高，多样化不足，则在这样的数据集上进行机器学习，研究人员最终可能得到扩展性较差的模型，或者容易产生过拟合的结果。在这种情况下，数据孤岛会逐渐形成，而联邦学习则是解决数据孤岛问题的一种有效方法。

（五）联邦学习介绍

联邦学习旨在建立一个基于分布数据集的联邦学习模型。联邦学习包括两个过程，分别是模型训练和模型推理。在模型训练过程中，模型相关的信息能够在各方之间交换（或者是以加密形式进行交换），但隐私数据不能交换。这一交换不会暴露每个站点上数据的任何受保护的隐私部分。已训练好的联邦学习模型可以置于联邦学习系统的各参与方，也可以在多方之间共享。

当推理时，模型可以应用于新的数据实例。例如，在 B2B 场景中，联邦医疗图像系统可能会接收一位新患者，其诊断来自不同的医院。在这种情况下，各方将协作进行预测。具体来讲，联邦学习是一种具有以下特征的用来建立机器学习模型的算法框架，并不会限制其中的模型算法选择。

（1）有两个或以上的联邦学习参与方协作构建一个共享的机器学习模型。每一个参与方都拥有若干能够用来训练模型的训练数据。

（2）在联邦学习模型的训练过程中，每一个参与方拥有的数据都不会离开该参与方，即数据不离开数据拥有者。

（3）联邦学习模型相关信息能够以加密方式在各方之间进行传输和交换，并且需要保证任何一个参与方都不能推测出其他方的原始数据。

（4）联邦学习模型的性能要能够充分逼近理想模型（是指通过将所有训练数据集中在一起并训练获得的机器学习模型）的性能。

根据应用场景的不同，联邦学习系统可能涉及也可能不涉及中央协调方。图 4-19 中展示了一种包括中央协调方的联邦学习架构示例。在此场景中，协调方

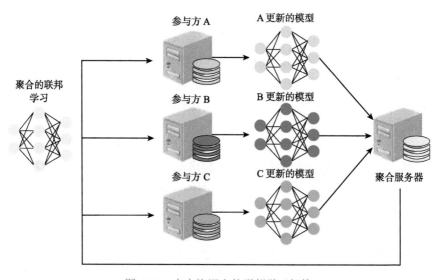

图 4-19　中央协调方的联邦学习架构

是一台聚合服务器（也称为参数服务器），可以将初始模型发送给各参与方 A～C。参与方 A～C 分别使用各自的数据集训练该模型，并将模型权重更新发送到聚合服务器。之后，聚合服务器将从参与方处接收到的模型更新并使用聚合算法（如联邦平均算法）融合起来，将聚合后的模型更新发回给参与方。这一过程将会重复进行，直至模型收敛、达到最大迭代次数或者达到最长训练时间。在这种体系结构下，参与方的原始数据永远不会离开本地。这种方法不仅保护了用户的隐私和数据安全，还减少了发送原始数据所带来的通信开销。此外，聚合服务器和参与方还能使用加密方法（如同态加密）来防止模型信息泄露。

除此之外，联邦学习架构也能被设计为对等网络（Peer-to-Peer，P2P）的方式，即不需要中央协调方。这进一步确保了安全性，因为各方无须借助第三方便可以直接通信，如图 4-20 所示。这种体系结构的优点是提高了安全性，但可能需要更多的计算操作来对消息内容进行加密和解密。

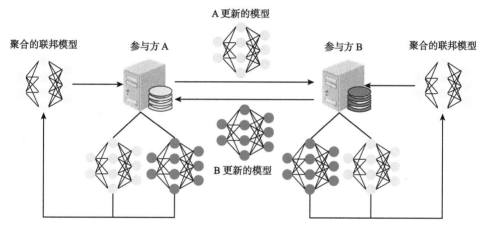

图 4-20　对等网络联邦学习架构

联邦学习带来了许多益处，由于它被设计为不需要直接交换或者收集数据的形式，所以保护了用户的隐私和数据安全。联邦学习还允许若干参与方协同训练一个机器学习模型，从而使各方都能得到一个比自己训练更好的模型。

1. 联邦学习原理

横向联邦学习适用于参与方的数据有重叠的数据特征，即数据特征在参与方之间是对齐的，但是参与方拥有的数据样本是不同的，类似于在表格视图中将数据水平划分的情况。因此，我们也将横向联邦学习称为按样本划分的联邦学习（sample-partitioned federated learning 或 example-partitioned federated learning）。图 4-21 展示了横向联邦学习的数据定义。

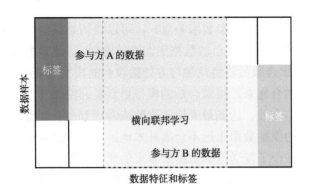

图 4-21　横向联邦学习的数据定义

例如，当联邦学习的参与方是两家位于不同区域的医院时，它们虽然可能只有很少的重叠患者，但是患者可能患有相同的疾病，因此具有非常相似的特征空间。这意味着这两家医院的患者的重叠部分较小，而数据特征的重叠部分较大，这两家医院就可以通过横向联邦学习来协同建立一个机器学习模型。

与横向联邦学习不同，纵向联邦学习适用于联邦学习参与方的训练数据有重叠的数据样本，即参与方之间的数据样本是对齐的，但是在数据特征上有所不同，类似于在表格视图中将数据垂直划分的情况。因此，我们也将纵向联邦学习命名为按特征划分的联邦学习（feature-partitioned federated learning）。图 4-22 展示了纵向联邦学习的数据定义。

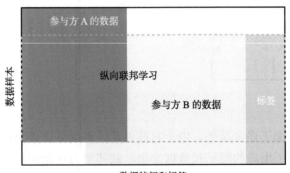

图 4-22　纵向联邦学习的数据定义

假设两家不同的专科医院（例如，皮肤科和肛肠科）需要构建针对跨医学领域疾病的预诊模型，它们在患者群体上有非常大的交集，因此可以在各自的不同特征空间上协作，得到一个更好的机器学习模型。换言之，用户的重叠部分较大，而数据特征的重叠部分较小，则这两家医院可以协作地通过纵向联邦学习方式训练机器学习模型。

虽然联邦学习框架具有客户-服务器（client-server）和对等网络两种架构，但由于前者使用场景更为广泛，且本书篇幅有限，本节将只对客户-服务器架构进行介绍。

典型的横向联邦学习系统的客户-服务器架构示例如图 4-23 所示，也被称为主-从（master-worker）架构或者轮辐式（hub-and-spoke）架构。在这种系统中，具有同样数据结构的 K 个参与方（也称为客户或用户）在服务器（也称为参数服务器或者聚合服务器）的帮助下协作地训练一个机器学习模型。横向联邦学习系统的训练过程通常由如下四步组成。

（1）各参与方在本地计算模型梯度，使用同态加密、差分隐私或秘密共享等加密技术对梯度信息进行掩饰，并将掩饰后的结果（简称为加密梯度）发送给聚合服务器。

（2）服务器进行安全聚合（secure aggregation）操作，如使用基于同态加密的加权平均算法。

（3）服务器将聚合后的结果发送回各参与方。

（4）各参与方对收到的梯度进行解密，并使用解密后的梯度结果更新各自的模型参数。

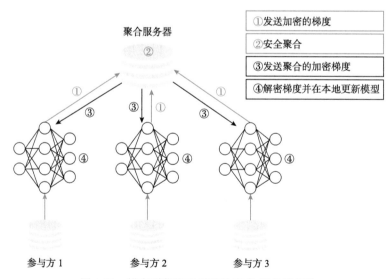

图 4-23 横向联邦学习系统的客户-服务器架构

上述步骤将会持续迭代进行，直到损失函数收敛或者达到设定的迭代次数上限或允许的训练时间，这种架构独立于特定的机器学习算法（如逻辑回归和深度神经网络），并且所有参与方将会共享最终的模型参数。

2. 联邦学习在医疗方面的应用

医疗机构在医学研究、临床诊断、医疗服务等领域，对基于多维度医疗数据的统计分析与数据挖掘一直存在着极大需求，但其核心是各医疗机构需要拥有大量样本且维度丰富的个人健康医疗数据，而现实往往是各医疗机构始终存在数据共享流通问题难以有效解决。

随着科技的不断研究与创新，联邦学习出现，有效解决了当前医疗领域在数据共享分析过程中所存在的数据隐私安全保护问题。联邦学习使得各医疗数据参与方在不共享原始数据的基础上，通过交互进行联合建模，从技术上打破数据孤岛现象，实现医疗大数据的协作机器学习。因此，联邦学习模式在医疗领域能有效满足跨机构进行生物医疗大数据联合分析的需求，一方面保证了医疗机构对个人患者数据的隐私信息安全保护，另一方面也提高了医疗数据模型应用分析的准确性。

医疗机构的数据类型与信息维度较为复杂，主要数据包括结构化电子病历、非结构化电子病历、基因数据和图像数据等，这些报告或影像数据均涉及个人用户的隐私信息，如个人生物信息、历史过敏信息、药物使用情况、门诊住院信息、化验测试结果和医嘱病历信息等，因此个人医疗数据的隐私安全保护显得极为重要。联邦学习在医疗场景的应用，实现了以上各维度医疗数据的有效融合与分析，破解了医疗领域数据安全与隐私保护的难题，并生成更精准的病例预测模型，助力医疗机构提供更好的医疗服务。

以联邦学习实际应用举例，某区域的医疗机构 A 和医疗机构 B 进行数据合作，通过双方数据希望联合建立某疾病预测模型，以应用于实际医疗服务中，提高某疾病的诊断率。两个医疗机构具有相同区域的用户样本数据，但各方掌握不同维度的科研病例特征数据，此外医疗机构 A 还拥有模型需要预测的标签数据。由于各方数据均涉及个人数据隐私保护问题，医疗机构 A 和 B 无法直接进行数据交换。若引入联邦学习系统平台，则可以在保证双方原始数据不出本地的情况下，通过加密算法对双方医疗样本数据进行对齐求交，并共享双方特征指标进行模型训练，直至达到预期的模型性能指标，从而形成实际场景应用的某疾病预测模型，有效提升了医疗机构的医疗诊断服务质量。

除了可以训练生成疾病预测模型以外，还可以衍生更多维度的潜在应用场景，包括分级诊疗、慢病防控、疾病早筛、医保控费等方向。联邦学习在未来医疗领域的应用范围会逐渐扩大，不断凸显其核心价值，有效提升医疗机构的服务质量，促进医疗领域健康产业的快速发展。

Liu 和 Zhang 在联邦学习和集中式学习中都进行了诊断新型冠状病毒肺炎（COVID-19）的实验，实验结果证明了联邦学习与集中式学习的模型性能相当。Choudhury 在电子健康记录数据集上进行药物不良反应预测实验，并将集中式学习、本地化学习和联邦学习的结果进行比较。Baheti 的实验也表明，肺结节检测在联邦学习框架内具有更高的准确率。Roth 和 Jimenez 使用乳房 X 线摄影数据集分别对乳房密度和癌症进行分类。Yi 提出了用于脑肿瘤分割的 SU-Net 算法，它在联邦学习环境中也表现出更大的 AUC。

　　Xu 使用 FedMood 来分析和诊断抑郁症。FedMood 是部署在 DeepMood 上，使用从多部智能手机收集的用户键盘输入行为数据和汉密尔顿抑郁量表（HDRS）分数来分析受试者的心理状态。Yoo 提出了一种分层聚类方法（PFCM），可使用心率变异性对重度抑郁症的严重程度进行分类。Liu 提出了专为抑郁症治疗而设计的 DTbot 系统。DTbot 采集用户的实时语音和图像，并分析用户情绪，如果识别出悲观情绪，就会播放迎合用户喜好的音乐来放松其情绪。

　　Wu 使用联邦学习进行活动识别，提出了基于 GCAE 算法的 FedHome 框架，为居家长者提供更加个性化和准确的健康监测。Can 分析从智能手环收集的心脏活动（cardiac activity）数据，用于各种场合的压力水平监测。Yuan 提出了一种用于医疗物联网设备的联邦学习框架，该框架减少了计算负载及边缘设备与服务器之间的通信开销。

　　许多最近的工作将联邦学习应用于医疗数据，其预测准确度高于或可与集中式机器学习媲美，因此暗示了联邦学习的潜力，即不仅可以提高性能，还可以保护数据隐私，以便从业者将其进一步用于疾病预测等。

参 考 文 献

黄嘉韵，郭宏，邝艳萍，2016. 基于决策树算法的鼻衄辨证规律初步研究. 中华中医药杂志，31（11）：4770-4773.

毛国军，段立娟，王实，等，2005. 数据挖掘原理与算法. 北京：清华大学出版社.

徐玮斐，顾巍杰，刘国萍，等，2016. 基于随机森林和多标记学习算法的慢性胃炎实证特征选择和证候分类识别研究. 中国中医药信息杂志，23（8）：18-23.

Quinlan JR，1986. Induction of decision trees. Machine Learning，81-106.

Quinlan JR，1987. Simplifying decision trees. International Journal of Machine Studies，27（3）：221-234.

Quinlan JR，1993. C4.5：Programs for machine learning.San Mateo：Morgan Kaufmann，235-240.

Tanno R，Arulkumaran K，Alexander DC，et al，2018. Adaptive Neural Trees. International Conference on Machine Learning. PMLR，97.

Wan A，Dunlap L，Ho D，et al，2020. NBDT：Neural-Backed Decision Trees. International Conference on Learning Representations.

Zhou ZH，Feng J，2017. Deep Forest：Towards An Alternative to Deep Neural Networks. The 26th International Joint Conference on Artificial Intelligence.

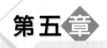

第五章 医学大数据挖掘回归预测

第一节 时空聚集探测模型

一、概　述

手足口病（hand foot and mouth disease，HFMD）是威胁婴儿和学前儿童健康的重要传染病之一。许多研究人员对不同地区手足口病进行了研究，本书采用局部空间自相关（LISA）、空间过滤和时空扫描统计方法，基于乡镇空间尺度对北京市手足口病的流行病学特征和高风险时空聚集区进行了深入分析和探测。结果发现北京市手足口病的流行病学特征与以往研究大体一致，北京市 2008～2012年间手足口病时空分布和聚集模式相对稳定，风险人群主要分布在城乡过渡区域，该发现为疾病监测、风险定量评估和早期预警提供了科学依据。

手足口病首次报道出现在 1958 年，研究发现 20 多种肠道病毒与手足口病有关。尽管关于肠道病毒（EV）71 型导致的手足口病防治疫苗取得了重大进展，但是由于许多其他相关病原体（如 CoxA 16 与 EV 71 的变体）导致的手足口病还无法根除和预防，手足口病流行病学监测、风险探测和早期预警仍然至关重要。

近年来，手足口病疫情常见于亚太地区，尤其是东亚和东南亚，如中国、新加坡、日本、马来西亚、韩国和越南均出现过手足口病疫情。2008 年我国出现了全国范围内的手足口病疫情，自 2008 年 5 月，我国卫生部将手足口病列为监测系统法定报告的丙类传染病。

我国的手足口病疫情具有时空异质性特点，北京市在 2008 年 1 月至 2012 年12 月期间报告手足口病病例共 157 707 例，其中 2008 年总计 18 446 例，2009 年增长 32.73%，2010 年增长 146.17%，2011 年增长 67.2%，2012 年增长 108.87%，呈现逐年增长的态势。2000～2012 年，随着社会经济的快速发展，北京市总人口规模年均增长 3.4%。社会因素对手足口病流行病学特征的重要影响越来越明显，但社会环境等因素的变化对手足口病流行病学特征与时空聚集模式究竟产生多大影响仍未可知，本书针对北京市手足口病基于精细空间尺度的时空聚集模式演变进行探测分析。

空间聚类分析为公共卫生服务优化配置和潜在环境、社会行为风险因素识别提供了有力工具。由于手足口病风险具有时空特异性，因此识别风险区域、风险因子、风险等级和风险人群显得尤为重要。通过对空间过滤与扫描统计方法的计算分析结果进行比较，可克服单一方法带来的局限性，为风险识别和探测提供更为可靠的信息，为手足口病疫情空白区域的发病风险评估提供科学方法。本书针对两种方法的计算结果进行比较，并对手足口病疫情的空间聚集模式进行探测，为北京市手足口病疫情的前瞻性监测提供科学依据。

二、数据来源与研究方法

（一）数据收集

手足口病病例数据由北京市疾病预防控制中心提供，病例数据主要包括基本社会人口信息，有些病例包含了病原体检测信息，病例记录由医生和其他专业的工作人员完成和校验。2008～2012 年行政单元的人口数据采用米自《北京统计年鉴》的 2010 年人口普查数据。手足口病病例家庭住址以乡镇街道办的地理编码表示。

（二）流行病学分析

病例数据以乡镇街道办空间尺度进行统计分析，属性特征包括年龄、性别、人群和病原体类型。手足口病年龄-性别发病率以每个年龄-性别组的手足口病病例数与该组别的人口数之比表示。总发病率以手足口病病例数与相应研究阶段的平均人口数之比表示。

（三）局部空间自相关分析

基于局部空间自相关分析，使用局域空间关联指标（local indicators of spatial association，LISA）方法研究了 2008～2012 年期间街道办尺度上手足口病发病率的空间自相关性。LISA 聚集地图是用于空间随机假设评估的有力工具，可以探测手足口病疫情的局部热点和冷点区域。单变量 LISA 可评估给定区域与其相邻区域均值之间的线性关系（正相关或负相关）。LISA 聚集地图和 LISA 显著性地图可用于表达数据空间自相关性空间分布。LISA 聚集地图给出两类正空间相关关系（高-高、低-低）以及两类负空间相关关系（高-低、低-高）。LISA 显著性地图（P 值分布图，默认为 $P<0.05$）可将统计显著的空间聚集区域可视化。本研究采用一阶 Rook 邻接空间权重矩阵对北京市乡镇街道办的空间关系进行评估分析，实验采用 GeoDa（V1.4.1）软件（https://geodacenter.asu.edu/projects/ nij/software）完成。

（四）空间过滤方法

空间过滤方法（spatial filtering）基于不作分布假设的非参数统计方法对发病率和疾病风险进行估计，该方法用于先天异常、婴儿死亡率、新生儿低体重、出生缺陷和其他类型出生缺陷发病率的空间插值和聚类分析。本研究采用空间过滤方法进行手足口病疫情风险的空间变异制图与疫情风险探测。

空间过滤方法的基本实现流程：①确定覆盖研究区域的规则格网点；②以固定距离或自适应距离为半径创建以每个格网点为中心的圆形区域，以研究区内每个圆内的病例数为分子，风险人群为分母，计算其比值；③假设风险人群中每个个体的患病概率相同（零假设），生成风险人群中的模拟随机病例。假设模拟运行的次数为 N ，每次模拟过程中，采用模拟病例替换真实病例之后，重复步骤②。经过以上步骤，可计算得到每个格网点的期望发病率，通过比较每个格网点的实际发病率和期望发病率计算得到实际发病率的经验 P 值（概率）。如果步骤②中计算得到的格网点的实际发病率在 N 次模拟过程中大于期望发病率的次数为 n ，那么实际发病率的 P 值（概率）通过公式（5-1）计算得到

$$P(\text{simulated} \geq \text{observed} \mid H_0) = (N - n + 1)/(N + 1) \tag{5-1}$$

以手足口病疫情分析为例，空间过滤建模分析步骤如下：①以 4.8km 为格网分辨率生成覆盖研究区域的空间规则格网点（共 698 个格网点）；②生成 2008～2012 年每个年份的“病例-人口”文件，其中包括每个空间单元（街道办）的属性信息，比如行政编码、经纬度坐标、实际病例数、期望病例数（零假设）及风险人群的数量；③将上述规则格网点和“病例-人口”文件作为空间过滤模型的输入，计算得到关于规则格网点的发病率及统计量检验结果文件，其中包括实际发病率、标化发病率（standardized morbidity rate，SMR）[式（5-2）～式（5-4）]、统计量检验值（Z 值和 P 值）、采用加权空间过滤方法计算得到的加权发病率及其统计量检验值，加权计算能够避免疾病风险估计过于平滑，以期更可能趋近于真实的风险值，尤其是在高风险区域规模小于空间过滤半径的情况下。SMR 计算采用的是间接标准化方法，公式如下：

$$R_{Z,\text{indirect}} = R \cdot \text{SMR}_Z \tag{5-2}$$

$$\text{SMR}_Z = O_Z / E_Z \tag{5-3}$$

$$E_Z = \sum_{S=1}^{K} R_S \cdot \text{Pop}_{S,Z} \tag{5-4}$$

其中，R 表示原始发病率；SMR_Z 表示区域 Z 的标化发病率，O_Z 表示区域 Z 的实际病例数；E_Z 表示区域 Z 的期望病例数；R_S 表示特定年龄和性别组 S 的发病率；$\text{Pop}_{S,Z}$ 表示区域 Z 的特定年龄-性别组的人口数。

（五）扫描统计方法

空间扫描统计方法源于实现单纯的一维点过程聚集探测的扫描统计方法，由 Kulldorff 首次提出用于时空聚集区域探测。本研究采用基于泊松模型（Poisson model）的空间聚集分析对手足口病发病率的空间聚集区进行探测，该方法采用圆形或椭圆形窗口对研究区域进行扫描统计计算，窗口半径规模随着研究区域的人口规模发生变化。泊松模型假设每个区域的手足口病病例数呈现泊松分布规律，在没有加入协变量的零假设下，每个区域的期望病例数与其人口规模是成正比的。泊松模型的概率计算函数为

$$P(n_G) = \frac{e^{-p\mu(Z) - q[\mu(G) - \mu(Z)]}\{p\mu(Z) + q[\mu(G) - \mu(Z)]\}^{n_G}}{n_G!} \tag{5-5}$$

其中，G 表示整个研究区域；Z 表示 G 的子区域；$n_G!$ 表示 G 的实际病例数；p 表示子区域 Z 内的实际发病的概率；q 表示子区域 Z 外的实际发病的概率；μ 表示风险人群的规模。

本研究在泊松模型中引入患者的年龄和性别两个协变量，使得泊松估计更为有效。手足口病病例及风险人群的年龄-性别分布呈现明显的空间变异，协变量的引入对手足口病疫情聚集探测具有重要的影响和作用，能够帮助揭示导致疾病风险聚集的潜在因素。期望病例数的计算仍然采用前文所述的间接标准化方法[式（5-3）]。

基于时空重排模型（space-time permutation model）的空间扫描统计能够对手足口病的时空聚集模式进行探测分析，其特点在于只需要利用病例数进行发病概率计算，是地方和国家卫生部门建立早期疾病探测与监测系统的重要工具。时空重排模型的概率函数为

$$P(C_A) = \frac{\left(\begin{array}{c}\sum\limits_{z \in A} c_{zd} \\ c_A\end{array}\right)\left(\begin{array}{c}C - \sum\limits_{z \in A} c_{zd} \\ \sum\limits_{d \in A} c_{zd} - c_A\end{array}\right)}{\left(\begin{array}{c}C \\ \sum\limits_{d \in A} c_{zd}\end{array}\right)} \tag{5-6}$$

其中，C 表示实际病例总数；c_{zd} 表示区域 z 在天数为 d 期间的实际病例数；c_A 表示扫描圆柱 A（圆形底面表示地理区域，圆柱高度表示时间）的实际病例数。

概率函数的零假设指的是发病率（泊松模型）或病例之间的时空独立性（时空重排模型）在扫描窗口内外是相同的。对于每个扫描窗口，都需要计算似然比和相对风险，以进行假设检验。探测到的聚集区的 P 值由蒙特卡罗随机模拟估计得到。具有最大似然比的扫描窗口探测为一级聚集区，似然比统计显著的其他扫描窗口探测为二级聚集区。扫描统计分析采用 SaTScan™ v9.1.1 软件完成，统计分析可视化

采用 ArcGIS V10.1 软件完成。

三、研究结果

（一）流行病学分析

　　基于 2008～2012 年北京市街道办空间单元尺度对手足口病（HFMD）病例数及患者的年龄构成、性别构成、人群分布和致病病毒类型进行流行病学统计分析（表 5-1），手足口病的年龄-性别发病率表示为年龄-性别组的病例数与总人口数的比值。2008～2012 年北京市手足口病病例累计 157 707 例，重症病例 1465 例，死亡病例 33 例，23%的死亡病例出现在 5～7 月。大部分病例年龄范围为 0～9 岁，总计 153 060 例，占比为 97.05%（表 5-1）。从人群属性看，大部分病例为学龄前儿童，散居儿童占比为 52.32%，幼儿园儿童占比为 41.56%，其余病例包括学生和成人，占比为 6.13%。实验室检测病例数为 7244 例，CoxA16、EV71 及其他肠道病毒所致病例占比分别为 42.12%、42.37%及 15.52%，主要病原体类型为 CoxA16 和 EV71。从性别构成来看，男性病例数为 95 012 例，女性病例数为 62 695 例，平均男女性别比为 1.52∶1。2008～2012 年总发病率为 164.3/10 万（表 5-2），总发病率表示为总病例数与总人口数的比值。0～4 岁年龄组的发病率最高，该组病例数占比在 2009 年最高（83.78%），2012 年最低（74.89%）。5～9 岁年龄组病例数占比从 2009 年的 13.61%上升到 2012 年的 22.2%，该年龄组发病率从 2008 年的 632.3/10 万上升到 2012 年的 1621.2/10 万。各年龄-性别组的手足口病性别比都有所不同（表 5-3）。0～14 岁年龄组男性发病率高于女性，但是 15 岁以上年龄组女性发病率稍高于男性。总体来看，男性发病率显著高于女性。手足口病病例季节性分布特征和暴发高峰时段如图 5-1 所示，发病率年际高峰大部分出现在 4～7 月，2011 年出现了夏季（5～7 月）-秋季（10～11 月）双高峰。

表 5-1　北京市手足口病人群分布特征（2008～2012 年）

组别	2008 年	2009 年	2010 年	2011 年	2012 年	总计
年龄/岁						
0～4	14 959（81.10）	20 512（83.78）	36 187（79.69）	24 456（79.29）	28 853（74.89）	124 967（79.24）
5～9	2 855（15.48）	3 333（13.61）	7 892（17.38）	5 460（17.70）	8 553（22.20）	28 093（17.81）
10～14	411（2.23）	369（1.51）	736（1.62）	528（1.71）	619（1.61）	2 663（1.69）
≥15	221（1.20）	269（1.10）	593（1.31）	398（1.29）	503（1.31）	1 984（1.26）
人群						
幼儿园儿童	7 009（38.00）	9 597（39.20）	19 330（42.57）	13 511（43.81）	16 090（41.76）	65 537（41.56）
散居儿童	10 080（54.65）	13 552（55.35）	23 472（51.69）	15 562（50.46）	19 840（51.50）	82 506（52.32）
其他	1 357（7.36）	1 334（5.45）	2 606（5.74）	1 769（5.74）	2 598（6.74）	9 664（6.13）

续表

组别	2008 年	2009 年	2010 年	2011 年	2012 年	总计
病原体						
CoxA16	76（16.14）	459（52.04）	626（30.37）	607（43.23）	1 283（52.89）	3 051（42.12）
EV71	347（73.67）	316（35.83）	988（47.94）	594（42.31）	824（33.97）	3 069（42.37）
其他 EV	48（10.19）	107（12.13）	447（21.69）	203（14.46）	319（13.15）	1 124（15.52）
其他	17 975	23 601	43 347	29 438	36 102	150 463
性别						
男	11 263（61.06）	14 826（60.56）	27 371（60.28）	18 473（59.90）	23 079（59.90）	95 012（60.25）
女	7 183（38.94）	9 657（39.44）	18 037（39.72）	12 369（40.10）	15 449（40.10）	62 695（39.75）
性别比	1.57	1.54	1.52	1.49	1.49	1.52
总计	**18 446**	**24 483**	**45 408**	**30 842**	**38 528**	**157 707**

注：括号外为病例数，括号内为各组别的百分比。在病原体分组中，括号内为有实验室病原体检测结果中手足口病病例数的百分比，"其他"是无实验室病原体检测结果的病例记录数。

表 5-2 北京市手足口病各年龄组发病率（2008～2012 年）　　　　（1/10 万）

年龄/岁	2008 年	2009 年	2010 年	2011 年	2012 年	总计
0～4	2414.8（81.10）	3152.8（83.78）	5275.1（79.69）	3463.0（79.29）	3986.3（74.89）	650.8（79.24）
5～9	632.3（15.48）	702.9（13.61）	1578.4（17.38）	1060.7（17.70）	1621.2（22.20）	146.3（17.81）
10～14	90.8（2.23）	77.7（1.51）	146.9（1.62）	102.4（1.71）	117.1（1.61）	13.9（1.69）
15～19	8.6（0.45）	8.5（0.35）	16.9（0.40）	10.2（0.37）	10.0（0.29）	3.0（0.37）
20～24	1.9（0.24）	1.9（0.19）	4.9（0.28）	2.4（0.21）	3.9（0.28）	2.0（0.25）
25～29	1.2（0.14）	2.2（0.20）	3.4（0.18）	2.7（0.22）	3.3（0.22）	1.6（0.19）
30～34	2.2（0.20）	2.6（0.18）	6.3（0.25）	4.3（0.26）	5.6（0.28）	2.0（0.24）
35～39	1.5（0.13）	1.7（0.11）	3.3（0.12）	2.5（0.14）	2.4（0.11）	1.0（0.12）
40～44	0.2（0.02）	0.4（0.03）	1.2（0.04）	0.9（0.05）	1.5（0.07）	0.4（0.05）
45～49	0.1（0.01）	0.3（0.02）	0.6（0.02）	0.3（0.02）	0.5（0.02）	0.1（0.02）
≥50	0.1（0.02）	0.1（0.01）	0.1（0.01）	0.2（0.02）	0.2（0.03）	0.2（0.02）
总计	**104.2**	**131.6**	**231.5**	**152.8**	**186.2**	**164.3**

注：括号内为对应年份各年龄组病例数的百分比。

表 5-3 北京市手足口病各年龄-性别组发病率（2008～2012 年）　　　　（1/10 万）

年龄/ 岁	2008 年		2009 年		2010 年		2011 年		2012 年		总计
	男	女	男	女	男	女	男	女	男	女	
0～4	2824.3	1959.9	3641.9	2609.4	6083.4	4377.2	3956.5	2914.7	4564.0	3344.6	650.8
	（81.75）	（80.08）	（84.10）	（83.29）	（80.23）	（78.87）	（79.60）	（78.84）	（75.32）	（74.24）	（79.24）
5～9	720.2	532.4	805.9	585.8	1774.8	1355.1	1204.4	897.5	1823.2	1391.7	146.3
	（15.36）	（15.66）	（13.71）	（13.46）	（17.25）	（17.58）	（17.85）	（17.48）	（22.17）	（22.24）	（17.81）

续表

年龄/	2008 年		2009 年		2010 年		2011 年		2012 年		总计
岁	男	女	男	女	男	女	男	女	男	女	
10～14	96.4	84.7	81.0	74.0	159.7	132.8	109.7	94.3	127.2	105.9	13.9
	(2.03)	(2.53)	(1.36)	(1.73)	(1.53)	(1.75)	(1.61)	(1.87)	(1.53)	(1.72)	(1.69)
15～19	6.7	10.7	8.0	9.0	16.3	17.6	10.0	10.6	8.7	11.4	3.0
	(0.30)	(0.68)	(0.29)	(0.45)	(0.34)	(0.49)	(0.31)	(0.44)	(0.23)	(0.39)	(0.37)
20～24	1.8	1.9	1.5	2.2	3.3	6.6	1.4	3.5	3.0	4.9	2.0
	(0.20)	(0.31)	(0.13)	(0.28)	(0.16)	(0.46)	(0.10)	(0.36)	(0.19)	(0.43)	(0.25)
25～29	1.2	1.2	1.9	2.5	3.3	3.5	1.8	3.7	1.9	4.8	1.6
	(0.12)	(0.17)	(0.15)	(0.28)	(0.15)	(0.23)	(0.12)	(0.36)	(0.11)	(0.38)	(0.19)
30～34	1.7	2.7	1.7	3.6	5.5	7.1	4.0	4.7	5.4	5.8	2.0
	(0.13)	(0.29)	(0.10)	(0.31)	(0.19)	(0.34)	(0.21)	(0.34)	(0.23)	(0.34)	(0.24)
35～39	1.3	1.8	1.7	1.7	2.5	4.1	2.2	2.8	2.6	2.2	1.0
	(0.10)	(0.18)	(0.10)	(0.13)	(0.08)	(0.18)	(0.11)	(0.19)	(0.11)	(0.12)	(0.12)
40～44	0.1	0.3	0.2	0.7	1.1	1.3	1.1	0.6	1.9	1.1	0.4
	(0.01)	(0.03)	(0.01)	(0.05)	(0.04)	(0.06)	(0.05)	(0.04)	(0.08)	(0.06)	(0.05)
45～49	0.0	0.3	0.2	0.3	0.6	0.5	0.2	0.4	0.4	0.5	0.1
	(0.00)	(0.03)	(0.01)	(0.02)	(0.02)	(0.02)	(0.01)	(0.02)	(0.02)	(0.03)	(0.02)
≥50	0.0	0.1	0.1	0.0	0.0	0.1	0.1	0.3	0.2	0.3	0.1
	(0.01)	(0.04)	(0.02)	(0.00)	(0.00)	(0.01)	(0.01)	(0.06)	(0.02)	(0.05)	(0.02)
总计	123.2	83.9	154.4	107.3	270.3	190.1	177.2	126.7	216.0	154.4	821.3

注：括号内为对应年份各年龄组病例数的百分比。

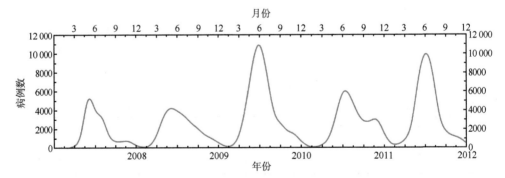

图 5-1　2008～2012 年北京市手足口病病例月际分布

（二）LISA 聚类地图

采用局部空间自相关统计量（local Moran's I）对北京市手足口病病例空间相关特性进行分析，采用蒙特卡罗随机模拟对该统计量进行显著性检验，发现手足口病发病率的空间聚集分布模式（高-高热点聚集和低-低冷点聚集）和空间异常值（高-低聚集和低-高聚集）。从结果可看出，老城区周围的城乡过渡区域为显著的高风险区域，老城区则表现为低风险发病区，空间异常区域（空间负相关）则主要散落在南部和东北部区域。

（三）相对风险

本研究采用 SMR 对手足口病相对风险（relative risk，RR）进行评估。SMR>1 的区域表示发病热点，SMR<1 的区域表示发病冷点。空间过滤和空间扫描统计揭示的发病风险区域分布有所差异。与相关研究结果类似，发病高风险区域主要位于老城区与远郊区县结合的城乡过渡地带。房山区的良乡镇被探测为显著的疫情暴发热点区域，空间扫描统计得到 SMR 值范围为 5.82（2012 年）～12.58（2009 年），空间过滤得到的 SMR 范围为 5.13（2012 年）～10.98（2009 年）。空间过滤模型能够估计病例数为 0 值区域的传染病暴发风险，获得地理空间连续分布的风险值，而空间扫描统计方法无法获得 0 值区域的发病风险。

（四）空间聚集

本研究中具有地理空间编码的病例数为 154 463 例，占总病例数的 97.94%。基于泊松概率模型的空间扫描统计方法，可以探测到统计量显著的疾病高发空间聚集区域，主要分为一级聚集区和次级聚集区，5 年间的聚集区位置和规模有所差异。空间扫描探测结果发现，一级疾病高发聚集区主要位于大兴区（2008～2010 年、2012 年）、房山区东部（2008 年、2009 年、2011 年）、通州区西南部（2008～2010 年、2012 年）、丰台区（2008 年、2009 年）。表 5-4 为北京市手足口病一级空间聚集区的区位、规模、发病风险及 P 等信息。

表 5-4　北京市手足口病部分一级空间聚集区探测统计（2008～2012 年）

年份	区位中心	聚集乡镇数/个	聚集区半径/km	实际病例数	期望病例数	发病风险	P
2008	大兴区榆垡镇	56	41.65	6185	4474.22	1.58	0.001
2009	大兴区榆垡镇	56	41.65	9323	5895.43	1.95	0.001
2010	大兴区魏善庄镇	36	24.65	11 641	7444.33	1.76	0.001
2011	房山区新镇	40	24.00	6243	3840.32	1.79	0.001
2012	大兴区安定镇	39	28.76	9787	6361.95	1.73	0.001

（五）时空聚集

基于时空重排模型的时空扫描统计方法，探测到 5 年间北京市手足口病高发的时空聚集模式（表 5-5），主要包括 1 个一级高发热点区域和 13 个二级高发热点区域。一级热点主要位于北京市西南方向的房山区中东部（发病风险为 2.18，P=0.001，时间范围为 2010 年 10 月 1 日～2011 年 7 月 31 日，涵盖 16 个乡镇）。不同时间范围出现的二级热点则散落在各个区县，涵盖 147 个乡镇，发病风险范围为 1.23（2010 年 10 月 1 日至 2012 年 12 月 31 日，P=0.001）～3.7（2009 年 9 月 1 日至 2009 年 12 月 31 日，P=0.001）。

表 5-5　基于时空重排模型的手足口病疫情高风险时空聚集区域特征分析（2008～2012 年）

聚集区 ID	聚集区域个数	聚集区半径/km	起始时间	终止时间	相对风险	P
1	16	15.18	2010 年 10 月 1 日	2011 年 7 月 31 日	2.18	0.001
2	30	44.53	2009 年 3 月 1 日	2009 年 9 月 30 日	2.11	0.001
3	5	4.70	2008 年 7 月 1 日	2010 年 5 月 31 日	1.35	0.001
4	9	12.81	2009 年 9 月 1 日	2009 年 12 月 31 日	3.70	0.001
5	1	0.00	2008 年 5 月 1 日	2008 年 6 月 30 日	2.75	0.001
6	19	15.30	2012 年 6 月 1 日	2012 年 11 月 30 日	1.47	0.001
7	15	5.59	2008 年 6 月 1 日	2008 年 11 月 30 日	1.68	0.001
8	15	12.63	2010 年 3 月 1 日	2010 年 6 月 30 日	1.30	0.001
9	10	28.00	2010 年 6 月 1 日	2010 年 10 月 31 日	1.79	0.001
10	6	17.10	2011 年 9 月 1 日	2012 年 8 月 31 日	1.40	0.001
11	3	2.18	2010 年 9 月 1 日	2010 年 11 月 30 日	3.20	0.001
12	23	5.39	2010 年 10 月 1 日	2012 年 12 月 31 日	1.23	0.001
13	9	5.21	2011 年 11 月 1 日	2012 年 1 月 31 日	2.02	0.001
14	2	3.39	2009 年 6 月 1 日	2009 年 7 月 31 日	2.21	0.001

注：ID 1 为一级聚集区；ID 2～14 为 13 个二级聚集区。

四、讨　　论

北京市手足口病疫情存在时间、年龄、性别等属性差异，男童（尤其是 0～4 岁男童）发病风险更高，属于脆弱人群。本书发现北京市手足口病存在夏季和秋季两个发病高峰。局部空间相关性分析发现老城区附近存在环状高发区域，北部则为低发区域，南部和东南部则探测到散落的空间异常发病区域。扫描统计能够从时间、空间多维度属性探测发病聚集模式，但是空间扫描统计方法前提是假设聚集区域扫描窗口为圆形或圆柱形，这可能与实际聚集区域形状不符，因此今后空间流行病学研究应该针对以上不足加以改进。空间过滤与时空扫描统计两种方法在疾病风险探测与预警方面各有所长、互为补充，空间过滤模型能够估计病例数为 0 值区域的传染病暴发风险，获得地理空间连续分布的风险值，但是在过滤半径参数的选择上要非常慎重。因此，本书将两种空间风险探测方法进行对比分析，能够获得更为详细的疾病发病的空间聚集分布信息，这为更及时、准确的疾病防控提供了科学依据。两种风险分析方法计算结果表明，北京市手足口病疫情呈现复杂的时空耦合聚集演变模式，并不仅仅存在单纯的空间或时间异质性。两种分析方法均发现老城区周围环状过渡区域为发病高风险地带，西南部的房山区和大兴区、东南部的通州区均呈现出发病风险增长的趋势。这些区域在将来疾病防控中应该受到特别关注和重视，保障区域医疗资源的配置。

本研究虽然获得了有意义的发现，但仍存在以下不足之处。首先，上报的手足口病病例中只有 4.59%具有病原体检测结果，因此限制了病原体检测数据分析的深入探讨；其次，地理空间编码缺失的病例记录在一定程度上影响了分析结果的精度。总而言之，从人群（年龄、性别等）、时间和空间多维度对手足口病聚集模式和风险进行探测分析，对疾病监测和及时、精准防控具有十分重要的意义。另外，本书针对手足口病疫情在人群、空间和时间的演变研究结果表明，手足口病风险及驱动力（如气象、地理环境和社会经济要素）分析是今后需要继续关注和开展的重要研究课题。

参 考 文 献

Ang LW，Koh BK，Chan KP，et al，2009. Epidemiology and control of hand，foot and mouth disease in Singapore. Ann Acad Med Singapore，38（2）：106-112.

Anselin L，Lozano N，Koschinsky J，2006. Rate transformations and smoothing.（2020-08-06）[2021-09-26]. https://www.researchgate.net/publication/249913160_Rate_Transformations_and_Smoothing.

Anselin L，Syabri I，Kho Y，2006. GeoDa：an introduction to spatial data analysis. Geographical Analysis，38（1）：5-22.

Anselin L，1995. Local indicators of spatial association—LISA. Geographical Analysis，27（2）：93-115.

Anselin L，1996. The Moran scatterplot as an ESDA tool to assess local instability in spatial association. Spatial Analytical Perspectives on GIS，111：111-125.

Attia Ibrahim S，Kamel M，Elsaie M，2013. Hand foot and mouth disease，from emergence to vaccine control. J Vaccines Vaccin，4：191.

Bauch CT，Galvani AP，2013. Social factors in epidemiology. Science，342（6154）：47-49.

Bracho MA，González-Candelas F，Valero A，et al，2011. Enterovirus co-infections and onychomadesis after hand，foot，and mouth disease，Spain，2008. Emerging Infectious Diseases，17（12）：2223-2231.

Cai Q，2007. Mapping disease risk using spatial filtering methods. Iowa City：The University of Iowa.

Cao Z，Zeng D，Wang Q，et al，2010. An epidemiological analysis of the Beijing 2008 Hand-Foot-Mouth epidemic. Chinese Science Bulletin，55（12）：1142-1149.

Chua KB，Kasri AR，2011. Hand foot and mouth disease due to enterovirus 71 in Malaysia. Virologica Sinica，26（4）：221-228.

De W，Changwen K，Wei L，et al，2011. A large outbreak of hand，foot，and mouth disease caused by EV71 and CAV16 in Guangdong，China，2009. Arch Virol，156（6）：945-953.

Deng T，Huang Y，Yu S，et al，2013. Spatial-temporal clusters and risk factors of hand，foot，and mouth disease at the district level in Guangdong Province，China. PLoS One，8（2）：e56943.

Fujimoto T，Iizuka S，Enomoto M，et al，2012. Hand，foot，and mouth disease caused by coxsackievirus A6，Japan，2011. Emerging Infectious Diseases，18（2）：337-339.

Gopalkrishna V，Patil PR，Patil GP，et al，2012. Circulation of multiple enterovirus serotypes causing hand，foot and mouth disease in India. Journal of Medical Microbiology，61（3）：420-425.

Hjalmars U，Kulldorff M，Gustafsson G，et al，1996. Childhood leukaemia in Sweden：using GIS and a spatial scan statistic for cluster detection. Statistics in Medicine，15（7-9）：707-715.

Impoinvil DE，Solomon T，Schluter WW，et al，2011. The spatial heterogeneity between Japanese encephalitis incidence distribution and environmental variables in Nepal. PLoS One，6（7）：e22192.

Kamdem C，Fouet C，Etouna J，et al，2012. Spatially explicit analyses of anopheline mosquitoes indoor resting density：implications for malaria control. PLoS One，7（2）：e31843.

Kulldorff M，Athas W，Feurer E，et al，1998. Evaluating cluster alarms：a space-time scan statistic and brain cancer in Los Alamos，New Mexico. American Journal of Public Health，88（9）：1377-1380.

Kulldorff M，Feuer EJ，Miller BA，et al，1997. Breast cancer clusters in the northeast United States：a geographic analysis. American Journal of Epidemiology，146（2）：161-170.

Kulldorff M，Heffernan R，Hartman J，et al，2005. A space-time permutation scan statistic for disease outbreak detection. PLoS Medicine，2（3）：e59.

Kulldorff M，Nagarwalla N，1995. Spatial disease clusters：detection and inference. Statistics in Medicine，14（8）：799-810.

Kulldorff M，1997. A spatial scan statistic. Communications in Statistics-Theory and Methods，26（6）：1481-1496.

Kulldorff M，1999. Spatial Scan Statistics：Models，Calculations，and Applications. Netherland：Springer，303-322.

Liao Y，Wang J，Wu J，et al，2011. A comparison of methods for spatial relative risk mapping of human neural tube defects. Stochastic Environmental Research and Risk Assessment，25（1）：99-106.

Liu MY，Liu W，Luo J，et al，2011. Characterization of an outbreak of hand，foot，and mouth disease in Nanchang，China in 2010. PLoS One，6（9）：e25287.

Liu Y，Wang X，Liu Y，et al，2013. Detecting spatial-temporal clusters of HFMD from 2007 to 2011 in Shandong Province，China. PLoS One，8（5）：e63447.

Ma E，Lam T，Chan K，et al，2010. Changing epidemiology of hand，foot，and mouth disease in Hong Kong，2001-2009. Jpn J Infect Dis，63（6）：422-426.

Naus JI，1965. The distribution of the size of the maximum cluster of points on a line. Journal of the American Statistical Association，60（310）：532-538.

Ni H，Yi B，Yin J，et al，2012. Epidemiological and etiological characteristics of hand，foot，and mouth disease in Ningbo，China，2008-2011. Journal of Clinical Virology，54（4）：342-348.

Ozdenerol E，Williams BL，Kang SY，et al，Comparison of spatial scan statistic and spatial filtering in estimating low birth weight clusters. International Journal of Health Geographics，4（1）：19.

Park SK，Park B，Ki M，et al，2010. Transmission of seasonal outbreak of childhood enteroviral aseptic meningitis and hand-foot-mouth disease. J Korean Med Sci，25（5）：677-683.

Robinson C，Doane FW，Rhodes A，1958. Report of an outbreak of febrile illness with pharyngeal lesions and exanthem：Toronto，summer 1957—isolation of group a coxsackie virus. Canadian Medical Association Journal，79（8）：615-621.

Rushton G，Lolonis P，1996. Exploratory spatial analysis of birth defect rates in an urban population. Statistics in Medicine，15（7-9）：717-726.

Talbot TO，Kulldorff M，Forand SP，et al，2000. Evaluation of spatial filters to create smoothed maps of health data. Statistics in Medicine，19（17-18）：2399-2408.

Toan do TT，Hu W，Quang Thai P，et al，2013. Hot spot detection and spatio-temporal dispersion of dengue fever in Hanoi，Vietnam. Glob health Action，6：18632.

Wang J，Cao Z，Wang Q，et al，2011. Using spatial prediction model to analyze driving forces of the Beijing 2008 HFMD epidemic. Intelligence and Security Informatics，6749：94-100.

Wang J，Cao Z，Zeng D，2014. Epidemiological analysis，detection，and comparison of space-time patterns of Beijing hand-foot-mouth disease（2008-2012）. PLoS One，9（3）：e92745.

Wei SH，Huang YP，Liu MC，et al，2011. An outbreak of coxsackievirus A6 hand，foot，and mouth disease associated with onychomadesis in Taiwan，2010. BMC Infect Dis，11（1）：346.

Xu W，Liu C，Yan L，et al，2012. Distribution of enteroviruses in hospitalized children with hand，foot and mouth disease and relationship between pathogens and nervous system complications. Virol J，9（1）：8.

Yang F，Zhang T，Hu Y，et al，2011. Survey of enterovirus infections from hand，foot and mouth disease outbreak in China，2009. Virol J，8（1）：508.

Zhu FC，Meng FY，Li JX，et al，2013. Efficacy，safety，and immunology of an inactivated alum-adjuvant enterovirus 71 vaccine in children in China：a multicentre，randomised，double-blind，placebo-controlled，phase 3 trial. Lancet，381（9882）：2024-2032.

第二节　空间回归模型

一、概　　述

手足口病（HFMD）是全球性传染病，世界大部分国家和地区均有此病流行的报道。HFMD 由肠道病毒引发，传染性强，容易在密集人群中暴发或流行。HFMD 病例中以婴幼儿为主，成人病例非常少，但能携带病毒并具有传染能力。HFMD 于 1981 年传入我国，至今已在我国大部分省市引发流行。最近几年，HFMD

在我国的流行风险有增高趋势，暴发流行的规模逐渐加大，对我国公共卫生安全构成了巨大威胁。2008 年 5 月 2 日，HFMD 被正式纳入我国丙类传染病进行管理。

HFMD 主要经粪、口和呼吸道飞沫传播，亦可经接触传播源的皮肤、黏膜疱疹液而感染，HFMD 患者和隐性感染者（携带肠道病毒但不表现出症状的人群）均是传播源。HFMD 传播的出现意味着传播源和易感者存在直接或间接的近距离密切接触。人与人之间的接触行为虽具有一定随机性，但总的来看却受制于人的自然、社会、经济、人文等背景，这些要素直接决定了人群的分布与流动模式，从而间接影响 HFMD 的传播风险。因此，研究影响 HFMD 传播流行的空间要素非常重要，有助于加深对 HFMD 传播时空模式的认识，并且识别出的影响要素对于科学防控有重要价值。

迄今为止，国内外已有大量关于 HFMD 的研究，但主要集中在分子生物学、临床医学、病原学及流行病学等学科领域。虽然有些学者对影响 HFMD 传播流行的自然、社会、经济、人文等要素进行了研究，但主要为基于经典统计学范畴的流行病学分析。1971 年，Tolber 提出地理学第一定律"地理空间对象普遍自相关，距离越近的事物越相似"，从此大量学者开始研究这一问题，由此带来了统计分析方法的变革，形成了空间统计分析方法，其前提假设是地理空间对象样本之间并非相互独立，而是存在空间自相关性。HFMD 的传播流行及其影响要素均为空间对象，存在空间自相关性，这违背了经典统计分析的前提假设，从而会影响分析的有效性。因此，采用空间分析方法，在数学模型中综合考虑空间相关性特征是非常必要的。

20 世纪 60 年代末，空间关联性概念首先在病因分析研究中出现，1973 年 Cliff 和 Ord 提出了空间自相关分析的数学建模方法，并在空间数据分析中得到广泛关注，此后几十年开始涌现一系列空间数据分析理论与方法的探索研究。近年来，以空间分析为核心的地理信息系统（geographical information system，GIS）技术迅速发展，ArcGIS、SuperMap 等 GIS 商业软件的成熟与普及更使得空间分析方法被普遍应用于自然、环境、生态、社会、经济等各个领域，GIS 空间分析方法在公共卫生领域的应用研究日渐增多。

二、实验数据及预处理

（一）手足口病的流行病学调查数据

北京市疾控部门对 2008 年的手足口病病例进行了实时监测，并对每个病例进行了流行病学调查，获取了每个病例的年龄、性别、发病时间、家庭住址等个人信息。从 2007 年 12 月 24 日到 2008 年 12 月 31 日，总共确诊了 18 445 例手足口病患者，覆盖北京市 18 个区、县。

手足口病的传播风险可用发病率来度量，即一年中新出现的手足口病病例数除以本地的人口总数。受随机性的影响，直接计算得到的发病率往往会存在空间分布上的不连续情况，掩盖空间上的分布模式和整体趋势，给空间影响因子分析造成不利影响。

（二）空间影响因子

影响手足口病传播流行的潜在风险因子有很多，自然、环境、人口、社会、经济、人文等因素均能构成潜在风险要素。有研究表明，卫生条件对于手足口病的传播有重要影响，为此，选用能直接反映区域卫生医疗条件的每万人口拥有医疗卫生机构数、每千人口拥有执业医师数/注册护士数/床位数指标作为风险因子。卫生条件还与绿化程度、城镇化水平、经济发展水平及社会人口等要素间接关联，为此选用反映城市绿化程度的林木绿化率指标，反映城镇化水平的农用地、耕地、建设用地及未利用地比率指标，反映经济发展水平的人均区域生产总值（GDP）、万元 GDP 能耗、城镇居民人均可支配收入指标，反映人口分布及构成的人口密度和每千名园儿童拥有幼儿园数指标作为手足口病发病率的风险因子。各风险因子指标分类、意义及其数据来源如表 5-6 所示。

表 5-6　2008 年北京市手足口病发病风险因子

分类	序号	指标名称	意义	单位	数据来源	空间尺度转换方法
城镇化水平	1	农用地比率	农用地面积占土地总面积的比率	%	2008 年《北京区域统计年鉴》数据，空间单元为区、县	采用 Kriging 空间插值方法，将 18 个区、县上的指标值内插到 309 个区、县上
	2	耕地比率	耕地面积占土地总面积的比率	%		
	3	建设用地比率	建设用地占土地总面积的比率	%		
	4	未利用地比率	未利用地占土地总面积的比率	%		
经济发展水平	5	人均 GDP	GDP 与年末常住人口总数比值	元/人		
	6	万元 GDP 能耗	GDP 与所消耗煤炭能源总数量比值	吨标煤		
	7	城镇居民人均可支配收入	城镇居民抽样调查居民总收入与被调查总人数比值	元		

续表

分类	序号	指标名称	意义	单位	数据来源	空间尺度转换方法
卫生条件	8	每万人口拥有医疗卫生机构数	医疗卫生机构总数与年末常住人口总数比值	个/万人		
	9	每千人口拥有执业医师数	执业医师总数与年末常住人口总数比值	人/千人		
	10	每千人口拥有注册护士数	注册护士总数与年末常住人口总数比值	人/千人		
	11	每千人口拥有医院床位数	医院床位总数与年末常住人口总数比值	张/千人		
绿化程度	12	林木绿化率	有林地、灌木林、四旁树用地面积占土地总面积的百分率	%		
人口	13	每千在园儿童拥有幼儿园数	幼儿园总数与在园儿童数比值	所/千人		
	14	人口密度	年末常住人口总数与土地总面积比值	人/km²	2005 年北京市 9‰ 人口抽样调查,空间单元为街道办、乡和镇;2005 年和 2008 年《北京区域统计年鉴》中的人口数据,空间单元为区、县	根据 2008 年区县人口数/2005 年区县人口数对 2005 年 309 个街道办、乡镇的人口数进行修正计算,然后将人口数除以对应空间单元的土地面积
气象	15	年平均气温	日均温总和除以当年天数得到的当年的年平均温度	℃	2008 年国家气象台站监测数据,空间单元为离散分布的站点,包括北京市及其周边 250km 范围内的 137 个台站	采用 Kriging 空间插值方法,将每天气象台站的气象指标内插到 309 个区县上,然后取全年数据的均值
	16	年平均相对湿度	日平均相对湿度总和除以当年天数得到的当年的年平均相对湿度	%		

空间分析方法需要研究对象保持在同一个空间尺度,HFMD 数据的空间统计单元精确到北京市的街道办、乡和镇,共计 309 个,为此,需要将影响因子的空间尺度转换到街道办、乡和镇。不同空间因子的空间尺度转换方法见表 5-6。鉴于空间影响因子具有空间连续性特征,并为简单起见,主要采用空间插值方法来实现空间尺度转换。

(三)空间影响因子的筛选

利用皮尔逊相关性分析方法,得到手足口病发病率与 16 个备选风险因子的相关性统计结果(表 5-7)。由表 5-7 可知,因子 1(农用地比率)和因子 10(每千人口拥有注册护士数）与手足口病发病率的相关性不显著，因此将这两个因子剔除。在剩余的 14 个因子中，因子 8（每万人口拥有医疗卫生机构数）与 HFMD 发病率的相关程度最高（$\rho=-0.436$）。

表 5-7　手足口病发病率与风险因子的相关性

因变量	统计指标	1	2	3	4	5	6	7	8
HFMD	皮尔逊相关系数	-0.070	0.192**	0.113*	-0.236**	0.214**	-0.124*	0.155**	-0.436**
发病率	显著性检验	0.221	0.001	0.046	0.000	0.000	0.029	0.006	0.000
因变量	统计指标	9	10	11	12	13	14	15	16
HFMD	皮尔逊相关系数	-0.121*	0.005	-0.236**	-0.309**	-0.250**	-0.289**	0.321**	-0.234**
发病率	显著性检验	0.034	0.936	0.000	0.000	0.000	0.000	0.000	0.000

**代表显著性水平 0.01，*代表显著性水平 0.05。

风险因子之间存在多重共线性，即使剩下的 14 个备选风险因子与 HFMD 发病率相关性显著，也会存在风险因子的冗余问题。为此，采用逐步回归分析法对备选风险因子进行进一步的选择，得到去除冗余后的 6 个对手足口病发病率有显著影响的风险因子：城镇居民人均可支配收入（因子 7）、每万人口拥有医疗卫生机构数（因子 8）、每千人口拥有医院床位数（因子 11）、人口密度（因子 14）、2008 年平均气温（因子 15）、2008 年平均相对湿度（因子 16）。研究选用这 6 个指标来模拟和预测 2008 年北京市的 HFMD 发病率。

三、研 究 方 法

利用自变量预测因变量，使用最广泛的方法是多元线性回归模型，其前提假设是自变量和因变量内部之间相互独立。因此，利用多元线性回归方法得到的模型残差（预测值减去观测值）是独立同分布的正态随机变量。当自变量和因变量均为空间对象时，利用多元线性回归分析进行空间过程变量的预测时，往往存在偏差，得到错误结果，主要体现为残差仍然存在显著的空间相关性。造成这种现象的原因有两点：①空间对象并非相互独立，而是存在空间尺度下的自相关性；②经典回归分析中，每个自变量和因变量的对应都可被认为是重复观察实验中条件完全相同的一组数据，当存在空间自相关性时，每个自变量和因变量的对应则被认为是独一无二的存在。改进的方法是在多元线性回归模型中将空间效应考虑进去，一方面可以提高预测精度，另一方面可修正模型参数估计。下面分别介绍这三种模型。

设空间对象的 K 个自变量为 $X=\{X_1, X_2, \cdots, X_K\}$，因变量为 Y，经典线性回

归模型（classical linear regression model，CLRM）主要是构建 X 和 Y 的依赖关系，模型表达式为

$$Y = \alpha + \beta X + \varepsilon \tag{5-7}$$

其中，α、β 为模型参数，$\varepsilon \sim N(0, \sigma^2)$ 为随机误差（模型残差）。CLRM 的基本假设为：①自变量 X 是确定性变量，不是随机变量；②随机误差 ε 为零均值、同方差且相互独立的正态分布变量；③随机误差 ε 与自变量 X 相互独立。CLRM 模型中自变量与因变量的关系如图 5-2（a）所示。高斯-马尔科夫定理认为，当服从以上三条假设条件时，β 的普通最小二乘法（ordinary least squares，OLS）估计是 ε 具有最小方差的无偏估计量。

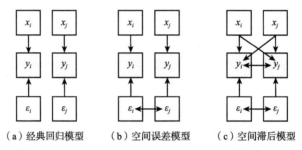

（a）经典回归模型　　（b）空间误差模型　　（c）空间滞后模型

图 5-2　三种模型中变量之间的关系

基于空间对象的回归模型中，存在多种与 CLRM 基本假设背离的情况，例如模型残差 ε 存在空间相关性，或观察的自变量 X 和因变量 Y 存在空间自相关性，即 $\mathrm{Cov}(\varepsilon_i, \varepsilon_j) \neq 0$，$\mathrm{Cov}(X_i, X_j) \neq 0$，或 $\mathrm{Cov}(Y_i, Y_j) \neq 0 (i \neq j)$。因此，需要式（5-7）的基础上，利用空间关联矩阵对空间相关性特征进行合理表达，空间回归模型的通用式为

$$y = \rho W_1 y + X\beta + \varepsilon \tag{5-8}$$

$$\varepsilon = \lambda W_2 \varepsilon + \mu, \ \mu \sim N(0, \ \Omega), \ \Omega_{ij} = h_i(za), \ h_i > 0 \tag{5-9}$$

其中，y 为因变量；X 为 $n \times k$ 的自变量矩阵；$n \times n$ 阶权重矩阵 W_1 反映因变量本身的空间趋势；ρ 是空间滞后变量 $W_1 y$ 的系数；β 是与自变量 X 相关的 $k \times 1$ 参数向量；ε 是随机误差项向量；权重矩阵 W_2 反映残差的空间趋势；λ 是空间自回归结构 $W_2 \varepsilon$ 的系数，一般应有 $0 \leq \rho < 1$，$0 \leq \lambda < 1$；μ 为正态分布的随机误差项。由此，整个空间回归方程受制于 3 个参数即 ρ、λ、a。根据这 3 个参数的取值，存在不同类型的空间回归方程和不同的求解方法。例如，当 $\rho = \lambda = a = 0$ 时，空间回归模型实质上是一个经典线性回归模型，本身不反映空间数据之间的空间相关性。在空间回归方程通用形式的基础上产生了两个常用的空间回归模型，即空间滞后模型和空间误差模型，空间回归模型通常采用最大似然估计（maximum likelihood estimation），使用非线性优化程序来估计回归系数或空间参数。

基于式（5-8）和式（5-9）的计算通式，有两种最典型的空间回归模型：空间误差模型（spatial error model，SEM）和空间滞后模型（spatial lag model，SLM）。

1. 空间误差模型

如图 5-2（b）所示，SEM 仍保持自变量相互独立，但残差非独立且具有空间相关性，自变量和因变量之间可能存在非线性关系，该模型遗漏了一个或多个回归自变量，应该具有一个自回归结构。空间误差自相关通常假定为残差自回归过程，SEM 的回归方程为

$$Y = X\beta + \varepsilon \tag{5-10}$$

$$\varepsilon = \lambda W\varepsilon + u \tag{5-11}$$

其中，Y 是因变量；W 为空间权重矩阵；X 是自变量；ε 是空间自相关误差项；$W\varepsilon$ 为空间滞后误差项；自回归系数 λ 揭示了回归残差之间空间相关性强度；λW 反映了误差在空间上的相关性因子；β 为估计参数；u 是独立随机误差项。该模型结合了一个标准回归模型和一个误差项 ε 中的空间自回归模型。空间自回归误差项消除了空间自相关性。由于误差项 ε 的均值为 0，因此不管 λ 的数值如何，因变量 Y 的均值不受空间误差相关性影响。SEM 在进行参数估计之前创建空间权重矩阵，该矩阵必须是对称邻接矩阵，也就是只能采用邻接矩阵或距离阈值邻接矩阵，而不能采用最近邻法。

2. 空间滞后模型

如图 5-2（c）所示，SLM 考虑了因变量的空间相关性，即某一空间对象上的因变量不仅与同一对象上的自变量有关，还与相邻对象的因变量有关。其回归方程为

$$Y = \rho WY + X\beta + \varepsilon \tag{5-12}$$

其中，Y 是因变量；W 为空间权重矩阵；ρWY 反映了因变量 Y 在空间上的自相关因子；WY 是权重矩阵 W 空间滞后因变量（即空间滞后项，可以估计模型中空间相关的程度，同时调整其他解释变量的影响，在对空间相关性进行调整后，可以估计其他解释变量的显著性）；X 是自变量；ε 是独立同分布误差项向量；ρ（空间自回归系数，空间滞后项 WY 的参数）和 β 都是回归参数。空间滞后项 WY 与干扰项 ε 相关，甚至 ε 是零均值误差也如此，使得作为模型估计的 OLS 的最优性不再有效。空间滞后可解释为邻近观测单元上某一随机变量的加权平均，或作为一个空间平滑滤波器，通常假定是空间自回归过程。自回归系数 ρ 表明相邻空间对象之间存在扩散、溢出等空间相互作用，其大小反映空间扩散或空间溢出的程度。如果 ρ 显著，则表明因变量之间存在一定的空间依赖。和 SEM 一样，SLM 中的空间权重矩阵必须是对称邻接矩阵，只能采用邻接矩阵或距离阈值邻接矩阵，

而不能采用最近邻法。

四、实验结果

基于北京市 309 个街道办、乡、镇的 HFMD 发病率和 6 个筛选的潜在空间风险因子数据，根据图 5-3 的空间回归模型分析流程，采用最大似然估计方法，对比分析了 CLRM、SLM 和 SEM 模型对北京市 HFMD 发病率的预测效果，结果发现 CLRM 模型的残差在空间上仍然存在明显的聚集性，计算 CLRM 模型残差的全局空间相关性，其 Moran's I 值约为 0.4787（$P<0.01$），CLRM 模型残差存在空间上的显著相关。进一步的 Jarque-Bera（69.72322，$P=0.0000$）、Breusch-Pagan（68.0914，$P=0.0000$）、Koenker-Bassett（37.18221，$P=0.0000$）、White（59.36649，$P=0.0003$）检验结果表明，在对北京市 HFMD 发病率的预测中，CLRM 模型存在多重共线性、误差分布的非正态性及异方差性，预测精度较低，且结果存在明显偏差。SLM 和 SEM 模型残差的聚集性大大减弱，SLM 模型残差的 Moran's I 值为 0.0297（$P>0.05$），SEM 模型残差的 Moran's I 值为 0.0288（$P>0.05$），SLM 和 SEM 模型的预测效果显著优于 CLRM 模型。

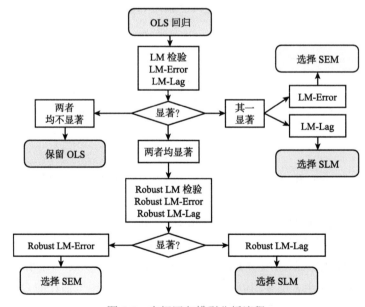

图 5-3　空间回归模型分析流程

Moran's I 值虽能够检测 SLM 和 SEM 模型残差的空间相关性大小，但无法直接用于判断空间回归模型的优劣，它需要进一步对模型进行拉格朗日乘数（lagrange multiplier，LM）统计量的检验，检验结果如表 5-8 所示。由表可以看出，

LM-Lag 和 LM-Error 检验结果均显著，且两者差异显著，然而，Robust LM-Lag 检验结果显著，Robust LM-Error 检验结果却不显著，由此可见，SLM 模型更适合本书中 HFMD 发病率的预测。

表 5-8 LM 统计检验结果

检验指标	Z	P
LM-Lag	219.3059	0
LM-Error	183.4574	0
Robust LM-Lag	36.1088	0
Robust LM-Error	0.2603	0.6099

注：$P > 0.05$ 表示统计检验结果不显著。

分别采用 CLRM 模型和 SLM 模型对 2008 年北京市 HFMD 发病率进行预测。两个模型的参数对比如表 5-9 所示。衡量空间回归模型预测效果的评价指标主要有：Log likelihood、赤池量信息准则（akaike information criterion，AIC）和施瓦兹准则（schwarz criterion，SC）。由表 5-9 可知，SLM 模型的 Log likelihood 值优于 CLRM 模型，SLM 模型的 AIC 和 SC 值低于 CLRM 模型结果，这表明 SLM 模型的模型拟合性能显著优于 CLRM 模型。3 个统计量的大小关系为：Wald test（1027.1350）>LR（247.8147）>LM-Lag（219.3059），表明 SLM 模型的最大似然估计（LM estimation）结果是显著的，进一步证明了 SLM 空间预测的有效性。

表 5-9 CLRM 与 SLM 模型回归结果对比

统计量指标	CLRM 模型	SLM 模型
R^2	0.50	0.82
Log likelihood	−1820.62	−1696.71
AIC	3655.24	3409.42
SC	3681.37	3439.29
Wald test	—	1027.1350
LR（likelihood ratio test）	—	247.8147

SLM 模型回归的计算式为

$$Y = 0.8791WY + 175.6193 - 3.6751X_1 - 0.0012X_2$$
$$+ 0.004X_3 - 6.5156X_4 - 3.6649X_5 - 0.3738X_6$$

其中，Y 表示北京市 HFMD 发病率，X 代表空间风险因子。SLM 模型回归结果表明，平均相对湿度（X_1）、人口密度（X_2）、医疗卫生机构数（X_4）、医院床位数（X_5）和平均气温（X_6）与 HFMD 发病率呈负相关；城镇居民人均可支配收入

（X_3）与 HFMD 发病率呈正相关。SLM 模型的 $R^2=0.82$，表明 SLM 模型下的空间风险因子对 HFMD 发病率的总体解释能力较强。然而，考察空间效应因子 WY，发现其回归系数高达 0.8791，空间效应因子的解释量占 SLM 模型对 HFMD 发病率的总解释量的绝大部分，由此可知，SLM 模型预测精度的提升主要是由于空间效应因子 WY 的引入。

五、总结与讨论

基于 2008 年的 HFMD 发病率数据，研究了 16 个空间风险因子与 HFMD 传播风险的关联关系，并利用相关性分析和逐步回归分析方法，筛选出了有显著性影响的 6 个空间风险因子（平均相对湿度、人口密度、城镇居民人均可支配收入、每万人口拥有医疗卫生机构数、每千人口拥有医院床位数、平均气温）。基于 HFMD 发病率和 6 个空间风险因子在北京市 309 个街道办、乡、镇中的空间数据，研究对比了 CLRM 模型、SLM 模型和 SEM 模型对 HFMD 发病率的预测效果，结果表明 SLM 模型具有最好的预测效果，空间效应因子具有重要作用，在模型中引入空间效应因子能够大大提高模型的预测效果。另外，在 SLM 模型中，平均相对湿度、人口密度、医疗卫生机构数、医院床位数和平均气温与 HFMD 发病率呈负相关，城镇居民人均可支配收入与 HFMD 发病率呈正相关。

多元数据回归分析方法是病因研究中最常用的方法。然而，在实际应用中要格外注意分析疾病对象的空间相关性特征。传统多元回归分析方法的前提假设是研究对象相互独立。然而，越来越多的实践表明，严重急性呼吸综合征（SARS）、甲型 H1N1 流感、人禽流感、手足口病、艾滋病、病毒性肝炎、出血热等急性或慢性传染病在空间上的传播风险往往存在空间关联性。由于人的活动具有空间依附性，某区域内的传染病传播必然受到其相邻区域的影响，且距离越近，影响越大。实证研究表明，基于样本独立假设的经典统计分析方法不适于研究传染病的空间传播风险，若无视传染病传播的空间自相关效应，则会产生两方面的不良后果：其一是预测精度低下，其二则是预测结果有偏差。无论哪种后果，都将对实际的疫情规律认知、模拟预测及疫情防控产生误导。

参 考 文 献

曹志冬，曾大军，王飞跃，等，2010. 2009 年北京市甲型 H1N1 流行的气象因子与时空传播风险. 科技导报，28（8）：26-32.

曹志冬，曾大军，王全意，等，2010. 2008 年北京市手足口病流行的规律与传播机制. 科学通报，55（9）：764-772.

曹志冬，王劲峰，高一鸽，等，2008. 广州 SARS 流行的空间风险因子与空间相关性特征. 地理学报，63（9）：984-993.

董晓楠, 应剑, 陈应华, 2007. 1970—2004 年全球肠道病毒 71 型分离株的分子流行病学分析. 科学通报, 52 (9): 1021-1027.

高媛媛, 2010. 累及神经系统手足口病患儿临床特征及危重症危险因素分析. 中国循证儿科杂志, 5 (2): 135-140.

何运胜, 2008. 手足口病预防控制指南 (2008 年版). 中华医学信息导报, 23 (10): 20-22.

林海生, 杨思达, 宁书尧, 等, 2009. 手足口病并发脑干脑炎 19 例临床分析. 中国循证儿科杂志, 4 (6): 520-524.

罗玲燕, 2009. 南昌市西湖区 2008 年 5 月-2009 年 5 月手足口病流行病学分析. 江西医学院学报, 49 (11): 109-110.

吕华坤, 缪梓萍, 王笑笑, 等, 2009. 浙江省手足口病重症危险因素分析. 疫情监测, 24 (9): 658-660.

王劲峰, 2006. 空间分析. 北京: 科学出版社.

徐灿丽, 陈虹, 张艳华, 等, 2009. 手足口病患儿复诊住院相关因素分析及护理对策. 中华护理杂志, 44 (3): 246-248.

Ali M, Emch M, Yunus M, et al, 2009. Modeling spatial heterogeneity of disease risk and evaluation of the impact of vaccination. Vaccine, 27 (28): 3724-3729.

Anselin L, 1988. Spatial Econometrics: Methods and Models. Dordrecht: Kuwer Academic Publishers.

Anselin L, 2005. Exploring Spatial Data with Geoda™: A Workbook. Urbana: University of Illinois.

Anselin L, Bera AK, Florax R, et al, 1996. Simple diagnostic tests for spatial dependence. Regional Science and Urban Economics, 26 (1): 77-104.

Anselin L, Florax R, 1995. Small Sample Properties of Tests for Spatial Dependence in Regression Models: Some Further Results. Berlin: Springer Verlag.

Bailey TC, Gatrell AC, 1995. Interactive Spatial Data Analysis. Essex, UK: Longman Scientific & Technical.

Blomqvist S, Klemola P, Kaijalainen S, et al, 2010. Co-circulation of coxsackieviruses A6 and A10 in hand, foot and mouth disease outbreak in Finland.J Clin Virol, 48 (1): 49-54.

Chang GH, Lin L, Luo YJ, et al, 2010. Sequence analysis of six enterovirus 71 strains with different virulences in humans. Virus Research, 151 (1): 66-73.

Chen CY, Chang YC, Huang CC, et al, 2001. Acute flaccid paralysis in infants and young children with enterovirus 71 infection: MR imaging findings and clinical correlates. American Journal of Neuroradiology, 22 (1): 200-205.

Chen SC, Chang HL, Yan TR, et al, 2007. An eight-year study of epidemiologic features of enterovirus 71 infection in Taiwan. The American Society of Tropical Medicine and Hygiene, 77 (1): 188-191.

Cliff AD, Ord JK, 1973. Spatial Autocorrelation. London: Pioneer.

Cliff AD, Ord JK, 1981. Spatial Processes: Models and Applications. London: Pioneer.

Cressie N, 1993. Statistics for Spatial Data. New York: Wiley.

Crighton EJ, SJ Elliott, R Moineddin, et al, 2007. A spatial analysis of the determinants of pneumonia and influenza hospitalizations in Ontario (1992-2001). Social Science & Medicine, 64 (8):

1636-1650.

Griffith DA，1998. Advanced Spatial Statistics. Dordrecht：Kluwer Academic Publishers.

Gujarati Damodar N，1995. Basic Econometrics. New York：McGraw-Hill.

Haining，RP，1993. Spatial Data Analysis in the Social and Environmental Sciences. London：Cambridge University Press.

Mantel N，1967. The detection of disease clustering and a generalized regression approach. Cancer Research，27（2）：209-220.

Ooi CH，Kiyu A，Brooke G，2008. Application of geographical information system（GIS）in outbreak of hand，foot and mouth disease（HFMD）in sarawak. International Journal of Infectious Diseases，12（1）：188.

Podin Y，Gias EL，Ong F，et al，2006. Sentinel surveillance for human enterovirus 71 in Sarawak，Malaysia：lessons from the first 7 years. BMC Public Health，6（1）：1-10.

Ripley BD，1981. Spatial Statistics. New York：Wiley.

Stein ML，1999. Interpolation of Spatial Data：Some Theory for Kriging. Berlin：Springer Verlag.

Tan EL，Chow TK，Quak SH，et al，2008. Development of multiplex real-time hybridization probe reverse transcriptase polymerase chain reaction for specific detection and differentiation of enterovirus 71 and coxsackievirus A16. Diagn Microbiol Infect Dis，61（3）：294-301.

Tee KK，Lam TTY，Chan YF，et al，2010. Evolutionary genetics of human enterovirus 71：origin，population dynamics，natural selection，and seasonal periodicity of the VP1 gene. Journal of Virology，84（7）：3339-3350.

Tseng FC，Huang HC，Chi CY，et al，2007. Epidemiological survey of enterovirus infections occurring in Taiwan between 2000 and 2005：analysis of sentinel physician surveillance data. Journal of Medical Virology，79（12）：1850-1860.

Upton GJG，Fingleton B，1985. Point Pattern and Quantitative Data. New York：Wiley.

van Tu P，Thao NTT，Perera D，et al，2007. Epidemiologic and virologic investigation of hand，foot，and mouth disease，southern Vietnam，2005. Emerg Infect Dis，13（11）：1733-1741.

Wang J，Cao Z，Wang Q，2011. Using spatial prediction model to analyze driving forces of the Beijing 2008 HFMD epidemic. Beijing：Intelligence and Security Informatics：Pacific Asia Workshop，94-100.

Wu PC，Lay JG，Guo HR，et al，2009. Higher temperature and urbanization affect the spatial patterns of dengue fever transmission in subtropical Taiwan. Science of the Total Environment，407（7）：2224-2233.

Zeng D，Yan P，Li S，2008. Spatial Regression-Based Environmental Analysis in Infectious Disease Informatics. Berlin/Heidelberg：Springer.

第三节　地理加权回归模型

在北京市丙类传染病中，HFMD病例人数规模长期排名前三。2008年，北京市疾病预防控制中心制定了《北京市手足口病预防控制工作方案》。

北京市 HFMD 的传播流行引起许多研究人员的关注，他们分别从分子生物学、临床医学、病原学及流行病学等领域开展深入研究，取得了一批重要成果。然而，对于影响 HFMD 传播流行的自然、社会、环境、人文等影响因子的研究却甚为罕见，或局限于经典统计学范畴的多元线性回归分析。传统的多元线性回归模型把研究区域作为一个具有同构特征的整体来看待，认为自变量因子对因变量的作用在不同区域完全相同。然而，实际中疾病传播的作用是非常复杂的，在空间上往往存在异构特征，因此，采用传统方法所得到的结果仅仅是对研究区域整体趋势的一种拟合或对平均水平的一种描述，掩盖了许多具有重要意义的地理、社会、经济现象。地理加权回归（geographic weighted regression，GWR）模型属于局域空间分析方法，其数学建模的前提是空间异构假设，因此，采用 GWR 模型能够有效解释地理空间区域内部自变量因子对因变量的空间作用的异构特征，不仅有利于提高模型预测精度，更重要的是能够揭示区域内部疾病传播驱动力的变化情况，对于疾病防控的区域科学决策具有重要意义。

GWR 模型是基于传统的多元线性回归模型发展出的一种新方法。GWR 模型自提出之后，很快便在研究空间异构特征方面表现出独特优势，并成功应用于多个领域。例如，Fotheringham 和 Charlton 基于英格兰东北部 4 个行政区县的 605 个普查单元，采用 GWR 方法对 LLTI（limiting long-term illness）疾病（呼吸道疾病、多发性硬化症、心脏病、严重关节炎、身体残疾）的空间分布进行了研究；Brunsdon 和 Fotheringham 以英国肯特郡为例，采用 GWR 模型对房价与楼地板面积之间的关系进行了实证研究；Fotheringham 利用 GWR 模型对英国公立小学评估指标进行了研究。

近年来，GWR 模型的价值已得到普遍认可，并在越来越多领域得到广泛应用，下面主要从 GWR 模型的实证应用和模型方法改进研究两方面进行简要阐述。

（1）实证研究方面。①地理学：城市热岛及其土地覆被的社会经济因子、美国马萨诸塞州各普查单元绿色植被覆盖、美国马萨诸塞州东部土地利用、白尾鹿分布的土地覆盖及气象因子、犯罪空间分布与地理要素关联关系；②生态环境学：植被多样性与气候变化及环境之间的关系、美洲银环蛇物种丰度、叶面积指数预测及影响因子分析、中国森林净初级生产量；③经济学：中国省域碳排放量的社会-经济-人口影响因素、中国开发区技术学习创新绩效；④公共健康学：中国台湾贫困与肥胖之间的关系、中国山西和顺县人口出生缺陷率、美国亚特兰大都市区人口死亡率和心脏病患者死亡率。

（2）针对 GWR 模型变量参数估计及其平稳性检验、模型耦合改进方面：评价空气质量的 GWR-SEM 模型、中国南京城市扩张的 GWR Logistic 模型、日本东京大都市区就业年龄段人口死亡率的 GWPR 模型、城市住宅价格变化分析的

GTWR 模型、半参数空间变系数回归模型等。

基于 2008 年覆盖北京市 18 个区县、309 个乡镇及街道办空间单元的 18 445 例 HFMD 实际监测病例，采用 GWR 模型对 2008 年北京市 HFMD 发病率与空间影响因子内在关联关系及其空间异构特征进行了分析，并对比了 GWR 模型与传统多元线性回归模型的实验结果，阐述了北京市不同区域 HFMD 传播流行的空间驱动力，为北京市 HFMD 疫情的科学防控提供了技术参考。

一、模型方法

以北京市街道办、乡、镇为空间单元，共计 309 个，选取人口密度、城镇居民人均可支配收入、每万人口拥有医疗卫生机构数、每千人口拥有医院床位数、平均相对湿度、平均气温的潜在风险因子作为自变量，以 HFMD 发病率（1/10 万）为因变量，分别采用多元线性回归和 GWR 方法构建了北京市 HFMD 的风险预测模型，阐述了 2008 年北京市 HFMD 空间传播风险的驱动力及其异构特征。

（一）多元线性回归模型

HFMD 发病率与 6 个风险因子之间的多元线性回归模型为

$$Y = \alpha + \beta_1 X_1 + \beta_2 X_2 + \beta_3 X_3 + \beta_4 X_4 + \beta_5 X_5 + \beta_6 X_6 + \varepsilon \qquad (5\text{-}13)$$

式中，Y 为 HFMD 发病率，X_1 为人口密度（人/km^2），X_2 为城镇居民人均可支配收入（元），X_3 为每万人口拥有医疗卫生机构数（个/万人），X_4 为每千人口拥有医院床位数（张/千人），X_5 为平均相对湿度（%），X_6 为平均气温（℃），α 为常数项，β_1、β_2、β_3、β_4、β_5、β_6 表示各自变量的回归系数，ε 为独立同正态分布的残差。多元线性回归方法采用最小二乘方法（OLS）进行模型参数估计。

（二）GWR 模型

GWR 模型扩展了传统回归模型，其回归系数 β 不再是常量，而是随空间位置 s_i 变化的 $\beta(s_i)$，该系数反映自变量对因变量的影响随空间位置的不同而变化。GWR 模型建立的前提是空间非平稳性，即参数随空间位置变化。

地理加权回归的实质是局部加权最小二乘法，其中的权为待估点所在的地理空间位置到其他各观测点的地理空间位置之间的距离函数。这些在各地理空间位置上估计的参数值描述了参数随所研究的地理空间位置的变化情况，用以探索空间数据的非平稳性。其 GWR 数学模型形式为

$$Y(s_i) = \beta_0(s_i) + \sum_k \beta_k(s_i) X_{ik} + \varepsilon(s_i) \qquad (5\text{-}14)$$

其中，k 为样本量；s_i 是第 i 个样本点的空间坐标；β_0 为点 s_i 处的截距项，$\beta_k(s_i)$

是自变量 X_{ik} 在点 s_i 的局部参数估计值。如果 $\beta_k(s_i)$ 在空间保持不变，则 GWR 退化为全局模型。β 的估计值是

$$\beta(s_i) = (X^T W(s_i) X)^{-1} X^T W(s_i) Y \tag{5-15}$$

其中，$W(s_i)$ 是距离权重矩阵，反映了观测位置对于参数估计的重要性。

在模型（5-15）中，特定点 s_i 的回归系数不再是利用全部信息获得的假定常数，而是利用邻近观测值的子样本数据信息进行局域回归估计而得到的随空间局部地理位置 s_i 变化而变化的变量 β，因此经典 OLS 估计不再适用，而需要采用加权最小二乘法（WLS）估计参数 β，$\varepsilon(s_i)$ 表示点 s_i 的随机误差（满足零均值、同方差、相互独立等球形扰动假定）。

二、案 例 研 究

（一）数据

所用数据来源于 2008 年北京市疾病预防控制中心的流行病学调查，时间范围为 2007 年 12 月 24 日至 2008 年 12 月 31 日，病例数共计 18 445 例，覆盖北京市 18 个区县。人口密度、城镇居民人均可支配收入、每万人口拥有医疗卫生机构数、每千人口拥有医院床位数由 2009 年《北京区域统计年鉴》统计获得，相对湿度和气温数据由国家气象台站监测获得。为了保持自变量和因变量空间尺度的一致性，采用了克里金的统计方法进行插值预处理。

（二）多元线性回归模型估计

采用 OLS 方法对多元线性回归模型[式（5-13）]进行了估计，实验结果如表 5-10 所示。由表可知，城镇居民人均可支配收入、平均气温与 HFMD 发病率呈显著正相关，而人口密度、每万人口拥有医疗卫生机构数、每千人口拥有医院床位数、平均相对湿度则与 HFMD 发病率呈显著负相关。全局多元线性回归模型的 R^2 值为 0.50，采用 Moran's I 指数对模型残差的全局空间自相关性进行检验，Moran's I = 0.4787（$P < 0.05$），模型残差存在显著的空间自相关性，这表明多元线性回归模型对北京市 HFMD 的预测精度仍有很大改进余地。

表 5-10 多元线性回归模型结果

	α	X_1	X_2	X_3	X_4	X_5	X_6
系数值	642.6701	−0.0052	0.0108	−28.7730	−17.3783	−14.8308	20.5377
T 值	3.1452	−7.5209	3.2315	−4.0036	−5.0093	−5.2638	3.6371
P 值	0.0018	0.0000	0.0014	0.0001	0.0000	0.0000	0.0003

（三）GWR 模型估计

采用加权 OLS 方法对 GWR 模型进行 HFMD 发病率预测和模型参数估计。实验结果表明，R^2 取值范围为 $0.42\sim0.76$，其全局 R^2 达到 0.68，Moran's $I = 0.0412$（$P >$ 0.05）。与多元线性回归模型相比，GWR 模型残差的空间自相关性大大削弱，残差变为噪声，GWR 模型的改进效果非常显著。GWR 估计结果与 HFMD 实际发病率更为接近，预测的空间分布更加匹配，GWR 模型预测效果明显优于多元线性回归模型。

（四）HFMD 传播风险的空间驱动力分析

2008 年北京市 HFMD 患者大多集中在城乡过渡带，中心城区和远郊区县的病例较少（表 5-11），这种现象可能由以下原因导致：中心城区人口密度较高，但居住环境、医疗卫生设施水平较高，远郊区县人口密度较低、自然生态环境良好，从而这两大区域的 HFMD 病例相对较少；而城乡过渡带人口密度介于中心城区和远郊区县之间，人口流动较为频繁，生活水平和卫生状况与中心城区相比较差，这在一定程度上增加了 HFMD 传播暴发的风险。

表 5-11　HFMD 发病率及其传播流行空间驱动力的相关性

区域	人口密度	人均可支配收入	每万人口拥有医疗卫生机构数	每千人口拥有医院床位数	平均相对湿度	平均气温
中心城区	较弱负相关	较强负相关	较弱负相关	较弱负相关	北部较弱负相关，中心区域正相关	南部较弱负相关
城乡过渡带	较强负相关	东北部区域较强负相关，西部、南部较强正相关	东北部较强负相关，西部、东南部较弱负相关	西部较强负相关，东北部较强正相关	东北部较强正相关，西南部较弱负相关	东南、东北部较强负相关，西北部较弱负相关
远郊区县	在南部呈现较强负相关	北部区域较强负相关，西、南、东部较强正相关	东部较强负相关，北部、南部较弱负相关，西部较强正相关	西部较强负相关，北部、南部较弱负相关，东部部分区域较强正相关	西-北-东部较强负相关，南部较弱负相关	东部较强负相关，南部较弱负相关

注：中心城区范围为四环以内，城乡过渡带范围为四至六环，远郊区县为六环以外。

综上所述发现，关于 HFMD 发病率的 GWR 模型有效地解释了 HFMD 传播流行的空间异构特征及风险因子参数估计的区域差异：人口密度高、相对湿度大、温度高，同时居民收入高、医疗卫生条件较好、居民疾病防控及卫生健康意识较强的区域，HFMD 发病率较低，这在中心城区表现最为明显；远郊区县虽然相对湿度较大，医疗卫生设施不如中心城区完善，但由于其人口密度低、城市热岛环流带来的"乡村风"及其本身特有的自然生态环境，通风状况良好，因此 HFMD 发病率较低；在城乡过渡带，由于人口密度、建筑和道路密度、气温相对远郊区县高，通风状况较远郊区县差，而其卫生设施条件及收入水平相对中心城区低，因此 HFMD 发病率较高。

三、总　　结

基于覆盖北京市 309 个乡镇、街道办空间单元的 HFMD 实际监测病例数据，采用 GWR 方法建立了 HFMD 发病率与人口、收入水平、医疗卫生状况、气候因子相互关联的预测分析模型，并将 GWR 回归与传统多元线性回归结果进行了对比。结果表明，由于 HFMD 发病率与人口、收入水平、医疗卫生状况、气候等因素之间的关系存在空间异质性，而在传统多元线性回归模型中这种局部变异被忽略，因此会导致模型解释能力降低，而 GWR 模型预测精度较高，有效地解释了 HFMD 传播流行的空间异构特征及风险因子参数估计的区域差异。

多元线性回归是公共卫生领域最常用的研究方法，其前提假设是研究对象的相互独立性，但是实际应用中病例对象往往存在空间相关性。众多实证研究表明，由于忽视了传染病传播的空间效应，传统多元线性回归在传染病的空间传播及流行风险因子研究中存在两个明显弊端：①预测精度低下；②预测结果有偏差。这将对传染病疫情规律认知、模拟预测及疫情防控产生误导。GWR 模型则针对此问题，在传统多元线性回归模型中引入数据的空间效应并解决了空间非平稳性求解问题，GWR 模型考虑了 HFMD 病例之间的空间相关性和空间结构关系的非稳定性，与传统多元线性回归结果相比，GWR 模型预测精度更高，其残差空间相关性被大大削弱，所获得的变量参数估计有效反映了发病率风险因子的空间变异特征。GWR 模型有效揭示了北京市 HFMD 传播的空间驱动力及其异构特征，对深刻认识疾病传播规律及区域疾病科学防控措施有重要意义。

参 考 文 献

曹志冬，曾大军，王飞跃，等，2010. 2009 年北京市甲型 H1N1 流行的气象因子与时空传播风险. 科技导报，28（8）：26-32.

曹志冬，曾大军，王全意，等，2010. 2008 年北京市手足口病流行的规律与传播机制. 科学通报，55（9）：764-772.

何运胜，2008. 手足口病预防控制指南（2008 年版）. 中华医学信息导报，23（10）：20-22.

李桂芹，刘方，李宝环，2010. 72 例手足口病疫情特点分析. 中国病案，11（5）：39-40.

李仁清，陈丽娟，王玉梅，2009. 北京地区 2006—2008 年肠道病毒 71 型 VP1 区基因特征分析. 中华流行病学杂志，30（1）：45-49.

毛秀英，李宝冬，王海荣，2009. 手足口病 525 例发病情况及临床分析. 医学综述，15（8）：

1268-1270.

石海涛, 2010. 盐酸伐昔洛韦治疗手足口病的疗效及安全性评价. 中外医疗, 29（7）: 273.

宋蒂英, 苏方林, 2010. 我国省域碳排放量与经济发展的 GWR 实证研究. 财经科学, 4（265）: 41-49.

苏朝阳, 2009. 中国开发区技术学习创新绩效的区域差异研究. 开封: 河南大学.

王娟, 罗珍, 范东瀛, 等, 2009. 2007—2008 年北京地区 CA16VP1 区系统进化分析. 第三军医大学学报, 31（23）: 95-100.

王艳斌, 赵红, 何梅英, 等, 2008. 手足口病 320 例临床观察. 中国临床医生, 36（7）: 130-135.

魏传华, 梅长林, 2005. 半参数空间变系数回归模型的两步估计方法及其数值模拟. 统计与信息论坛, 20（1）: 16-19.

颜峻, 疏学明, 袁宏永, 2010. 盗窃犯罪空间分布与地理因素的关联. 清华大学学报（自然科学版）, 50（2）: 174-176.

杨郁, 王华, 杜鹃, 等, 2009. 感染肠道病毒 71 型尸检病例的分子病原学诊断. 中华病理学杂志, 38（4）: 258-262.

张金牡, 刘彪, 吴波, 2010. 应用改进的时空地理加权模型分析城市住宅价格变化. 东华理工大学学报（自然科学版）, 33（1）: 53-59.

朱汝南, 钱渊, 邓洁, 等, 2007. 北京市儿童手足口病与肠道病毒 71 型和柯萨奇病毒 A 组 16 型感染有关. 中华流行病学杂志, 28（10）: 1004-1008.

Brunsdon C, Fotheringham AS, Charlton ME, 1999. Some notes on parametric signficance tests for geographically weighted regression. Journal of Regional Science, 39（3）: 497-524.

Brunsdon C, Fotheringham AS, Charlton M, 1996. Geographically weighted regression: a method for exploring spatial nonstationarity. Geographical Analysis, 28（4）: 281-298.

Buyantuyev A, Wu JG, 2010. Urban heat islands and landscape heterogeneity: linking spatiotemporal variations in surface temperatures to land-cover and socioeconomic patterns. Landscape Ecol, 25: 17-33.

Fotheringham AS, Charlton ME, 1998. Geographically weighted regression: a natural evolution of the expansion method for spatial data analysis. Environment and Planning A, （30）: 1905-1927.

Fotheringham AS, Charlton M, Brunsdon C, 2001. Spatial variations in school performance: A local analysis using geographically weighted regression. Geographical & Environmental Modelling, 5（1）: 43-66.

Fotheringham AS, Charlton M, Brunsdon C, 1996. The geography of parameter space: an investigation into spatial nonstationarity. International Journal of Geographical Information Systems, 10（5）: 605-627.

Haining R, 2003. Spatial Data Analysis: Theory and Practice. Cambridge: Cambridge University Press.

Holt JB, Lo CP, 2008. The geography of mortality in the Atlanta metropolitan area. Computers, Environment and Urban Systems, 32（2）: 149-164.

Gyu KS, Cho SH, Lambert DM, et al, 2010. Measuring the value of air quality: application of the spatial hedonic model. Air Qual Atmos Health, 3（1）: 41-51.

Luo J，Wei YHD，2009. Modeling spatial variations of urban growth patterns in Chinese cities：The case of Nanjing. Landscape and Urban Planning，91（2）：51-64.

Nakaya T，Fotheringham AS，Brunsdon C，et al，2005. Geographically weighted Poisson regression for disease association mapping. Statistics in Medicine，24（17）：2695-2717.

Propastin Pavel A，2009. Spatial non-stationarity and scale-dependency of prediction accuracy in the remote estimation of LAI over a tropical rainforest in Sulawesi，Indonesia. Remote Sensing of Environment，113：2234-2242.

Wang Q，Zhao P，Ren H，et al，2008. Spatiotemporal dynamics of forest net primary production in China over the past two decades. Global and Planetary Change，61（3-4）：267-274.

Shi HJ，Laurent EJ，LeBouton J，2006. Local spatial modeling of white-tailed deer distribution. Ecological Modelling，190：171-189.

Stein ML，1999. Interpolation of Spatial Data：Some Theory for Kriging. Berlin：Springer Verlag.

Svenning JC，Normand S，Skov F，2009. Plio-Pleistocene climate change and geographic heterogeneity in plant diversity-environment relationships. Ecography，32（1）：13-21.

Carina TL，Diniz-Filho JAF，2009. Spatial patterns of species richness in New World coral snakes and the metabolic theory of ecology. Acta Oecologica，35（2）：163-173.

Tu J，Xia ZG，2008. Examining spatially varying relationships between land use and water quality using geographically weighted regression I：model design and evaluation. Science of the total Environment，407（1）：358-378.

Wang JF，Liu X，George C，2010. Assessing local determinants of neural tube defects in the Heshun Region，Shanxi Province，China. BMC Public Health，10：52-60.

Wang J，Cao Z，Zeng D，2016. Assessment for spatial driving forces of HFMD prevalence in Beijing，China. Burlingame，CA：The Second ACM SIGSPATIAL International Workshop，1-6.

Wang J，Zeng DD，Wang Q，2017. Assessing local risk factors of Beijing hand-foot-mouth disease in China. Online Journal of Public Health Informatics，9（1）：e9.

Wen TH，Chen DR，Tsai MJ，2010. Identifying geographical variations in poverty-obesity relationships：empirical evidence from Taiwan. Geospatial Health，4（2）：257-265.

Weng N. 2007. Analyzing spatial variations in heart disease mortality：a geographically weighted regression approach. Manhattan：Kansas State University.

Ogneva-Himmelberger Y，Pearsall H，Rakshit R，2009. Concrete evidence & geographically weighted regression：a regional analysis of wealth and the land cover in Massachusetts. Applied Geography，29（4）：478-487.

第四节　逻辑回归模型

　　慢性病已经成为威胁全球人群健康的重要疾病。每年有超过 3600 万人口死于慢性疾病，约占全球死亡人数的 2/3。心脑血管疾病、糖尿病、癌症与慢性呼吸系统疾病成为慢性病死亡的主要原因，而患有多种并发症对患者健康状况的威胁更甚。研究表明，应该足够关注和重视患者的并发症诊断，并发症治疗对疾病治疗和防控大有裨益。

自 20 世纪 70 年代以来，在许多国家，高血压都被证实为心脑血管疾病的主要合并症。在过去 20 年，我国高血压发病率呈稳定增长态势，并且在不同人群中呈现不同趋势。很多研究人员对引发该现象的可能风险因素进行了大量调研，并分析了高血压并发症给心脑血管疾病带来的风险。本研究对高血压患者冠心病发病及其风险因子进行了调查分析。另外，由于糖尿病和高脂血症两种疾病是冠心病的潜在风险因子，本研究针对高血压患者中糖尿病和高脂血症两种并发症也进行了调查分析。

虽然有大量研究针对高血压并发症对人群健康的危害及其风险因子进行了广泛探讨，但是很多研究都仅仅局限于有限的地理空间区域。我国是世界上人口分布最多的国家之一，对高血压人群及其并发症的区域差异进行深入研究分析，对我国公共卫生政策制定与医疗资源的有效配置具有极其重要的意义。

除了患者的地理区域分布之外，患者的性别、年龄和其他特征属性（如收入、教育背景、职业、控烟情况和肥胖等）对疾病发病风险也具有重要影响。高血压健康风险在人群中的总体分布特征是相似的，但是发病风险因子的分布却存在明显异质性。

本研究基于覆盖我国 29 个城市的 29 家医院的电子病历记录，针对高血压及其三种重要并发症和潜在影响因子（如医院等级、人口因素、患者社会经济状况、地理区划分布差异性等）之间的关联关系进行了深入研究，对疾病发病风险因子进行了定量分析，研究结论对公共卫生政策制定、高血压及其并发症的特定人群和地理区域防控具有重要的借鉴意义。

一、数 据 描 述

以下针对本研究所采用的数据集、发病风险因子选择及数据使用过程中的相关问题进行说明。

（一）数据收集

本研究所采用的电子病历记录覆盖我国 29 个城市的 29 家医院，时间范围为 2011 年 1 月 1 日至 2013 年 12 月 31 日，对病历记录进行了严格的质量控制及去隐私信息处理。数据集共涵盖高血压病例 2 122 703 例，病例属性包括患者就诊 ID、就诊日期、性别、年龄、症状诊断说明、医院等级与地理编码。

原始病历就诊情况由具有资质的医生记录，并由相关工作人员进行核验整理，病例信息是高度可信和可靠的。本研究所涉及的高血压及其并发症的诊断过程严格遵守相关标准流程。但是，由于数据收集过程无法干预和改变，为了确保数据分析的质量和可靠性，本研究遴选了 29 家威望和信誉较好的医院。本研究中所提及的高血压患者均至少患有一种并发症（如冠心病、糖尿病、高脂血症）。由于病历记录中有的属性字段是通过自然语言进行表示，不同医院的不同医生对患者诊断的记录存在差异，因此需要对数据进行必要的清洗和预处理，以满足结构化分析的需求。

（二）风险因子

为了研究发病分布特点，本研究选择了以下 6 种潜在的风险因子：性别、年龄、收入水平、医院等级、地理区划和地形。基于每个风险因子，我们对病例人群进行分组研究，每个病例都归属于特定的组别。

针对年龄属性，我们按照世界卫生组织对年龄的划分标准进行分级，将病例人群分为三组：0～44 岁为青年组，45～59 岁为中年组，60 及以上为老年组。

由于无法获得病例人群的个人收入情况，我们按照病例所居住城市的人均收入水平对患者进行分组，将城市人均收入水平与全国人均收入水平进行比较，将病例划分为高于或低于全国人均收入水平两大类。

我国医院的等级属性反映了医院的综合质量、医疗资源服务能力与医学研究教育水平。目前，我国的医院分为一、二、三 3 个等级。一级医院一般分布于乡镇，床位数少于 100 张；二级医院一般分布于中等规模城市或区域，床位数为 100～500 张；三级医院通常分布于大城市，床位数一般大于 500 张。按照医院医疗服务的质量、设备装备水平和管理水平，每个等级又划分为甲、乙、丙三等。按照以上标准，本研究中的 29 家医院涉及 5 个等级，即三级甲等、三级乙等、三级丙等、二级甲等和二级乙等。

医院位置由其所在城市的地理编码确定。基于医院所在城市的社会经济状况和地理空间属性，我们将 29 家医院的空间分布划归七大类：东北部、北部、东部、南部、中部、西北部和东南部。

地形反映了医院所在空间的高程信息，高程数据来自国家基础地理信息中心，按照地形特点将医院空间分布划分为四大类：平原（海拔 0～200m）、丘陵（海拔 201～500m）、山地（海拔 501～1000m）和高原（海拔大于 1000m）。

二、分析方法

本研究着重关注了三种高血压并发症：糖尿病、高脂血症和冠心病。首先，我们基于贝叶斯定理计算了高血压并发症的发病率；其次，采用非条件 logistic 回归模型对高血压并发症发病率及其关联风险因子的相关关系进行了深入分析。采用 ArcGIS v10.1 对高血压并发症发病率进行空间分布制图。

（一）贝叶斯理论

贝叶斯定理是学者托马斯·贝叶斯（Thomas Bayes）提出的著名概率定理，用于计算 B 事件发生条件下 A 事件发生的概率，贝叶斯定理广泛应用于疾病发病率（风险）、疾病传播预测等公共卫生问题研究分析。贝叶斯定理计算公式如下：

$$P(A \cap B) = P(A|B) \cdot P(B) = P(B|A) \cdot P(A) \tag{5-16}$$

其中，$P(A)$ 表示 A 事件发生的随机概率；$P(A|B)$ 表示 B 事件发生条件下 A 事件发生的概率；$A \cap B$ 表示随机事件 A 和 B 同时发生；$P(A \cap B)$ 则表示事件 A 和 B 同时发生的概率。由式（5-16）得到

$$P(A|B) = \frac{P(A \cap B)}{P(B)} \tag{5-17}$$

采用贝叶斯定理可以对高血压病例并发症的发病概率进行计算，此处我们将发病概率定义为发病率，因此得到

$$(C_{ij}|H, R_i) = \frac{P(C_{ij} \cap H \cap R_i)}{P(H \cap R_i)} = \frac{P(C_{ij} \cap H \cap R_i) \cdot V}{P(H \cap R_i) \cdot V}$$

$$= \frac{V(C_{ij} \cap H \cap M)}{V(H \cap R_i)}$$

其中，H 表示患高血压的病例数；R_i 表示具有潜在风险因子 i 属性的病例数；C_{ij} 表示患有并发症 j 和具有风险因子 i 属性的病例数；V 表示总体人群数量；$P(E)$ 表示事件 E 发生的概率；$V(E)$ 表示事件 E 的总发生数。

比如，男性高血压病例的冠心病发生率可定义为患有冠心病的男性高血压病例数与男性高血压病例总数之比。

（二）统计分析

本研究采用非条件 logistic 回归模型对发病率与关联风险因子之间的相关关系进行定量分析，为了充分理解两者的相关关系，我们进行了单变量和多变量回归分析。回归分析中风险因子为自变量，高血压病例是否患有并发症为因变量（1 表示病例至少患有一种并发症，0 表示病例没有并发症）。采用皮尔逊卡方检验对不同风险因子组别的高血压并发症发病率的差异性进行了统计分析（表 5-13）。

统计分析中所有风险因子分类变量都采用哑变量进行如下表示：高血压病例是否患有并发症（是=1，否=0）、性别（男=1，女=0）、年龄（0～44 岁=0，45～59 岁=1，≥60 岁=2）、2011～2013 年城市人均收入水平与全国人均收入水平比

较（高于全国平均水平=1，低于全国平均水平=0）、医院等级（三甲 3A=1，三乙 3B=2，三丙 3C=3，二甲 2A=4，二丙 2C=0）、地理区划（北部=1，东部=2，南部=3，中部=4，西北部=5，西南部=6，东南部=0）、地形（丘陵=1，山地=2，高原=3，平原=0）。比值比（odds ratio，OR）和95%置信区间（confidence interval，CI）都采用单变量和多变量 logistic 回归分析得到，定义 $P<0.05$ 为统计检验显著。

三、研 究 结 果

基于上述分析方法得到的研究结果如下。

（一）高血压及其并发症发生率

表 5-12 所示为高血压及其 3 种重要并发症（糖尿病、高脂血症和冠心病）的组别分布特征，包括性别、年龄、收入、医院等级、区划类型、地形等组别的病例分布情况。按照病例收入情况来看，大部分高血压（68.24%）及其并发症患者的收入水平高于全国平均收入水平（合并糖尿病者为 69.36%、合并高脂血症者为 77.39%、合并冠心病者为 57.32%）。这有可能是因为高收入人群比低收入人群更倾向于去医院就诊。按医院等级来看，更多患者倾向于去等级更高、综合水平更高的医院就诊，例如，高脂血症并发病例中有 17.02% 的患者就诊于二级甲等医院，3.47% 就诊于三级乙等医院，而只有 0.29% 就诊于三级丙等医院。按照医院所在城市的区划类型，我们发现病例分布模式呈现如下特点：大部分高血压病例（35.56%）及糖尿病并发症病例（35.29%）出现在东部地区，大部分高脂血症（69.82%）和冠心病（40.16%）并发症病例则出现在北部地区。

表 5-12　高血压及其并发症病例分布特征　　　　　　［例（%）］

特征	高血压	高血压合并糖尿病	高血压合并高脂血症	高血压合并冠心病
性别				
男	1 146 218（54.00）	209 121（54.44）	108 929（55.63）	163 156（54.44）
女	976 485（46.00）	174 984（45.56）	86 876（44.37）	136 538（45.56）
年龄				
0～44 岁	265 554（12.51）	15 222（3.96）	20 557（10.50）	7 444（2.48）
45～59 岁	653 872（30.80）	100 263（26.10）	62 154（31.74）	56 712（18.92）
≥60 岁	1 203 277（56.69）	268 620（69.93）	113 094（57.76）	235 538（78.59）
收入				
高于全国平均水平	1 448 506（68.24）	266 401（69.36）	151 541（77.39）	171 784（57.32）
低于全国平均水平	674 197（31.76）	117 704（30.64）	44 264（22.61）	127 910（42.68）

续表

特征	高血压	高血压合并糖尿病	高血压合并高脂血症	高血压合并冠心病
医院等级				
3A	1 771 120（83.44）	340 968（88.77）	154 595（78.95）	261 746（87.34）
3B	131 428（6.19）	23 749（6.18）	6 790（3.47）	17 863（5.96）
3C	12 221（0.58）	2 063（0.54）	570（0.29）	1 502（0.50）
2A	197 455（9.30）	16 119（4.20）	33 320（17.02）	18 180（6.07）
2C	10 479（0.49）	1 206（0.31）	530（0.27）	403（0.13）
区划类型				
东北部	54 983（2.59）	10 521（2.74）	681（0.35）	4 115（1.37）
北部	621 662（29.29）	129 063（33.60）	136 712（69.82）	120 361（40.16）
东部	750 531（35.36）	135 533（35.29）	17 864（9.12）	72 028（24.03）
南部	29 300（1.38）	3 848（1.00）	2 761（1.41）	4 648（1.55）
中部	179 844（8.47）	19 477（5.07）	7 998（4.08）	20 445（6.82）
西北部	189 209（8.91）	20 471（5.33）	9 433（4.82）	17 724（5.91）
西南部	297 174（14.00）	65 192（16.97）	20 356（10.40）	60 373（20.14）
地形				
平原（海拔 0～200m）	1 549 047（72.98）	291 380（75.86）	159 679（81.55）	203 607（67.94）
丘陵（海拔 201～500m）	426 324（20.08）	77 709（20.23）	26 261（13.41）	73 954（24.68）
山地（海拔 501～1000m）	51 807（2.44）	3 874（1.01）	5 217（2.66）	14 298（4.77）
高原（海拔＞1000m）	95 525（4.50）	11 142（2.90）	4 648（2.37）	7 835（2.61）
总计	**2 122 703**	**384 105**	**195 805**	**299 694**

注：括号中的数值为各组别病例的百分比。

表 5-13 为高血压病例并发症发生率在各个风险因子组别的差异分析结果。并发症发生率（%）采用贝叶斯定理计算得到，比如，男性高血压合并冠心病并发症发生率为 14.23%，该数值为合并冠心病并发症男性病例总数（163 156 例）与男性高血压病例总数（1 146 218 例）之比。表 5-13 所示高血压并发症发生率的分布特征与表 5-12 存在很大的不同，这是因为表 5-12 并没有考虑各组别人群分布的差异。比如，表 5-13 结果中冠心病并发症在低收入病例中的分布（18.97%）高于高收入病例（11.86%），这在一定程度上表明低收入高血压病例比高收入高血压病例更容易患上冠心病，揭示了与表 5-12 分析结果不同的分布模式，可能是因为高收入病例更注重对自身进行是否患有冠心病的检查。后续的分析结果也揭示了类似的并发症分布模式。基于皮尔逊卡方检验，表 5-13 还体现了不同风险因子组别并发症发生率存在显著统计学差异（$P<0.001$）。

表 5-13　高血压病例并发症发生率分布特征及组别差异显著性检验

特征	高血压合并糖尿病		高血压合并高脂血症		高血压合并冠心病	
	发生率/%	P	发生率/%	P	发生率/%	P
性别						
男	18.24	<0.001	9.50	<0.001	14.23	<0.001
女	17.92		8.90		13.98	
年龄						
0~44 岁	5.73	<0.001	7.74	<0.001	2.80	<0.001
45~59 岁	15.33		9.51		8.67	
≥60 岁	22.32		9.40		19.57	
收入						
高于全国平均水平	18.39	<0.001	10.46	<0.001	11.86	<0.001
低于全国平均水平	17.46		6.57		18.97	
医院等级						
3A	19.25	<0.001	8.73	<0.001	14.78	<0.001
3B	18.07		5.17		13.59	
3C	16.88		4.66		12.29	
2A	8.16		16.87		9.21	
2C	11.51		5.06		3.85	
区划类型						
东北部	19.14	<0.001	1.24	<0.001	7.48	<0.001
北部	20.76		21.99		19.36	
东部	18.06		2.38		9.60	
南部	13.13		9.42		15.86	
中部	10.83		4.45		11.37	
西北部	10.82		4.99		9.37	
西南部	21.94		6.85		20.32	
地形						
平原（海拔 0~200m）	18.81	<0.001	10.31	<0.001	13.14	<0.001
丘陵（海拔 201~500m）	18.23		6.16		17.35	
山地（海拔 501~1000m）	7.48		10.07		27.60	
高原（海拔>1000m）	11.66		4.87		8.20	
总计	**18.10**		**9.22**		**14.12**	

注：基于贝叶斯定理和皮尔逊卡方检验的高血压并发症发生率计算与组别差异显著性检验。

表 5-14 为我国 29 家医院高血压并发症发生率基于医院所在城市的排序。在 29 个城市中，高血压合并糖尿病的发生率范围为 4.92%（云南省开远）~34.64%

（福建省霞浦），高血压合并高脂血症的发生率范围为 0.97%（辽宁省沈阳）～30.15%（北京市），高血压合并冠心病的发生率范围为 3.83%（山西省大同）～39.62%（河北省石家庄）。

表 5-14　我国 29 家医院高血压并发症发生率基于医院所在城市的排序　　（%）

排序	高血压合并糖尿病	高血压合并高脂血症	高血压合并冠心病
1	霞浦 34.64（33.30，35.98）	北京 30.15（29.98，32.32）	石家庄 39.6（39.24，40.00）
2	北京 31.24（31.08，31.41）	北戴河 27.53（27.12，27.93）	合肥 37.90（37.47，38.44）
3	重庆 24.62（24.43，24.81）	成都 19.70（19.43，19.97）	淄博 29.90（29.04，30.83）
4	沈阳 22.32（21.93，22.71）	天津 15.72（15.51，15.93）	张家口 27.60（27.22，27.9）
5	石家庄 22.24（21.92，22.57）	石家庄 13.31（13.05，13.58）	重庆 25.56（25.37，25.75）
6	漳州 20.75（20.49，21.02）	开元 10.73（10.17，11.28）	保定 25.53（25.08，25.99）
7	莆田 20.61（20.31，20.92）	三亚 10.30（9.83，10.77）	北京 19.73（19.58，19.87）
8	福州 19.30（19.18，19.42）	张家口 10.07（9.81，10.33）	三亚 18.19（17.60，18.78）
9	成都 17.70（17.43，17.96）	海口 8.37（7.90，8.84）	长春 16.95（16.27，17.63）
10	平顶山 16.89（16.23，17.56）	保定 8.09（7.80，8.37）	南京 15.37（15.04，15.69）
11	保定 16.67（16.28，17.06）	邯郸 7.99（7.34，8.64）	邯郸 15.01（14.15，15.87）
12	无锡 15.96（15.68，16.24）	西安 5.67（5.54，5.80）	海口 13.02（12.44，13.59）
13	三亚 15.46（14.91，16.02）	大同 5.07（4.65，5.49）	平顶山 12.30（11.72，12.88）
14	徐州 14.24（13.61，14.87）	平顶山 4.68（4.30，5.05）	武汉 11.43（11.27，11.59）
15	兰州 12.77（12.53，13.01）	武汉 4.60（4.50，4.70）	开原 11.04（10.47，11.61）
16	南京 12.41（12.12，12.71）	霞浦 4.19（3.63，4.76）	无锡 10.77（10.53，11.00）
17	大同 11.52（10.91，12.13）	兰州 3.91（3.77，4.05）	西安 10.00（9.83，10.17）
18	武汉 10.56（10.41，10.72）	莆田 3.57（3.43，3.71）	怀化 9.81（9.31，10.32）
19	海口 10.28（9.76，10.80）	徐州 3.21（2.89，3.52）	天津 9.62（9.45，9.79）
20	西安 9.59（9.42，9.76）	漳州 2.80（2.69，2.91）	成都 8.58（8.39，8.77）
21	怀化 8.39（7.91，8.86）	怀化 2.49（2.22，2.75）	兰州 8.37（8.17，8.58）
22	天津 8.32（8.16，8.48）	福州 2.30（2.26，2.35）	漳州 7.32（7.15，7.49）
23	淄博 8.01（7.48，8.54）	长春 2.25（1.98，2.52）	徐州 7.14（6.68，7.61）
24	张家口 7.48（7.25，7.71）	淄博 2.11（1.83，2.39）	福州 6.88（6.80，6.96）
25	长春 7.45（6.98，7.92）	无锡 2.02（1.92，2.13）	莆田 5.81（5.63，5.99）
26	邯郸 6.94（6.33，7.55）	合肥 1.52（1.40，1.65）	沈阳 4.91（4.71，5.12）
27	合肥 6.27（6.03，6.52）	重庆 1.47（1.42，1.53）	北戴河 4.01（3.83，4.19）
28	北戴河 5.34（5.14，5.55）	南京 1.47（1.36，1.57）	霞浦 3.88（3.34，4.42）
29	开元 4.92（4.53，5.31）	沈阳 0.97（0.88，1.06）	大同 3.86（3.49，4.23）
总体	**18.10（18.04，18.15）**	**9.22（9.19，9.26）**	**14.12（14.07，14.17）**

注：括号中的数值为高血压并发症发生率的 95% 置信区间。

（二）高血压并发症的关联因子

表 5-15 为高血压并发症 6 个潜在关联因子的单变量分析。OR 值计算结果显示男性高血压并发症发生率均略高于女性（糖尿病并发 OR=1.02，高脂血症并发 OR=1.08，冠心病并发 OR=1.02）。按照年龄分组来看，相比于青年人，老年人和中年人更易合并糖尿病（OR 值分别为 2.98 和 4.73）和冠心病（OR 值分别为 3.29 和 8.44）。以青年人为参考组，中年人（OR=1.25）比老年人（OR=1.24）更易合并高脂血症。患者收入水平对高血压并发症的影响存在显著差异。高收入患者比低收入患者更易合并高脂血症（OR=1.66），其次是糖尿病（OR=1.07）。医院等级与高血压并发症发生率存在显著强关联。表 5-14 结果表明，高血压合并糖尿病、冠心病的患者倾向于去更高等级、更大规模的医院就诊，对于高血压合并高脂血症的患者来说，更倾向于去二级甲等医院就诊（OR=3.81）。医院所在地理区位与高血压并发症发生率也存在显著强关联。高血压合并高脂血症患者表现出不同于糖尿病和冠心病两种并发症的关联模式：北部区域的高血压患者患高脂血症并发症的风险显著高于其他区域（OR=22.48），其次是南部区域（OR=8.3）。医院所在区域的地形与高血压并发症发生率的关联模式存在较大差异。相比于平原地区，位于山地地形的高血压患者，糖尿病并发症发生风险显著偏低（OR=0.35），而冠心病并发症发生风险显著偏高（OR=2.52）。

表 5-15　高血压并发症关联因子的单变量分析

变量	高血压合并糖尿病			高血压合并高脂血症			高血压合并冠心病		
	OR	95% CI	P	OR	95% CI	P	OR	95% CI	P
性别	以女性为参考组								
男	1.02	1.02～1.03	0.00	1.08	1.07～1.09	0.00	1.02	1.01～1.03	0.00
年龄	以 0～44 岁为参考组								
45～59 岁	2.98	2.93～3.03	0.00	1.25	1.23～1.27	0.00	3.29	3.21～3.38	0.00
≥60 岁	4.73	4.65～4.81	0.00	1.24	1.22～1.26	0.00	8.44	8.24～8.64	0.00
收入	以低于全国平均水平为参考组								
高于全国平均水平	1.07	1.06～1.07	0.00	1.66	1.64～1.68	0.00	0.57	0.57～0.58	0.00
医院等级	以 2C 为参考组								
3A	1.83	1.73～1.95	0.00	1.80	1.64～1.96	0.00	4.34	3.92～4.79	0.00
3B	1.70	1.60～1.80	0.00	1.02	0.93～1.12	0.63	3.93	3.56～4.35	0.00
3C	1.56	1.45～1.69	0.00	0.92	0.81～1.04	0.17	3.50	3.13～3.92	0.00
2A	0.68	0.64～0.73	0.00	3.81	3.49～4.16	0.00	2.54	2.29～2.80	0.00
区划类型	以东北部为参考组								
北部	1.11	1.08～1.13	0.00	22.48	20.8～24.3	0.00	2.97	2.87～3.07	0.00

续表

变量	高血压合并糖尿病			高血压合并高脂血症			高血压合并冠心病		
	OR	95% CI	P	OR	95% CI	P	OR	95% CI	P
东部	0.93	0.91~0.95	0.00	1.94	1.80~2.10	0.00	1.31	1.27~1.36	0.00
南部	0.64	0.61~0.67	0.00	8.30	7.62~9.03	0.00	2.33	2.23~2.44	0.00
中部	0.51	0.50~0.53	0.00	3.71	3.43~4.02	0.00	1.59	1.53~1.64	0.00
西北部	0.51	0.50~0.53	0.00	4.18	3.87~4.53	0.00	1.28	1.23~1.32	0.00
西南部	1.19	1.16~1.22	0.00	5.86	5.43~6.33	0.00	3.15	3.05~3.26	0.00
地形	以平原（海拔 0~200m）为参考组								
丘陵（海拔 201~500m）	0.96	0.95~0.97	0.00	0.57	0.56~0.58	0.00	1.39	1.37~1.40	0.00
山地（海拔 501~1000m）	0.35	0.34~0.36	0.00	0.97	0.95~1.00	0.08	2.52	2.47~2.57	0.00
高原（海拔>1000m）	0.57	0.56~0.58	0.00	0.45	0.43~0.46	0.00	0.59	0.58~0.60	0.00

注：OR 为比值比，CI 为置信区间。以女性、0~44 岁年龄组、收入低于全国平均水平、二级丙等医院、东北部和平原地区作为参考组进行 OR（95% CI，P）计算。

（三）高血压并发症风险因子

单变量因子分析只考虑了单个自变量与因变量的关联关系，多变量因子分析同时考虑了不同自变量对因变量的影响，从而可挖掘出疾病与风险因子之间更为丰富的关联模式和信息。我们基于多变量 logistic 回归分析，针对高血压并发症重要风险因子进行了更为深入的定量分析（表 5-16）。与表 5-15 相似的结果将不再赘述，下文只对新的发现/结果进行简要解释。

表 5-16　高血压并发症风险因子的多变量分析

变量	高血压合并糖尿病			高血压合并高脂血症			高血压合并冠心病		
	OR_{adj}	95% CI	P	OR_{adj}	95% CI	P	OR_{adj}	95% CI	P
性别	以女性为参考组								
男性	1.06	1.05~1.07	0.00	1.13	1.12~1.14	0.00	1.17	1.16~1.17	0.00
年龄	以 0~44 岁为参考组								
45~59 岁	2.84	2.79~2.89	0.00	1.07	1.06~1.09	0.00	3.37	3.29~3.45	0.00
≥60 岁	4.24	4.16~4.31	0.00	1.06	1.04~1.07	0.00	8.86	8.65~9.07	0.00
收入	以低于全国平均水平为参考组								
高于全国平均水平	1.06	1.04~1.07	0.00	2.28	2.25~2.32	0.00	0.49	0.48~0.49	0.00
医院等级	以 2C 为参考组								
3A	1.81	1.67~1.97	0.00	17.79	15.6~20.4	0.00	3.42	3.04~3.85	0.00
3B	1.49	1.37~1.63	0.00	13.02	11.3~14.9	0.00	2.84	2.52~3.20	0.00

变量	高血压合并糖尿病			高血压合并高脂血症			高血压合并冠心病		
	OR$_{adj}$	95% CI	P	OR$_{adj}$	95% CI	P	OR$_{adj}$	95% CI	P
3C	4.46	4.04~4.94	0.00	38.96	33.0~46.0	0.00	1.41	1.24~1.62	0.00
2A	0.45	0.41~0.49	0.00	12.03	10.5~13.7	0.00	1.62	1.45~1.82	0.00
区划类型	以东北部为参考组								
北部	1.92	1.84~2.01	0.00	47.51	43.1~52.3	0.00	2.32	2.20~2.45	0.00
东部	0.46	0.44~0.48	0.00	4.35	3.90~4.84	0.00	7.45	7.04~7.88	0.00
南部	0.68	0.62~0.74	0.00	94.77	80.9~111.0	0.00	15.64	14.2~17.3	0.00
中部	0.39	0.37~0.41	0.00	7.92	7.06~8.88	0.00	3.79	3.55~4.06	0.00
西北部	0.94	0.85~1.02	0.00	3.45	3.02~3.93	0.00	0.87	0.80~0.94	0.00
西南部	1.56	1.41~1.72	0.00	9.62	8.32~11.13	0.00	1.40	1.28~1.53	0.00
地形	以平原（海拔0~200m）为参考组								
丘陵（海拔201~500m）	0.82	0.78~0.87	0.00	2.82	2.57~3.09	0.00	1.32	1.26~1.38	0.00
山地（海拔501~1000m）	0.27	0.26~0.28	0.00	0.63	0.60~0.65	0.00	0.68	0.66~0.69	0.00
高原（海拔>1000m）	0.87	0.82~0.92	0.00	5.70	5.10~6.37	0.00	0.23	0.21~0.24	0.00

注：OR$_{adj}$ 为调整比值比，CI 为置信区间。以女性、0~44 岁年龄组、收入低于全国平均水平、二级丙等医院、东北部和平原地区作为参考组进行 OR$_{adj}$（95% CI，P）计算。

结果显示，高收入高血压患者合并高脂血症的风险显著增强（OR$_{adj}$=2.28）。相比于二级乙等医院，高血压合并高脂血症患者更倾向于去三级丙等医院就诊（OR$_{adj}$=38.96），高血压合并糖尿病患者也表现出相同的趋势（OR$_{adj}$=4.46）。对于医院所处的地理区位来说，北部（OR$_{adj}$=47.51）和南部（OR$_{adj}$=94.77）区域的高血压患者合并高脂血症的风险仍然显著偏高，经过多变量调整后风险大幅度提升。此外，南部区域也表现为高血压合并冠心病高发地区。地形变量经过多变量调整后与并发症发生率的关联模式发生较大改变。丘陵（OR$_{adj}$=2.82）和高原（OR$_{adj}$=5.70）地区高血压患者合并高脂血症的风险显著提升。而相比于平原地区，山地地区高血压合并冠心病发生风险却显著降低（OR$_{adj}$=0.68）。

四、结　论

本研究主要关注高血压的 3 种并发症：糖尿病、高脂血症和冠心病，采用贝叶斯定理、皮尔逊卡方检验和 logistic 回归模型（单变量和多变量分析），针对高血压人群中的 3 种并发症发生率及其风险因子（患者人群分布、社会经济要素、医院等级和地理空间属性特征）进行了定量评估。结果发现，患者的性别、年龄、收入水平、就诊医院等级、所处区位及其地形特点对高血压并发症发生风险具有重要影响和作用。研究表明，高血压并发症发生风险定量研究中考虑社会经济和地理空间要素对疾病防控措施制定具有重要借鉴意义。

已有研究证实性别和年龄是高血压并发症的重要风险因子。本研究结果显示男性比女性患高血压并发症的风险更大，这与大部分已有研究保持一致。相比于青年人，中年人和老年人更易患高血压并发症。值得一提的是，本研究发现，中年人比青年人和老年人高血压患者更易合并高脂血症，这有可能是因为我国的中年人群由于工作繁忙而普遍缺乏锻炼，或者中年人在频繁参加商务聚会时更易摄入高脂肪食物。高收入人群高脂血症并发风险较高，而冠心病并发风险较低。如前所述，我国的高收入人群可能频繁参加商务聚会，从而增大了高脂血症并发的风险。高脂血症和冠心病并发风险关联模式表现出明显的反向趋势，这有可能是因为高收入患者更注重冠心病的早期防控，但是这需要更多的实证研究进行佐证。本研究结果显示患者收入水平对糖尿病并发风险影响较小。高血压合并糖尿病和冠心病患者更倾向于去高等级、大规模医院就诊，但是并发高脂血症患者似乎更倾向于去二级甲等医院就诊。在我国，高等级医院虽然具有更多的医疗资源，但通常非常拥挤而难以就诊。由于大部分糖尿病和冠心病并发患者是老年人，他们有更多的空闲时间，更倾向于去资源多、服务好的大医院就诊。另外，大部分并发高脂血症患者为中年在职人员，收入较高，对于他们来说，便利性可能是其选择就诊医院的重要指标。就地理区位来看，南部和北部患者合并高脂血症的风险更大，南部和东部高血压患者合并冠心病的风险更大，北部高血压患者合并糖尿病的风险更大。这可能是因为南部、北部和东部地区的经济实力往往高于其他地区，经济发达的珠三角、京津冀都市圈和长三角均位于这些并发风险较高的地区。经济快速发展的同时带来了高脂肪饮食、不健康生活方式和更大的生活压力，这些均有可能是增加并发症发生风险的原因。

五、未来研究方向

本研究针对高血压并发症发生风险进行了尝试性探讨，获得了一些发现，但也存在以下不足：首先，数据集中的 29 家医院分布在 29 个不同城市，如果多个医院分布于同一个城市，研究结果可能有所不同；其次，研究将目标局限在有限的几种并发症，其他并未提及的疾病类型的关联模式不得而知；再次，数据集只涉及临床数据的部分属性信息，一些重要属性信息（如职业、居住地址、身高、血压等）与疾病 ICD 编码缺失，这些与患者相关的详细信息和标准化诊断描述可能对疾病风险因子研究十分重要，可能为深入研究疾病风险提供更多更可靠的线索。尽管存在以上局限性，本研究针对我国不同城市高血压病例并发症发生风险的差异进行了定量分析，获得了有意义的发现。这些结论提示，公共卫生决策人员应该关注特定人群的地理空间分布，以便实现医疗资源优化配置，这对不同地区高血压人群并发症防控策略的制定具有重要的实践意义。

参 考 文 献

Alhyas L，McKay A，Majeed A，2012. Prevalence of type 2 diabetes in the states of the co-operation council for the Arab states of the gulf: a systematic review. PLoS One，7（8）: e40948.

Burch D，2014. Heart failure: gaps in knowledge and failures in treatment. PLoS Med，11（8）: e1001702.

Callender T，Woodward M，Woodward M，et al，2014. Heart failure care in low- and middle-income countries: a systematic review and meta-analysis. PLoS Med，11（8）: e1001699.

Castilla-Guerra L，Fernandez-Moreno MDC，Alvarez-Suero J，2009. Secondary stroke prevention in the elderly: new evidence in hypertension and hyperlipidemia. Eur J Intern Med，20（6）: 586-590.

Channanath AM，Farran B，Kazem B，et al，2014. Impact of hypertension on the association of BMI with risk and age at onset of type 2 diabetes mellitus: age- and gender-mediated modifications. PLoS One，9（4）: e95308.

Chen X，Wei W，Zou S，et al，2014. Trends in the prevalence of hypertension in island and coastal areas of China: a systematic review with meta-analysis. Am J Hypertens，27（12）: 1503-1510.

Chow CK，Teo KK，Rangarajan S，et al，2013. Prevalence，awareness，treatment，and control of hypertension in rural and urban communities in high-，middle-，and low-income countries. JAMA，310（9）: 959-968.

Chuang CS，Yang TY，Muo CH，et al，2014. Hyperlipidemia，statin use and the risk of developing depression: a nationwide retrospective cohort study. Gen Hosp Psychiatry，36（5）: 497-501.

Edelmann F，Stahrenberg R，Gelbrich G，et al，2011. Contribution of comorbidities to functional impairment is higher in heart failure with preserved than with reduced ejection fraction. Clin Res Cardiol，100（9）: 755-764.

Elderd BD，Dukic VM，Dwyer G，2006. Uncertainty in predictions of disease spread and public health responses to bioterrorism and emerging diseases. Proceedings of the National Academy of Sciences，103（42）: 15693-15697.

Federation ID，2013. IDF Diabetes Atlas，6th ed. Brussels: International Diabetes Federation.

Fuentes R，Ilmaniemi N，Laurikainen E，et al，2000. Hypertension in developing economies: a review of population-based studies carried out from 1980 to 1998. J Hypertens，18（5）: 521-529.

He J，Gu D，Gu D，et al，2009. Premature deaths attributable to blood pressure in China: a prospective cohort study. Lancet，374（9703）: 1765-1772.

Jiang B，Liu H，Ru X，et al，2014. Hypertension detection，management，control and associated factors among residents accessing community health services in Beijing. Sci Rep，4: 4845.

Jiang X，Zhang L，Xiong CF，et al，2015. Transportation and regional economic development: analysis of spatial spillovers in China provincial regions. Networks and Spatial Economics，16（3）: 769-790.

Lin JD，Wu TY，Lin LP，et al，2013. An exploratory study of health behaviors and the risks for triple H（hypertension，hyperlipidemia，and hyperglycemia）in young adults with disabilities between 20 and 39 years of age. Res Dev Disabil，34（10）：3211-3217.

Lu QB，Zhang XA，Wo Y，et al，2012. Circulation of Coxsackievirus A10 and A6 in hand-foot-mouth disease in China，2009-2011. PLoS One，7（12）：e52073.

Lv J，Neal B，Ehteshami P，et al，2012. Effects of intensive blood pressure lowering on cardiovascular and renal outcomes：a systematic review and meta-analysis. PLoS Med，9（8）：e1001293.

Ma L，Li M，Wang H，et al，2014. High prevalence of cardiovascular risk factors in patients with moderate or severe psoriasis in northern China. Arch Dermatol Res，306（3）：247-251.

Maimaris W，Paty J，Perel P，et al，2013. The influence of health systems on hypertension awareness，treatment，and control：a systematic literature review. PLoS Med，10（7）：e1001490.

Mannino DM，Thorn D，Swensen A，et al，2008. Prevalence and outcomes of diabetes，hypertension and cardiovascular disease in COPD. Eur Respir J，32（4）：962-969.

Mathers CD，Loncar D，2006. Projections of global mortality and burden of disease from 2002 to 2030. PLoS Med，3（11）：e442.

Millett C，Agrawal S，Sullivan R，et al，2013. Associations between active travel to work and overweight，hypertension，and diabetes in India：a cross-sectional study. PLoS Med，10（6）：e1001459.

Muehlenbachs A，Mutabingwa TK，Edmonds S，et al，2006. Hypertension and maternal-fetal conflict during placental malaria. PLoS Med，3（11）：e446.

Murai S，Tanaka S，Dohi Y，et al，2014. The prevalence，characteristics，and clinical significance of abnormal albuminuria in patients with hypertension. Sci Rep，4：3884.

Paeratakul S，Lovejoy JC，Ryan DH，et al，2002. The relation of gender，race and socioeconomic status to obesity and obesity comorbidities in a sample of US adults. Int J Obes Relat Metab Disord，26（9）：1205-1210.

Papoulis A，1984. Bayes' Theorem in Statistics，in Probability，Random Variables，and Stochastic Processes. McGraw-Hill：New York.

Parekh AK，Barton MB，2010. The challenge of multiple comorbidity for the US health care system. JAMA，303（13）：1303-1304.

Parikh NH，Parikh PK，Kothari C，2014. Indigenous plant medicines for health care：treatment of diabetes mellitus and hyperlipidemia. Chin J Nat Med，12（5）：335-344.

Polymeris A，Karoutsou E，Michalakis K，2013. The impact of bariatric surgery procedures on type 2 diabetes，hyperlipidemia and hypertension. Hellenic J Cardiol，54（3）：212-217.

Reynolds K，Gu D，Muntner P，et al，2003. Geographic variations in the prevalence，awareness，treatment and control of hypertension in China. J Hypertens，21（7）：1273-1281.

Ricci C，Gaeta M，Rausa E，et al，2014. Early impact of bariatric surgery on type II diabetes，hypertension，and hyperlipidemia：a systematic review，meta-analysis and meta-regression on 6，587 patients. Obes Surg，24（4）：522-528.

Roger VL，Go AS，Lloyd-Jones DM，et al，2012. Heart disease and stroke statistics—2012 update：

a report from the American Heart Association. Circulation，125（1）：e2-e220.

Shuaib FM，Durant RW，Parmar G，et al，2012. Awareness，treatment and control of hypertension，diabetes and hyperlipidemia and area-level mortality regions in the Reasons for Geographic and Racial Differences in Stroke（REGARDS）study. J Health Care Poor Underserved，23（2）：903-921.

Sorrentino G，Migliaccio R，Bonavita V，2008. Treatment of vascular dementia：the route of prevention. Eur Neurol，60（5）：217-223.

Spiegelhalter D，Myles JP，Jones DR，et al，2000. Bayesian methods in health technology assessment：a review. Health Technology Assessment，4（38）：1-130.

Sun Y，Jiang CQ，Cheng K，et al，2015. Fruit and vegetable consumption and cardiovascular risk factors in older Chinese：the Guangzhou biobank cohort study. PLoS One，10（8）：e0135380.

Tarride JE，Lim M，DesMeules M，et al，2009. A review of the cost of cardiovascular disease. Can J Cardiol，25（6）：e195-e202.

Wang J，Ma JJ，Liu J，2017. Prevalence and risk factors of comorbidities among hypertensive patients in China. International Journal of Medical Sciences，14（3）：201.

Wang RJ，Lu LJ，Jin LB，et al，2014. Clinicopathologic features of breast cancer patients with type 2 diabetes mellitus in southwest of China. Med Oncol，31（1）：788.

WHO，2013. World Health Statistics 2013. Geneva：WHO.

WHO，2014. Global Status Report on Noncommunicable Diseases 2014. Geneva：WHO.

Willard-Grace R，DeVore D，Chen EH，et al，2013. The effectiveness of medical assistant health coaching for low-income patients with uncontrolled diabetes，hypertension，and hyperlipidemia：protocol for a randomized controlled trial and baseline characteristics of the study population. BMC Fam Pract，14：27.

Xu F，Ware RS，Tse LA，et al，2014. Joint associations of physical activity and hypertension with the development of type 2 diabetes among urban men and women in Mainland China*. PLoS One，9（2）：e88719.

Yang SH，Dou KF，Song WJ，2010. Prevalence of diabetes among men and women in China. N Engl J Med，362（25）：2425-2426.

Zeng G，Thacker SB，Hu Z，et al，1988. An assessment of the use of Bayes' theorem for forecasting in public health：the case of epidemic meningitis in China. International Journal of Epidemiology，17（3）：673-679.

Zhen D，Liu L，Guan C，et al，2015. High prevalence of vitamin D deficiency among middle-aged and elderly individuals in northwestern China：its relationship to osteoporosis and lifestyle factors. Bone，71：1-6.

Zhou Y，Du S，Su C，et at，2015. The food retail revolution in China and its association with diet and health. Food Policy，55：92-100.

---

* 正确用法应为 Chinese mainland 或 the mainland of China。

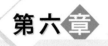

第六章

医学大数据可视化方法

"可视化"一词源于英文"visualization"，从计算机学科分类角度来看，可视化指的是利用人眼的感知能力对数据进行交互的可视化表达以增强认知的技术。用形象的方式将现实中存在的抽象事物、数据、过程转化为图形就是可视化。

几千年以前，人类就在用可视化的方式展示信息，如古人在洞穴中绘制的图形、人类日常使用的地图等，都是以可视化的方式展示和表达信息。相比较而言，人眼是一个高带宽的巨量视觉信号输入并行处理器，对可视符号的感知速度比对数字或文本快多个数量级。人的视觉感知是最主要的信息界面，它输入了人从外界获取的 70% 的信息，因此俗语有"百闻不如一见""一图胜千言"的说法。大脑对视觉信息的记忆效果和记忆速度好于对语言的记忆效果和记忆速度。因此，在数据分析中大量使用可视化，能够提高人们信息认知的效率，帮助人们有意识地集中注意力，激发人们的智力和注意力。可视化能够借助于人眼快速的视觉感知和人脑的智能认知能力，起到清晰有效传达、沟通并辅助数据分析的作用。通过可视化，可以联想和构造新形象，使新知识能够更好地与大脑中的知识网络紧密联系，优化大脑中知识的认知结构。借助可视化技术，能够对知识进行高度提炼和浓缩，将知识系统化、结构化，可视化能够将知识的核心内容提炼出来，实现隐性知识显性化，方便知识交流和共享。通过可视化，能够将事件的关联以结构化的方式展示出来，分解目标、突出重点，将问题清晰化、具体化。

可视化的最终目标是挖掘隐含于数据中的现象和规律，将实际的数据用形象化的方式展示出来，帮助人们迅速从中发现模式和规律。可视化能够帮助人类解决记忆内存和注意力有限的问题，并且图形化的符号能够使人将注意力更加集中于目标，提高信息的传递效率。

数据可视化是将数据进行形象化表达，一般指以某种概要形式抽取出来的信息，借助图形化手段进行表达。1967 年，法国研究人员雅克·贝尔廷（Jacques Bertin）出版了《图形符号学》（*Semiology of Graphics*）一书，提出了完备的图形符号和表示理论，确定了构成图形的基本要素，描述了一种关于图形设计的框架，被认为是数据可视化的重要理论和基石。

数据可视化出现的根本原因是人类数据分析（通过视觉、听觉等感官分析数据）

能力并没有随着生物进化过程而较前现代化时期有所提升，相比较而言，随着信息技术的发展，近代人类采集、获取、传输数据方面的能力有了巨大进步，从而导致人类的数据分析能力远远落后于数据获取、传输能力，也就是所谓的"数据大爆炸"。这一挑战不仅源于数据量的增大及特征的高维性、多源性和多样性，更重要的是数据获取的时效性、数据内容中存在的噪声和冲突及数据关系的异构性与异质性等问题。

随着大数据时代的到来，数据量爆炸式增长，对数据可视化提出了更多的要求。大数据可视化的处理对象是数据，数据类型决定不同的可视化图形结果的呈现。不同的数据可以使用不同的图形进行可视化表达。可视化的数据大致可分为两大类，即类别数据（categorical data）和数值数据（metric data）。其中，类别数据又称分类数据或定性数据（qualitative data），是类别变量（categorical variable）的观测结果。类别变量是取值对象、类别或区间值的变量，也称分类变量或定性变量。例如，在医学大数据中，人的性别可以分为男、女两种；治疗效果可以是有效、治愈、良好、无效等。数值数据也称定量数据（quantitative data），是数值变量（metric variable）的观测结果，数值变量的取值为数字的变量，也称定量变量（quantitative variable）。数值变量根据其取值的不同可以分为离散变量（discrete variable）和连续变量（continuous variable）。离散变量是职能区有限制的变量，而连续变量是可以在一个或多个区间取任何值的变量。

按照数据对象的不同，一般将数据可视化分为科学可视化和信息可视化。科学可视化的主要处理对象是科学数据，主要研究如何对数据和模型进行合理的解释，探索如何有效地呈现数据的特点和关系，从而揭示数据中蕴含的规律。按照数据维度的不同，数据可视化主要包括标量场可视化、向量场可视化和张量场可视化。信息可视化的主要处理对象是抽象的、非结构化的数据，通过信息可视化，可以探索数据隐藏的特征、关系和模式。按照数据类型，信息可视化一般包含空间可视化、层次和网络化数据可视化、文本数据可视化和高维（多维）数据可视化。

一个完整的数据可视化过程主要包括以下四步：①确定数据可视化的主题；②提炼可视化主题的数据；③根据数据关系确定图表；④进行可视化布局及设计。

可视化元素主要包括可视化空间、标记和视觉通道3个要素。其中，可视化空间主要指数据可视化的显示空间，通常是二维的；随着图形绘制技术的发展，三维技术也在医学大数据领域取得了一系列应用，如三维环形图、三维地图等。标记是数据属性到可视化几何图形元素的映射，用来代表数据属性的归类。根据空间自由度的差别，标记可以分为点、线、面、体，分别具有零自由度、一维自由度、二维自由度、三维自由度。例如，常见的散点图、折线图、矩形树图、三维柱状图分别采用了点、线、面、体这四种不同类型的标记。视觉通道是指数据属性的值到标记的视觉呈现参数的映射，通常用于展示数据属性的定量信息。常用的视觉通道包括空间、标记的位置、尺寸、颜色、亮度、饱和度、色调、配色方案、透明度、方向、形状、纹理及动画等。

数据可视化工具是用来进行各种大数据可视化表达和图像化呈现的利器。随着大数据应用的不断拓展，业内推出了很多大数据可视化工具，有针对性地提供了科学数据、信息等方面的可视化分析方法，从工具的类型方面讲主要包括可视化软件和编程工具。

下面简要介绍几种常见的医学大数据可视化工具。

（1）VolView：是一款可以实现交互功能的可视化软件，主要用于三维医学或科学数据的可视化分析和表达等。

（2）3D Slicer：是一款开源的数据可视化和图像分析软件包，能够用于观察医学图像数据三维场景，可以实现多器官的可视化，实现多模态成像，包括磁共振成像、计算机断层成像、超声成像、核医学和显微成像等。

（3）医学影像交互工具包（medical imaging interaction toolkit，MITK）：是一个开源软件平台，可用于开发交互式医学图像处理软件。该软件提供了强大的图像处理（分割、配准等）和数据可视化功能（图6-1）。

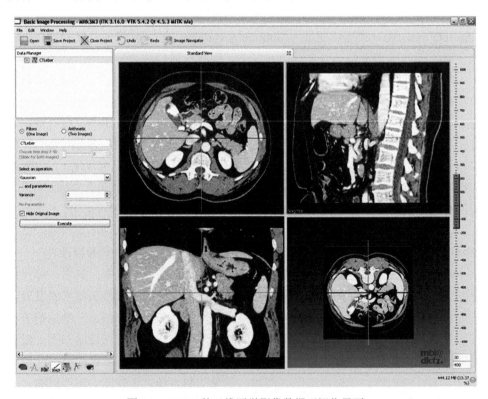

图6-1　MITK 的三维医学影像数据可视化界面

（4）ArcGIS：是美国环境系统研究所公司（ESRI 公司）开发的为用户提供空间分析的地理信息系统平台，具有强大的空间数据分析和可视化功能，能够创建、共享和使用地图，进行地理信息的编译，创建和管理地理数据库，使用空间分析解决问题，创建基于地图的应用程序，使用地理和可视化功能交流和共享信息等。

医学大数据可视化是进行数据呈现和探寻规律的重要手段，常见的可视化图形主要包括条形图、树状图、马赛克图、关联图、气球图、玫瑰图、金字塔图、饼图、直方图、核密度图、箱线图、小提琴图、茎叶图、海盗图、散点图、散点图矩阵、轮廓图、雷达图、星图、脸谱图、热图、直线图、面积图等，其他较为特殊的可视化图形包括瀑布图、沃罗诺伊图、和弦图、桑基图、平行集合图、三维透视图、词云图等，随着医学大数据可视化分析的不断深入，一些新的可视化方法将不断出现，为医学大数据的分析和应用提供方法和技术手段。

（5）SuperMap：是一款国产的二三维一体化的空间数据采集、存储、管理、分析、处理、制图与可视化的工具软件。

（6）CiteSpace：是一款常用于科学文献可视化分析的工具，能够基于文献的引用网络进行分析和可视化。

（7）Tableau：是一款功能强大的商业数据分析和可视化软件，该软件将数据运算和图表呈现进行了完美融合，具有强大的数据可视化功能。

（8）R 语言：是由贝尔实验室开发的，能够提供各种统计分析（时间序列、分类等）和图形可视化技术，由于其开源，在应用方面具有高度的可拓展性。

（9）Python 语言：是近年来比较流行的可视化编程语言，可以解决很多类型的可视化问题。

（10）ECharts：是一款基于 JavaScript 的数据可视化图表库，提供直观、生动、可交互、可个性化定制的数据可视化图表。

其他类似的软件工具还包括 OsiriX、OpenDX、Contexter、NLPWin 等。由于数据可视化在很大程度上也是数据分析重要的一部分，因此常用的数据统计分析软件都提供了强大的数据可视化的模块，如 SPSS、EViews、Stata、SAS 和 MATLAB 等。

第一节　高维数据可视化

随着移动互联网时代的到来，信息化的医疗数据、医疗研究数据、患者特征数据，以及移动设备、社交网络和传感器产生的医疗健康相关数据层出不穷，呈现、理解和应用这些海量复杂的医学大数据为可视化与分析带来了新的挑战。

高维数据是指具有多个维度[通常包含 p（$p \geq 4$）个维度]的数据，广泛存在于传统的关系型数据库及数据仓库的应用中，如患者信息系统及药物智能系统。一般而言，高维数据指高维多元数据，高维多元数据指每个数据对象有两个或两个以上独立或者相关属性的数据。高维指数据具有多个独立属性，而多元指数据具有多个相关属性。这两个概念在本书中不再进行区分。高维数据可视化的目的在于探索数据项的分布规律和模式，揭示不同维度属性之间的关系。在医疗大数据背景下，数据项和数据量的快速扩展带来了数据的"维数灾难"，对可视化提出了新的挑战和要求。高维数据可视化主要分为以下两个方面：①降维技术，通过对高维数据的维度进行约减，保留高维数据中的主要特征，实现对数据的"去粗取精"，是一种可视化的方法；②可视化技术，可根据可视化原理的不同划分为基于几何图形的可视化技术，如散点图、直方图、平行坐标等，是近年来高维多元大数据的主要研究方向，面向像素的可视化技术，如多个子窗视图，基于图标的可视化技术，如星形坐标、雷达图或枝形图等，另外还有基于图像的可视化技术和混合技术等。

一、降　维

高维数据的可视化方法之一是降维（dimension reduction），主要是通过线性或者非线性等变换的方法将多维、多源数据投影（project）或者嵌入（embed）至低维空间，并且能够一定程度保持（保证）数据在高维多元空间的关系或特征，再通过低维可视化的方法呈现。

降维策略的代表性方法如下。

（一）线性方法

线性降维方法统筹假设高维数据集来自一个全局线性的高维空间，通过在高维输入空间与低维子空间之间建立线性映射关系，将高维数据样本投影至低维线性子空间等。主要方法包括主成分分析（principal component analysis，PCA）、多维尺度分析（multidimensional scaling，MDS）、线性判别分析（linear discriminant analysis，LDA）等，这些方法在本书的第三章有所涉及，本节不再展开。

通过对所有特征进行线性组合来降低维度，这种方法计算简单、便于理解，并且在医学大数据集中具有线性结构分布的情况下通常能够取得较好的降维效果。然而，现实世界中获取的医学大数据集更多地呈现出结构非线性或者属性强相关性，线性降维方法无法发现复杂的非线性数据的内在本质。

（二）非线性方法

非线性降维方法主要包括局部线性嵌入（locally linear embedding，LLE）、等距特征映射（isometric feature mapping，Isomap）、邻域嵌入法（similarity network evaluation，SNE）等。

二、散点图及散点图矩阵

将各个属性的值映射到不同的坐标轴，并确定各数据点在坐标系中的位置，这样的可视化通常被称为散点图（scatter plot）。如图 6-2 所示，即通过散点图描述某地不同的细颗粒物（PM2.5）水平下，某种疾病的报告情况。

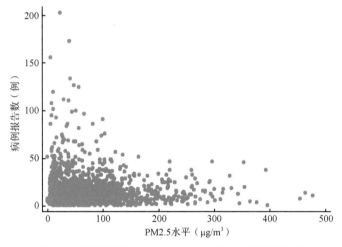

图 6-2　某地不同 PM2.5 水平下某种疾病的报告情况

散点图的本质是将抽象的数据对象映射到二维的直角坐标系表示的空间。数据对象在坐标系的位置反映了其分布特征，直观、有效地揭示两个属性之间的关系。面向多元数据，散点图的思想可泛化为：采用不同的空间映射方法将多元数据对象布局在二维平面空间中，数据对象在空间中的位置反映了其属性及相互之间的关联，而整个数据集在空间中的分布则反映了各个维度之间的关系及数据集的整体特性。

散点图矩阵是散点图的扩展。对于 n 维的数据，采用 N^2 个散点图逐一表示 n 个属性之间的两两关系，这些散点图根据它们所表示的属性，沿横轴和纵轴按一定的顺序排列，从而组成一个 $n \times n$ 的矩阵。位于第 i 行第 j 列的散点图表现了第 i 维属性与第 j 维属性之间的关系，位于对角线上的散点图的 X 轴和 Y 轴为同一个属性，可用于揭示数据在特定属性上的分布。

三、平行坐标

平行坐标（parallel coordinates）是展示多元数据的另一种有效方法，被广泛用于多元数据的可视化及分析领域。在传统的数据可视化方法中，坐标轴相互垂直，每个数据对象对应于坐标系中的一个点。而平行坐标方法采用相互平行的坐标轴，每个坐标轴代表数据的一个属性，因此每个数据对象对应一条穿过所有坐标轴的折线。平行坐标是一种重要的多元数据可视化分析工具，它用平行坐标取代了垂直坐标，可以在二维空间中显示更高维的数据。它不仅可以揭示数据在每个属性上的分布，还可以描述相邻两个属性之间的关系。但是，由于平行坐标的坐标轴是顺序排列的，对非相邻属性之间关系的表现相对较弱，从而不易于同时表现多个维度之间的关系。

四、热力图和热力图矩阵

热力图又称热图，是指通过颜色的饱和度变化情况表示数据数值大小的可视化方法，热力图是直观反映热点分布、区域聚集等数据特征的可视化手段。热力图可以绘制成矩形的形式，用每个矩形的颜色饱和度表示二维表中每个单元格对应的数值大小，也可以将矩形转换成极坐标，绘制成圆形的热力图。

热力图矩阵是热力图的展开形式，其方法类似于散点图矩阵，将 $n \times m$ 维数据沿横轴和纵轴按照一定的顺序展开，形成一个 $n \times m$ 矩阵。如图 6-3 所示，将广州市不同市辖区、不同年份的恙虫病疫情发病数据用热力图矩阵进行可视化。

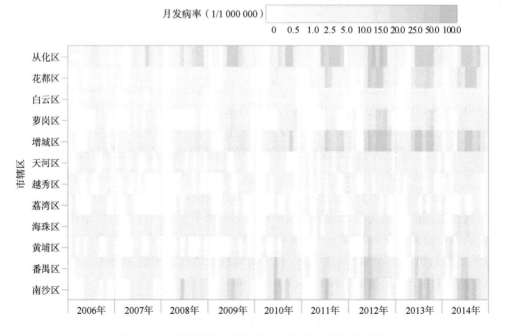

图 6-3　一种使用热力图矩阵进行数据可视化的示例

引自 Sun Y，Wei YH，Yang Y，et al. Rapid increase of scrub typhus incidence in Guangzhou，southern China，2006—2014. BMC Infect Dis，2017，17（1）：13

五、星形坐标和雷达图

星形坐标是 Kandogan 在 2001 年提出的一种高维数据的可视化方法。这种方法类似于向量的合成，在二维平面上选取一点作为坐标原点，对于 D 维的数据，从原点出发作出 D 个向量（轴）代表 D 个维度，向量（轴）的长度代表在星形坐标表示时各个维度的权重。星形坐标是一种径向布局的可视化方法，其本质是从高维数据到二维数据的一种放射变换。

雷达图（radar chart）又称星形图（star plot），可以看作平行坐标的极坐标版本。多元数据的每个属性由一个坐标轴表示，所有坐标轴连接到共同的原点（圆心），其布局沿圆周等角度分布，每个坐标轴上点的位置由数据对象的值与该属性最大值的比例决定，折线连接所有坐标轴上的点，围成一个星形区域。星形区域的形状和大小反映了数据对象的属性。如图 6-4 所示，使用雷达图展示不同聚类区域内发热伴血小板减少综合征确诊病例季节性分布情况，沿顺时针方向分别为 12 个不同的月份，每个坐标轴上的点的值为疫情的发病率。

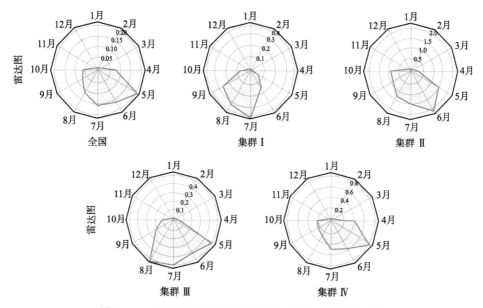

图 6-4　一种使用雷达图进行疫情季节分布的可视化示例

引自 Miao D，Liu MJ，Wang YX，et al. Epidemiology and Ecology of Severe Fever With Thrombocytopenia Syndrome in China，2010–2018. Clin Infect Dis，2021，73（11）：3851-3858

雷达图提供了一种比较紧凑的数据可视化。随着数据维度的增加，可视化所占的圆形区域内需要显示更多的坐标，但是其总面积并不变。由于人类视觉识别对形状和大小的敏感性，雷达图能使不同数据对象之间的比较更加容易和高效。

第二节　文本数据可视化

医学文本数据主要包括电子就诊数据、电子病历数据，其中电子病历数据较为常见。电子病历数据是以数字化方式存储管理的有关个人健康状态和医疗保健行为的数据。广义上的电子病历，是指医务人员在医疗活动过程中，使用医疗机构信息系统生成的数字化信息；狭义上的电子病历，专指患者住院期间的病历信息。随着网络信息化时代的快速发展，以微博等为代表的社交媒体数据中包含的医学相关数据也是医学文本大数据的一种类型。电子病历以自由文本记录形式为医疗工作者提供了便利，但由于其非结构化的数据类型，给临床知识的自动分析和获取带来了巨大挑战。狭义上的电子病历一般包含入院记录、病程记录、手术记录、出院记录等，其中包含了患者疾病症状、治疗过程等重要的临床证据，特别是随着电子病历数据的积累，包含了大量能够用于临床知识发现、疾病预测和药物预警等的信息，对该类信息进行抽取和可视化分析研究，能够快速提高信息的使用效率。

文本数据可视化指通过文本数据分析方法提取有效的信息，再通过可视化的方法来表示，帮助人们迅速了解有价值的信息，提升文本数据利用效率。文本的可视化过程主要包括：①特征提取，通过分词、抽取、归一化等操作提取出文本词汇、关键词及内容；②利用特征构建或者主题模型等进行特征处理；③灵活有效地使用多种形式表示数据及特征，进行可视化呈现及交互。

一般而言，根据数据类型的不同，医学文本数据可划分为单文本、多文本和时序文本等。文本数据既可以来源于文本内容，又可以来源于不同文本之间的关系，因此不同的文本数据类型可以采用不同的可视化方法。

一、标　签　云

标签云又称为文本云图或关键字云图，是最常见、最直接的文本数据可视化方法，标签云一般通过字体的大小和颜色反映特征词的权重，权重越大，特征词的字体越大，颜色也就越显著。图 6-5 是基于微博抑郁倾向人群个性化签名的标签云可视化结果示例。

该方法适用于医疗领域中所有文本信息的可视化，如病例信息、临床医疗记录、药物使用记录等，网络信息中的医学相关数据也可以通过这种方式进行可视化。

二、文　档　散　法

文档散法又称旭日图法。该方法以关键词作为可视化文本的内容，并且参考关键词在词汇中的关系对不同的关键词进行布局，从而描述出关键词之间的语义层次关系。图 6-6 为一种文档散示意图的可视化输出示例。

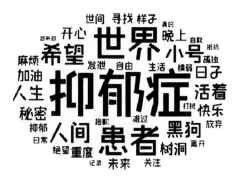

图 6-5　基于微博抑郁倾向人群个性化签名的词云图可视化示例
引自姜钰莹. 基于微博的抑郁倾向人群用户画像构建. 长春：吉林大学，2021

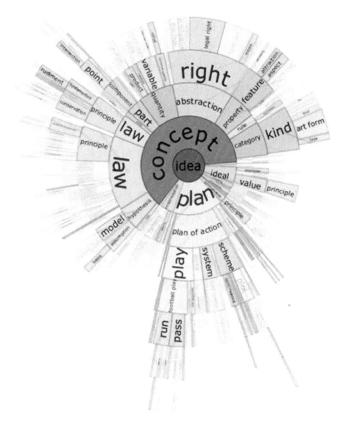

图 6-6　一种文档散示意图的可视化输出示例
引自 Collins C，Carpendale S，Penn G. DocuBurst：Visualizing Document Content Using Language Structure. New York：
IEEE Press，2006：112-113

三、单　词　树

单词树（word tree）主要通过关键词汇的前后关系进行文本的可视化，即文本、文本内容和文本关系存在着关联、依赖、顺序、相似或者层次关系。通常树的"根"是用户感兴趣的特征词或文本中的"线索词"，单词树分支就是围绕着"根"的文本内容。

第三节　层次数据和网络数据可视化

层次数据（hierarchical data）是医学大数据中常见的数据类型，着重表达个体之间的层次关系，包括数据之间的从属关系和包含关系，体现在整体与局部、继承与传递等。例如，在医学动物数据中，门、纲、目、科、属、种的分类描述就存在着从属关系和包含关系；在医学传染病领域，同一传播链上的不同病例之间也可能存在着传播上的层次关系，如首发病例和一代病例、二代病例可能存在着层次关系；生物基因进化发育中的父节点和子节点之间的系谱关系等。另外，层次模型还可能用来表示逻辑上的承接关系，如生物家谱用来描述医学遗传学上的父母和子女的关系，实际上也是一种前后承接的层次关系。

一、层次数据的可视化

层次数据可视化的要点在于对数据中层次关系进行有效刻画。层次数据结构可以抽象为树形结构，通过分支关系定义非线性结构，不同的类型关系用不同的视觉符号表示。在一棵树中，只有根节点，没有父节点，其余节点有且仅有一个与之相连的父节点。没有子节点的节点称为叶节点，同一个层次具有相同父节点的节点互称为兄弟节点，每一个节点都可以有若干个子节点。其中，从根节点到某个特定的节点之间的连接数量称为该节点的深度；具有相同深度的节点数称为该层的广度。层次数据的可视化主要包含以下类别。

1. 节点-链接法

节点-链接法（node-link method）将单个个体绘制成一个节点，节点之间的连线表示个体之间的层次关系。代表的技术方法有空间树、圆锥树等。这种方法直观清晰，特别擅长表示承接的层次关系。但当个体数量较多，特别是广度和深度相差较大时，节点-链接法的可读性较差，大量的数据点聚集在屏幕局部范围，影响可视化效果。

节点-链接法的核心问题是如何在屏幕上放置节点，以及如何绘制节点及节点的链接关系。节点的放置方式取决于具体应用的需求，选择什么样的形状或图示表示节点则通常由节点所表示的内容决定。另外，边可以用两个节点之间的直线表示，也可以用一系列正交的折线或曲线表示。

这种方法适用于表示疾病之间的关联关系，如全基因组关联分析等。

2. 空间填充法

空间填充法（space-filling method）用空间中的分块区域表示数据中的个体，并用外层区域对内层区域的包围表示彼此之间的层次关系。代表方法为树图（tree map）。树图法采用矩形表示层次结构中的节点，父子节点之间的层次关系用矩形之间的相互嵌套隐喻来表达。与节点-链接法相比，这种方法更适用于显示包含和从属的关系，且具有更高效的屏幕空间利用率，可以呈现更多的数据，这种方法的缺点是数据中的层次信息表达不如节点-链接法清晰。如图 6-7 所示，左边的树可以用右边的树图表示。从根节点开始，屏幕空间根据相应的子节点被分为多个矩形，矩形的面积大小通常对应节点的属性。每个矩形又可以按照相应节点的子节点递归进行分割，直到叶节点为止。

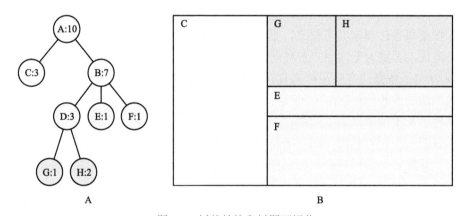

图 6-7　树状结构和树图可视化

左：树状结构；右：左图的树图可视化结果。引自陈为，沈则潜，陶煜波，等. 数据可视化. 2 版. 北京：电子工业出版社，2019

3. 混合法

混合法是混合应用节点-链接法和空间填充法进行层次数据的可视化。从以上介绍可以看到，节点-链接法和空间填充法各有优缺点。节点-链接法能够清晰、直观地显示层次结构，空间填充法能够有效利用空间，从而支持大规模的层次模型，将两者结合，可以有效吸取双方的优势。主要的方法实例有相邻层次图（adjacency diagram）、弹性层次法、混合式旭日图法等。

Jürgenmann 和 Schulz 在 *A Visual Survey of Tree Visulatization* 中系统地对树结构可视化技术进行了总结和分类，并制作了海报，该文章对层次数据归纳总结，分为显性、隐性与混合 3 种，显性方法基本上等同于节点-链接法，隐性方法对应空间填充法，混合方法就是混合采用以上两种方法进行层次模型可视化的方法，该研究成果演化成了在线互动版网站（https://treevis.net），该网站不断更新层次数据可视化技术。

二、网络数据的可视化

树形结构数据表达了层次结构关系，而其他不具备层次结构关系的数据，都可统称为网络数据（network data）。与树形结构数据明显的层次结构不同，网络数据不具有自底向上或自顶向下的层次结构，其表达的关系更加自由和复杂。网络通常用图（graph）表示，图由一个有穷顶点集合 V 和一个边集合 E 组成。为了与树形结构相区别，在图结构中，常将节点称为顶点，边是顶点的有序偶对，若两个顶点之间存在一条边，就表示这两个顶点具有相邻关系。其中，每条边 $exy=(x, y)$，连接图的两个顶点 x、y，如 $V=\{1, 2, 3, 4\}$，$E=\{（1, 2），（1, 3），（2, 3），（3, 4），（4, 1）\}$。图是一种非线性结构，线性表和树都可以看成图的简化。

如果每条边都定义了权重，则称为加权图。如果图的每条边都有方向，则称为有向图，否则为无向图。若有向图中有 n 个顶点，则最多有 $n（n-1）$ 条弧，具有 $n（n-1）$ 条弧的有向图称为有向完全图。同样可以定义无向完全图。与顶点 v 相关的边的条数称作顶点 v 的度。如果平面上的图不包含交叉的边，则称图具有平面性。如果两个顶点之间存在一条连通的链接，则两者是连通的。若第一个顶点和最后一个顶点相同，则这条路径是一条回路。若路径中顶点没有重复出现，则称这条路径为简单路径。如果图中任意两个顶点之间都连通，则称该图为连通图；否则，将其中的极大连通分量。连通的、不存在回路的图称为树，如图 6-8 所示，介绍了图的关系示意。

在人类社会和虚拟网络社会中存在大量的网络数据，如人体内基因与基因共同作用形成了人不同的外貌、性格，这种基因的协作关系形成了生物基因网络。

网络数据主要是用图的思想进行可视化呈现，主要包含以下三方面：网络布局、网络属性可视化和用户交互。其中，网络布局用来确定图的结构关系，是网络数据最核心的要素。最常见的布局方法有节点-链接法和邻接矩阵。

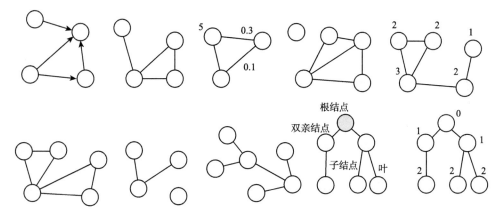

图 6-8　图的关系示意

第一行左起分别为有向图、无向图、加权图、不连通图、顶点的度；第二行左起分别为回路、无回
路图、连通无回路图、有根节点的层次树、节点深度。引自陈为，沈则潜，陶煜波，等. 数据可视化. 北京：电子工业出版社，2013

（一）节点-链接法

用节点表示对象，用线（或边）表示关系的节点-链接（node-link）布局是最自然的可视化布局表达。它容易被用户理解、接受，帮助人们快速建立事物与事物之间的联系，显性表达事物之间的关系，如关系型数据库的模式表达、地铁线路图的表达，因而其是网络数据可视化的首要选择。图的各种属性，如方向性、连通性、平面性等，会对网络数据的可视化布局算法产生影响。例如，不具有平面性的图包含交叉的边，显著增加了可视化的视觉复杂度。

节点-链接布局在实用性和美观性方面，首先要遵循的原则是尽量避免边交叉。其他可视化原则为节点和边尽量均匀分布，边的长度与权重相关，可视化效果整体对称，网络中相似的子结构可视化效果相似等。这些原则不仅保证了美观的可视化效果，还能减少对用户的误导。例如，直觉上人们认为两个点之间用较长的边连接表示关系不紧密，而较短的边则意味着关系密切。

节点-链接布局方法主要有力引导布局和基于距离的多维尺度分析布局两种方法。

（二）邻接矩阵布局

邻接矩阵（adjacency matrix）指代表 n 个节点之间关系的 $n×n$ 矩阵，矩阵内的位置 (i, j) 表示第 i 个节点和第 j 个节点之间的关系。对于无权重的关系网络，用 1、0 表示两个节点之间的关系是否存在；对于带权重的关系网络，邻接矩阵则可用 (i, j) 位置上的值代表其关系紧密程度；对于无向关系网络，邻接矩阵是一个对角线对称矩阵；对于有向关系网络，邻接矩阵不具对称性；邻接矩阵的对角线表达节点与自己的关系。

与节点-链接法相比，邻接矩阵能比较好地表达一个两两关联的网络数据，而节点-链接图不可避免地会造成极大的边交叉，制造视觉混乱；相反，在变得规模较小的情况下，邻接矩阵不能呈现网络的拓扑结构，甚至不能直观表达网络的中心和关系的传递性，而节点-链接图可以很好地做到这一点。

（三）混合布局法

节点-链接布局适用于节点规模大，单边关系较为简单，并且能够从布局中看出图的拓扑关系的网络数据；而邻接矩阵恰恰相反，适用于节点规模较小，但边关系复杂，甚至两两节点之间都存在着关系的数据。因此，数据的特点是用户选择布局的首要区分原则。对于部分稀疏、部分稠密的数据，单独采用任何一种布局都不能很好地表达数据，可混合两者的布局设计。

第四节　时序和空间信息数据可视化

时间和空间是医学数据非常重要的维度和属性。随时间变化、带有时间属性的数据称为时变数据（time variant data，temporal data），其中按时间轴排列的时变数据为时间序列数据（time-series data，又称时序数据）。空间数据（spatial data）指带有物理空间坐标的数据，其中标量场（scalar field，密度场）指空间采样位置上记录单个标量的数据场。当空间数据特指真实地理空间数据时，一般称为地理空间数据。因此本节按照时序数据、一维标量场数据、二维标量场数据、三维标量场数据可视化和地理空间数据可视化的逻辑顺序展开叙述。

一、时序数据可视化

时序数据的可视化方法和顺序性数据具有相通之处，有序数据从宏观上都可以看作时变数据。在医学领域，每时每刻都产生着大量的有序数据，如通过可穿戴设备不间断采集人员的心率、血压等数据，定期测量监测对象的体重数据，固定地域的疾病发病数据等。

时序数据可视化一般包含 3 个维度，即表达、比例尺和布局。时序数据的可视化方法一般分为 2 种，一种是采用静态方式展示数据记录的内容，一种是采用动画的方法，动态地展示随着时间变化数据变化的过程和趋势，具有更多的表现空间。考虑到数据存储介质的局限性，本部分只介绍静态的可视化方法。

（一）时间属性的可视化

时序数据的可视化一般将时间序列作为一个维度，将采集的数据作为另一个属性进行可视化展示或呈现，对时间顺序的刻画有以下 3 种方式。

1. 线性时间和周期性时间

线性时间假定一个出发点并定义成从过去到将来数据元素的线性时序。许多医学数据过程中具有循环现象，如时间、季节、日期的周期性循环，这种现象可以采用循环的时间域。对于线性时间，在表达维度上最常用的就是线性映射方法；对于周期时间，可以使用径向和螺旋形映射方法。图 6-9 是采用了线性映射和螺旋形映射两种不同的可视化方式进行时序数据可视化的示意图。

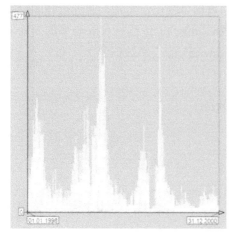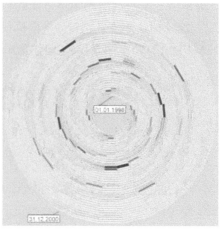

图 6-9　时序数据的线性映射和螺旋形映射的可视化示意图

引自 Aigner W，Miksch S，Müller W，et al. Visual methods for analyzing time-oriented data. IEEE Trans Vis Comput Graph，2008，14（1）：47-60

2. 时间点和时间间隔

离散时间点将时间描述为可与离散的空间欧拉点相对等的抽象概念。单个时间点没有持续的概念。与此不同的是，间隔时间表示小规模的线性时间域，如几天、几个月或几年。在这种情况下，数据元素被定义为一个持续段，由两个时间点分隔。时间点和时间间隔都称为时间基元。

3. 顺序时间、分支时间和多角度时间

顺序时间域考虑按事件发生的先后顺序排列。对于分支时间和多股时间分支展开，有助于描述和比较具有选择性的方案（如项目规划）。这种类型的时间

框架允许我们进行只有一个选择被做出的决策过程。多角度时间可以描述多于一个关于被观察事实的观点（如不同目击者的报告）。对于这种刻画方式，在表达维度上最常用的是线性映射方式。

（二）常见的可视化手段和方法

时序数据常见的可视化手段和方法有折线图、柱形图、面积图、蒸汽图、风筝图等。

1. 折线图

折线图（line chart）是描述时间序列最基本的图形，主要用来观察和分析时间序列随时间变化的形态和模式，其中折线图的 X 轴是时间，Y 轴是变量的观测值。图 6-10 为某品牌运动手环监测的心率数据可视化示意图，通过折线图绘制了该人员 24 小时心率变化情况，横坐标代表时间维度，纵坐标代表心率的变动情况（单位为次/分），图中指示的是监测当天 23：57 的心率数据。

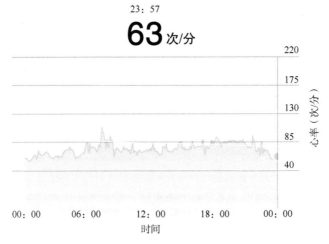

图 6-10　某品牌运动手环监测的心率数据可视化示意图

2. 柱形图

柱形图又称长条图、柱状统计图、条形图（bar chart）、棒形图，是一种以长方形的长度为变量的统计图表，在表征时序数据时，可以看作折线图的一种变种。其中 X 轴为间隔时间，Y 轴为不连续变量，也可以横向排列。

3. 面积图

面积图（area graph）是在折线图的基础上绘制的，将折线与 X 轴的区域用颜色填充，填充的区域即为面积，能够很好地展示时间序列变化的特征和模式。

4. 蒸汽图

蒸汽图（steam graph）是将每个数据系列堆叠绘制在中心基准线（零轴）的上下两侧，适合展示多变量、大数据集的时间序列，通过观察各系列随时间推移的波峰和波谷，来发现时间序列中的变化趋势和模式。

5. 日历图

如果时间序列数据是按照一年中的每天记录的，则可以将每天的数据用日历的形式呈现出来，这就是日历图（calendar plot）。

二、一维标量场数据可视化

一维标量场数据一般是指沿着一条路径采集得到的标量场数据。一维标量场数据一般采用二维坐标图进行可视化（图6-11）。

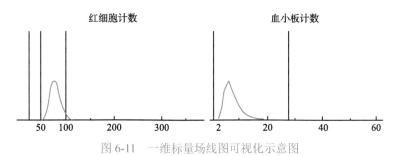

图6-11　一维标量场线图可视化示意图

引自王艺，任淑霞. 医疗大数据可视化研究综述. 计算机科学与探索，2017，11（5）：681-699

三、二维标量场数据可视化

二维标量场数据的可视化较为常见，如 X 线片等。

常用的二维标量场数据可视化方法主要有颜色映射法、等值线提取法等。

（一）颜色映射法

医学数据中的 X 线片是最常见的灰度映射图，它通过射线穿透空气、结缔组织和机构组织来获取更多的 X 线，被映射成黑色，穿透骨骼的 X 线较少，被映射为白色。图6-12 为某就诊人员胸部 CT 的颜色映射法可视化示意图。

（二）等值线提取法

等值线提取法能够表示数据中的单个特征，常见的有气象地理中的等压线、等温线、等高线等。将相同时间的地区用线（这里用的是影像栅格）连接起来，形成了等值法的可视化表示，这种方法一目了然。

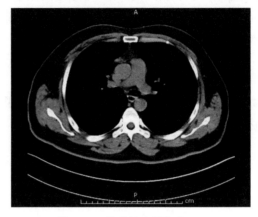

图 6-12　某就诊人员胸部 CT

四、三维标量场数据可视化

医学三维数据主要通过采集设备获取或者计算机模拟，如计算机断层成像、磁共振成像等。与二维标量场数据可视化方法类似，常用的三维标量场数据可视化方法包括等值线提取法和颜色映射法。图 6-13 为某就诊人员脑部磁共振成像的三维重建示意图，使用了颜色映射法。

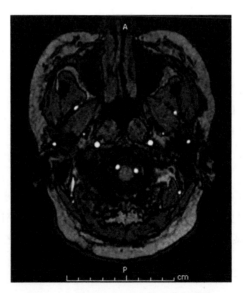

图 6-13　某就诊人员脑部磁共振成像

五、地理空间数据可视化

医学地理数据是比较常见的数据之一，通常是从真实世界中采集和获取的，以离散的形式记录和描述空间尺度中连续的现象，如全球范围内新冠疫情的发病情况、病死率分布情况，我国范围内年度传染病发病率分布情况等数据。所有与地理信息有关的数据可视化都需要以地图为载体对数据进行组织、处理和呈现等。

（一）地图投影

地图投影是地理空间数据可视化的基础，其主要目的是将球面映射到曲面上，通过数学关系，建立地球真实表面上的每个位置点、区域等到平面上的对应关系，从而实现地球球体的平面化。常见的地图投影方式主要有圆柱投影、圆锥投影和平面投影；常见的地图投影方法包括墨卡托投影（正轴等角圆柱投影）、高斯-克吕格投影、斜轴等面积方位投影、双标准纬线等角圆锥投影、等差分纬线多圆锥投影、正轴方位投影等。

（二）点数据的可视化

医学大数据中，点数据是比较常见的空间数据类型，如疾病报告中发病个体、医院的位置、在位置监测到的媒介、捕获的医学动物等。点数据可视化的基本手段是在地图的相应位置放置标记或改变该点的颜色，形成地图。根据数据类型的不同，该类数据的可视化主要通过点地图或者像素地图的方式实现。

点地图是一种简单、节省空间的方法，可用于表达各类空间点数据的关系。点地图不仅可以表现数据的位置，还可以根据数据的其他变量特征调整可视化的元素、大小、形状等。

（三）线性数据的可视化

线性数据可以用来表示方向、距离、活动轨迹等，如新型冠状病毒感染患者的活动轨迹可以看作一种线性数据，医学禽类动物的迁徙路线也可以看作线性数据。线性数据最简单的可视化方法是通过绘制线段连接对应的地点，可以使用颜色、线性、标签等表示数据的属性，增强可视化的效果。如图6-14所示，使用线性地图对甲型H5N1流感病毒的传播路径和方向进行了可视化。

（四）区域数据的可视化

区域地理空间数据又称面数据，一般是基于地理区域实体产生的数据，如不同地域的疾病发病数据等。一般而言，区域数据的可视化主要通过地图可视化表达，常见的有基于矢量区域的地图和基于栅格的地图，可以通过颜色表征区域属性。常见的基于矢量区域的地图的可视化示例为通过颜色的深浅对不同地域疾病风险进行可视化表达。将统计图和地图结合的可视化方法也比较常见。

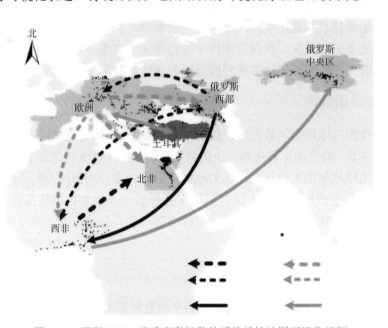

图 6-14　甲型 H5N1 流感病毒扩散传播的线性地图可视化示例
引自 Zhou S，Tian HY，Wu XX，et al. Genetic evidence for avian influenza H5N1 virus transmission along the Black Sea-Mediterranean Flyway. J Gen Virol，2016，97（9）：2129-2134

第五节　医学大数据可视化综合实例

近年来，数据可视化技术已成为大数据研究领域的热点，然而很多人对数据可视化的认知通常停留在炫酷、动感等浅层的视觉冲击层面，这种认识是不全面的，甚至显著偏离了数据可视化出现的初衷，一个好的数据可视化案例，不一定要非常漂亮，但一定要能够帮助人们快速实现从"读数"向"读图"的认知跃迁，从而帮助人们改变思考问题的方式，提高决策效率。

医学大数据可视化的重点不仅在于探究数据本身的可视化，更重要的在于对大数据属性分布、关系、特征及其统计学指标的可视化，随着数据不断涌现和可视化技术不断发展，数据的可视化方法不断取得新的进展，往往同样的数据可以采用多种可视化手段和方法，混合应用多种可视化方法对数据进行表达呈现越来越成为趋势和方向。

一、斯诺的霍乱"死亡地图"

1854 年 8 月，伦敦暴发了大规模的霍乱疫情，10 天内约 500 人死亡，引发了极大的恐慌。在当时，微生物致病理论还没有被广泛接受，对于霍乱的传播，主流的观点理论是毒气瘴气学说，认为霍乱是通过空气传播的。

为了追查疫情，英国伦敦皇家内科医学院的医生约翰·斯诺（John Snow）开始详细记录每天的发病情况和死亡人数，通过可视化的方法，将死亡案例的地址一一标注在伦敦地图上，每死亡一人标注一条横线，形成点地图。通过这个"死亡地图"，显示大多数病例的住所都围绕在一个位于布罗德街（Broad street，又名宽街）的水井附近。通过实际走访和分析，移除了水井的把手，从而控制了本次疫情。

这是一个典型的空间点值数据可视化案例，其直观显示了霍乱死亡数据和水井的关系，从而帮助人们迅速抓住数据背后的规律性问题，有力地挑战了毒气瘴气学说。直到 1884 年，德国科学家罗伯特·科赫从粪便中分离出了霍乱弧菌，"霍乱案件"才找到了元凶。

二、一起"旅行团"相关的新型冠状病毒传播疫情可视化

2021 年 10 月左右，我国西北地区发生了一起由"旅行团"引起的新冠疫情传播事件。自 10 月 17 日西安市通报初始疫情报告病例以来，该"旅行团"相关疫情已波及十几个城市，截至 10 月 24 日，陕西西安、宁夏银川和吴忠、内蒙古额济纳旗、甘肃兰州和张掖、湖南长沙、贵州遵义、北京丰台区、河北邢台和保定、湖北天门、青海海东等地均出现了与之相关的确诊病例和无症状感染者。

由于疫情扩散快，传播链复杂，流调信息来源多，各个地区疫情之间存在相关性，为了清晰显示疫情的传播情况，科研人员结合各类数据，通过网络数据可视化方式，制作了图 6-15，该图能够清晰显示疫情中人员之间的相关关系，对疫情的研判起到了很大的作用。

三、病媒生物和病原体感染情况的可视化示例

蜱是一种节肢动物，属于寄螨目、蜱总科，是一种非常重要的病媒生物，是多种传染病的传播媒介。蜱在世界范围内广泛分布，全世界已发现 800 余种，据文献报道，我国境内已发现 9 属约 120 余种，不同的蜱种可以携带不同的病原体，同种蜱可以携带多种病原体，不同的病原体可以感染不同的蜱，同一种病原体又可以感染不同的蜱，蜱种和病原体感染情况之间的关系比较复杂，为了清楚描述这种关系，科研人员绘制关联矩阵，混合使用了层次数据可视化和网络数据可视化的方法，比较清晰地描述了我国主要蜱种和新发蜱媒病原体感染情况。

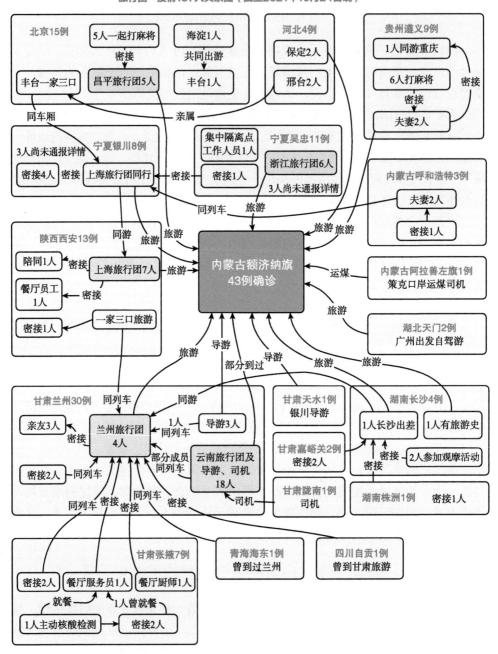

图 6-15　一起"旅行团"新型冠状病毒传播网络关系示意图

四、塞拉利昂埃博拉疫情的流行模式和分布可视化示例

埃博拉病毒病（Ebola virus disease）是由埃博拉病毒引起的以高热、出血及高

病死率为特征的病毒性传染病，2013 年以来，西非地区暴发了严重的埃博拉疫情，发病人数和死亡人数在短短数月均超出了历史最高水平，2014 年 8 月 8 日，世界卫生组织宣布埃博拉疫情为"国际公共卫生紧急事件"。塞拉利昂是西非埃博拉疫情受灾最严重的国家。2014 年 5 月 25 日，该国报告了首例确诊埃博拉病毒病病例，6 月起疫情在该国东部流行，逐步扩散到该国其他地区，引发了更大规模的流行。掌握疫情的流行状况和模式，是进行科学防控的关键所在。科研人员通过收集和整理本次疫情的时空流行分布数据，综合使用统计描述、分析和可视化手段，展示了疫情的流行分布、模型等情况，为疫情的防控提供了科学指导。

五、高致病性禽流感疫情数据的可视化研究

H5N1 亚型高致病性禽流感（highly pathogenic avian influenza，HPAI）是由高致病性 H5N1 型禽流感病毒引起的疾病。高致病性 H5N1 型禽流感病毒属正黏病毒科甲型流感病毒属。该病毒已经被证实能够感染家禽和野禽，并可能导致疾病，发生疫情。高致病性 H5N1 型禽流感病毒可以突破种属屏障，引发人类感染。我国每年养殖家禽约 150 亿羽，应对和防控 H5N1 亚型高致病性禽流感疫情的威胁和挑战十分严峻。明确 H5N1 亚型高致病性禽流感流行和传播的时空分布、探究引发病毒扩散的危险因素和明确高危区域等是进行有效应对的关键所在。在相关研究中，科研人员综合使用时序数据和空间数据可视化的方法，通过柱状图清晰地展示了按月份划分的家禽和野禽、人感染 H5N1 型禽流感病毒报告及病原学监测数据的感染情况。该图还在时间轴上标记了疫情时间，准确地显示了疫情随时间推移的变化情况。

为了更好地分析高致病性禽流感疫情在我国境内的分布和流行情况，科研人员通过综合利用空间数据可视化的方法，应用疫情报告的位置信息进行了空间制图，用不同的可视化符号表示不同的疫情分类（如用三角符号表示野禽疫情等），并且用位置点（圈）的大小表示每次疫情中捕杀的禽类数量，从而可以直观地显示疫情的影响规模。

六、某地空气质量数据的可视化

空气质量和健康的关系越来越受到重视，空气中的污染物可引起呼吸系统、心血管系统、神经系统等系统疾病。其中空气质量指数（AQI）可用来描述空气质量，用来评价主要空气污染物如细颗粒物（PM2.5）、可吸入颗粒物（PM10）、二氧化硫（SO_2）、一氧化碳（CO）、二氧化氮（NO_2）、臭氧（O_3），收集某地 2018 年 1～12 月上述数据。

可以通过不同的可视化方法展示各类指标的分布、波动和大小情况。如图 6-16，通过折线图，展示该地 2018 年 1 月 1 日至 12 月 31 日 AQI、PM2.5、PM10、O_3 的动态时序分布情况。

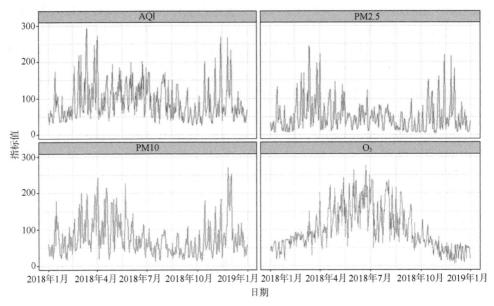

图 6-16　某地 2018 年不同污染物分布情况的折线图可视化示例

通过堆叠面积图，如图 6-17 所示，可以展示不同污染物的大小等数据。

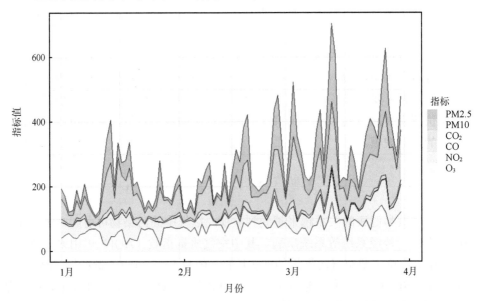

图 6-17　某地 2018 年 1～3 月不同污染物分布情况的堆叠面积图可视化示例

通过小提琴图可视化的方法，如图 6-18 所示，可以展示该地 2018 年不同污染物分布的情况，小提琴图可以看作箱线图的一种变种，能够展示数据分布的大致状况。

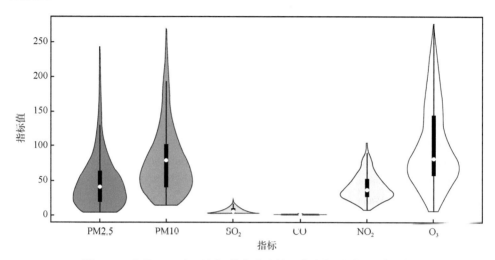

图 6-18　某地 2018 年不同污染物分布情况的小提琴图可视化示例

参 考 文 献

陈为，沈则潜，陶煜波，2013. 数据可视化. 北京：电子工业出版社.

贾俊，2021. 数据可视化分析-基于 R 语言. 北京：中国人民大学出版社.

姜钰莹，2021. 基于微博的抑郁倾向人群用户画像构建. 长春：吉林大学.

李新楼，2015. 人感染禽流感和登革热时空分布与传播风险评估研究. 北京：中国人民解放军军事医学科学院.

罗晓博，2018. 基于电子病历的群组及治疗方案的可视分析. 杭州：浙江大学.

尚翔，杨尊琦，2021. 数据可视化原理及应用. 北京：科学出版社.

唐泽圣，陈为，2011. 中国大百科全书—电子与计算机—可视化条目. 北京：中国大百科全书出版社.

王艺，任淑霞，2017. 医疗大数据可视化研究综述. 计算机科学与探索，11（5）：682-695.

徐微微，2016. 高维数据降维可视化研究及其在生物医学中的应用. 武汉：武汉大学.

Abebe GM，2020. Emerging and re-emerging viral diseases: the case of coronavirus disease-19（COVID-19）. Int J Virol AIDS，7：67.

Aigner W，Miksch S，Müller W，et al，2008. Visual methods for analyzing time-oriented data. IEEE Trans Vis Comput Graph，14（1）：47-60.

Boutin F，Thièvre J，Hascoët M，2005. Multilevel compound tree-construction visualization and interaction，IFIP Conference on Human-Computer Interaction. Human-Computer Interaction，2005：847-860.

Collins C，Penn G，Carpendale S，et al. 2009. DocuBurst: visualizing document contentusing language structure. CGF，28（3）：1039-1049.

Fang LQ，Yang Y，Jiang JF，et al，2016. Transmission dynamics of Ebola virus disease and intervention effectiveness in Sierra Leone. Proc Natl Acad Sci U S A，113（16）：4488-4493.

García B，Brunet P，1998. 3D Reconstruction with projective Octrees and Epipolar Geometry. Bombay，India：Computer Vision，IEEE International Conference.

Hong LX，Lin JJ，Li SY，et al，2020. A novel machine learning framework for automated biomedical relation extraction from large-scale literature repositories. Nature Machine Intelligence，2：347-355.

Keim D，2000. Designing pixel-oriented visualization techniques：theory and applications. IEEE Transaction on Visualization and Computer Graphics，6（1）：59-78.

Li XL，Liu K，Yao HW，et al，2015. Highly pathogenic avian influenza H5N1 in mainland China[*]. Int J Environ Res Public Health，12（5）：5026-5045.

Li XL，Yang Y，Sun Y，et al，2015. Risk distribution of human infections with avian influenza H7N9 and H5N1 virus in China. Sci Rep，5：18610.

Miao D，Liu MJ，Wang YX，et al，2021. Epidemiology and ecology of severe fever with thrombocytopenia syndrome in China，2010—2018. Clin Infect Dis，73（11）：e3851-e3858.

Nam Y，Kim M，Chang H，et al，2019. Drug repurposing with network reinforcement. BMC Bioinformatics，20（13）：383.

Scharl A，Hubmann-Haidvogel A，Jones A，et al，2016. Analyzing the public discourse on works of fiction - Detection and visualization of emotion in online coverage about HBO's game of thrones. Inf Process Manag，52（1）：129-138.

Sun Y，Wei YH，Yang Y，et al，2017. Rapid increase of scrub typhus incidence in Guangzhou，southern China，2006-2014. BMC Infect Dis，17（1）：13.

Wanderer J，Nelson S，Ehrenfeld J，et al，2016. Clinical data visualization：the current state and future needs. J Med Syst，40（12）：275.

Wattenberg M，Viégas FB，2008. The word tree，an interactive visual concordance. IEEE Transactions on Visualization and Computer Graphics，14（6）：1221-1228.

Zhao SD，McGuffin MJ，Chignell MH，2005. Elastic hierarchies：combining treemaps and node-link diagrams. Minneapolis，MN，USA：IEEE Transactions on Visualization and Computer Graphics.

Zhou S，Tian HY，Wu XX，et al，2016. Genetic evidence for avian influenza H5N1 virus transmission along the Black Sea-Mediterranean Flyway. J Gen Virol，97（9）：2129-2134.

---

[*] 正确用法应为 Chinese mainland 或 the mainland of China。

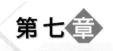

第七章

医学大数据分析案例

第一节 医学大数据在临床数据挖掘中的应用

近年来，大数据在医药研发、临床诊疗、疾病管理、公共卫生和健康管理等方面逐渐凸显优势。美国、英国等发达国家已先后投入巨资开展区域医疗健康信息化建设，希望借助更多、更新的信息化技术，使医疗健康信息化系统能够最大限度地辅助提高公民医疗质量和保障医疗安全，以提升整体医疗服务质量，提高医疗服务可及性，降低医疗费用，减少医疗风险。2012 年 9 月，美国纽约 Metal公司提出以大数据、人工智能及众多专家为支持打造个体化医疗的想法，通过全方位了解患者的相关信息，为其提供更匹配、康复概率更高的治疗手段。在临床决策支持系统与电子病历相结合的研究层面，美国埃默里大学（Emory University）生物信息学中心的 Andrew 等建立了基于电子病历的决策支持平台，该平台可以将电子病历中所有不同形式的数据标准化为统一的模型，并实现不同治疗方案的治疗效果对比，提高医疗质量；Shah 等设计了一套文本自动匹配程序，该程序可以从非结构化的电子病历信息中提取诸如疾病诊断名称和患者死亡原因之类的信息；Siddiqui 等则在电子病历的基础上，结合离散小波变换、主成分分析和支持向量机建立了对大脑磁共振成像图像的结果分类，实现对医疗检验结果的智能区分。2014 年 1 月，我国中南大学启动"湘雅临床大数据建设"项目，以促进智慧医疗、个体化医疗、医院精细化管理、临床科研、转化医学和基础医学的发展。

一、数据挖掘概述

（一）数据挖掘简介

1. 数据挖掘定义

数据挖掘通常是指从大量数据中通过算法搜索隐藏于其中的有价值信息的过程。数据挖掘和知识发现紧密相连，知识发现这一术语诞生于 1989 年，全称是数据库知识发现（knowledge discovery in database，KDD）。Fayyad 定义 KDD 为从大量数据中获得有效的、新颖的、有潜在应用价值的和最终可理解的模式的高级处理过程。

2. 数据挖掘基本任务

数据挖掘的基本任务为分类、聚类、预测、关联规则。①分类：在数据集上将已经分类完毕的数据作为训练集，利用算法对这些数据进行建模，使没有被分类的数据可以被分类。其中类的个数是已经确定的，事先需要定义，如对信用卡申请者的风险（低、中、高）进行分类。②聚类：将物理或抽象对象的集合分成由类似的对象组成的多个类的过程，对于聚类模型，通常不需要事先定义类的个数（K 均值聚类等除外）。例如，对航空公司客户价值进行分析，找到不同的客户群体，然后对不同的群体采用不同的服务标准以增加营业额（粗糙模糊聚类模型）。③预测：该模型用于对未知变量进行预测。从某种程度上来说预测和分类区别并不大，只是对预测来说，它所获得的结果是需要等待时间验证的。④关联规则：是发现数据库中不同单位之间的联系，如购物篮分析等。对于这些基本任务，每个任务都可以通过多种数据挖掘方法完成，只是每个方法都有自己的优点、缺点和适用数据集，因此从某种程度上来说，没有最好的数据挖掘方法，只有最合适的数据挖掘方法。数据挖掘方法主要包括人工神经网络、决策树、支持向量机、统计学方法、粗糙集、可视化技术等基于统计学、机器学习、模式识别等领域的方法，因此数据挖掘实质为一个高度交叉的研究领域。

3. 数据挖掘与大数据

在当前信息爆炸的时代，数据挖掘成为一种常用方法。"大数据"作为一个热门词汇，有着多种不同的定义。一般情况下，若数据满足数据量巨大、齐全（无抽样）且足够复杂，则可称为大数据。面向大数据的数据挖掘称为大数据挖掘，它和普通数据挖掘的区别主要在于对研究人员计算机技术的要求更广、更深。例如，研究人员要想进行大数据挖掘，则必须掌握数据库、云计算等相关技能以保证数据挖掘基本任务得以完成。

（二）大数据挖掘技术分类

数据挖掘技术是进行医疗大数据分析，实现大数据应用的关键。经过多年发展，在数据挖掘领域已经逐步形成了关联规则挖掘、分类分析、聚类分析、异常发现等主要研究方向，并发展出了许多经典算法。它们是进行医疗大数据分析和构建医疗大数据应用的基础。具体而言，利用数据挖掘技术，主要可以对医疗大数据进行以下几个方面的分析。对基于大数据分析的实际应用而言，则是综合运用多种分析方法的结果。

1. 关联规则挖掘

关联规则反映的是不同事件之间互相依赖或关联的知识。关联规则挖掘是数据挖掘中的一个重要任务。

自关联规则挖掘提出以来，人们进行了广泛的研究，并开发出一系列经典的关联规则挖掘算法，如第一个有效的关联规则挖掘算法 Apriori 算法，以及采用动态 Hash 和剪枝策略的 DHP 算法与采用分块挖掘的 Patition 算法等。医疗行业的数据之间通常存在着广泛的有价值的关联关系，利用关联规则挖掘算法可以对这些关联知识进行有效提取，这对致病因素分析、疾病诊疗、公共健康监测等具有重要意义。最近，外国学者利用大量电子病历数据进行研究，发现了肥胖与心血管疾病（CVD）的死亡率密切相关。他们基于体重指数（BMI）、传统危险因素等进行了风险检测，并揭示了这种关联。胡瑞娟等利用改进的 Apriori 算法对乳腺疾病病例数据进行挖掘，使用 SQL Server 2005 数据挖掘工具建立了肿瘤复发和其他属性间的关联规则。

2. 分类分析

分类挖掘是基于对训练数据集的分析，构建一个分类函数或分类模型。该模型能将数据集中的数据对象映射为某个给定类别，以便能够使用该模型预测类标号未知的对象的类别。训练数据集由一组数据对象构成，每个对象可视为由若干特征属性组成的特征向量，此外，训练样本还有一个类别标记。针对不同数据类型和应用背景，已经有各种各样的分类挖掘方法被发展出来，典型的有机器学习方法、神经网络方法、统计方法等。对相关医疗大数据进行分类挖掘，主要可用于医疗事件、疾病等的智能预测。智能辅助诊断是其中一个典型应用。当前许多疾病的诊断还停留在"经验性诊断"层面，由于患者个体差异大，复合疾病常见，关系复杂，在诊断过程中医生对某些病症难以给出确切诊断。基于某项疾病的正确诊断病例大数据，根据各病例中疾病症状与病型之间的对应关系，训练得到根据症状进行疾病诊断的智能诊断系统（其核心是分类器）。

在临床服务中，根据患者提供的症状输入，系统即可给出患者的确诊信息，达到智能辅助诊断的目的。张伟等分析了在大数据和人工智能背景下，以慢性病早期预防为目的的慢性病预防控制体系的相关研究进展。

3. 聚类分析

聚类就是将一组个体按照相似性归成若干类别，目的是使属于同一类别的个体之间的距离尽可能小，而不同类别的个体间距离尽可能大。聚类技术最早在人工智能和统计学等领域得到广泛应用。与分类学习相比，分类学习的训练集对象具有类别标记，而要聚类的对象没有，需要由学习算法自动确定。近年来，聚类分析已成为数据挖掘领域一个非常活跃的研究课题，并发展出了大量成熟的聚类算法，包括

K 均值聚类、BIRCH、DBSCAN 等算法。聚类分析主要用于挖掘数据集或其代表的事件集之间原先未知的类属分布规律。对医疗大数据进行聚类分析的典型应用包括医疗费用分析、疾病分布分析、医药研发数据分析等。例如，陈闽韬等将 K 均值聚类算法应用于医疗费用数据分析中，为提高医疗服务质量提供有效技术支撑。

4. 异常挖掘

数据集中可能包含一些数据对象，它们与数据的一般行为或模型不一致。这些对象是离群点，大部分数据挖掘方法将离群点归为噪声或异常而剔除，然而，在一些应用中，罕见的事例可能比正常出现的事例更令人感兴趣。在数据挖掘领域，离群点数据分析被称为异常挖掘。异常挖掘问题通常被分解为两个子问题：在给定数据集中定义什么样的数据是异常的，以及确定异常点的挖掘方法。现在比较成熟的异常挖掘方法主要包括基于统计的方法、基于距离的方法、基于偏差的方法三类。对医学大数据进行异常挖掘的典型应用包括疾病诊断分析、医保费用欺诈检测等。有外国学者对心电图时间历史数据进行异常挖掘，通过检测心电图时间序列数据中的异常模式达到疾病诊断的目的。此外，澳大利亚学者分析了澳大利亚的医疗保险行业，认为目前的验证技术只关注单个病例，无法利用多个病例间的联系有效发现医疗服务中存在的欺诈行为。为此，笔者以医疗账单为数据源，使用数据挖掘技术发现账单中的异常数据，分析其中可能存在的问题，并给出警告，该方法在医保费用欺诈检测应用方面取得了良好效果。需要指出的是，上面只介绍了利用数据挖掘技术进行医学大数据分析的几类基本方法。在实践中，通常需要综合运用这几种方法实现基于医学大数据的各种具体应用。

二、医学大数据来源及特点

（一）医学大数据来源

从现有大数据分析文献来看，数据主要来源于临床影像数据库（包括 X 线检查、计算机断层成像、磁共振成像等）、患者电子健康档案数据库、国家医疗保险数据库、国家健康数据库、国家流行病学数据库、生物信息学数据库（生物标志物联盟）、医院医疗数据库、病例数据库、科研数据库及科技文献数据库等。

（二）医学大数据特点

1. 数据多元化

医学数据纷繁复杂，种类多样，包括纯数据（如体征参数、化验指标）、信号（如肌电信号、脑电波）、图像（如 X 线影像、超声影像）、文字（如患者的病程记录、疾病诊断）等。加之各个医疗机构设定的化验指标的正常范围有偏差，对同一种疾病的判断及描述也不尽相同，间接加大了挖掘医学数据的难度。

2. 数据不完整性

对于某种疾病，它对机体某一阶段表达具有不完整性，加之医生个人主观判断疾病存在差异，使医学数据无法做到对其信息的全面概括；不同患者对机体反应的描述具有不确切性，或因某种原因对自身疾病信息的隐瞒，都会导致医学数据记录的信息不完整。同时，医学信息表达和记录的不确定性和模糊性也导致了数据的不完整。

3. 数据时效性

医学数据会随着患者治疗时间的长短呈现出不同的变化。对患者生命体征的检测及化验结果的前后对比有助于评判诊疗结果是否合理有效，此外，医学监测的波形和图像也多以时间为坐标轴，如动态心电图、肺功能等。

4. 数据冗余性

医学数据库包含海量的数据信息，每时每刻都有新的患者信息被录入。其中，姓名、年龄、体重等基本信息会有重合，患者的症状、检查指标及治疗方案也不尽相同，大量相似的信息录入数据库给信息查找和提取带来困难，这就造成了数据冗余杂乱。

5. 数据海量性

随着医疗卫生事业的完善，国家对惠民医疗政策的大力推广，人们开始重视健康问题。门诊的就诊量大，各种病史信息、化验检查信息、药物数据铺天盖地而来，造成了医学数据的海量性。

6. 数据隐私性

患者的信息如姓名、住址、病情等涉及个人隐私和社会伦理及法律，医疗机构对这些信息应妥善管理保存，不可随意透漏给他人。在进行数据挖掘时，必须以保护数据的隐私为前提。

三、临床医学数据挖掘特点

临床医学地位特殊，医疗结果生死攸关，这使得临床数据库在进行数据挖掘时，有其自身的特点。原始临床数据数量巨大且具有异质性，这些数据大多来自电子病历、医学影像、病历参数、化验结果及临床医生的观察和解释。这些临床信息具有多样性、隐私性、冗余性、不完整性、缺乏数学性质等自身的特殊性和复杂性，并且涉及伦理和法律问题，使临床数据管理员与常规数据管理员之间存在较大差异。

（一）有效弥补随机对照试验的局限性

首先，就临床研究而言，基于大数据的临床研究不同于以往的随机对照试验（RCT）。毫无疑问，随机对照试验处于证据金字塔的顶部，可以提供高水平的证据以证明干预的有效性。然而，随机对照试验并不能解决所有的临床问题，其本身存在固有的局限性。随机对照试验通常是在理想状态下进行的，与真实的临床实际情况存在许多差异，不能代表日常医疗中患者的真实情况。随机对照试验通常采用抽样的方法获取样本，并且存在严格的纳入排除标准，研究中所包含的病患一般只是部分符合特定要求的群体，存在样本代表性和外部真实性等问题。大数据的整体性和海量信息特性，弥补了随机对照试验的上述不足，为解决临床问题提供了"真实"的临床环境，基于此"真实世界"所获得的结果和证据更接近临床实际，也更有助于正确进行临床决策。

（二）区别于常规数据挖掘

由于个体差异的存在，医学数据挖掘具有区别于常规数据挖掘的本质特征。数据挖掘来自统计学的概率抽样、估计和假设检验。理论上，基本情况相同时，患者对疾病或药物的反应是相似的，而少数患者个体因为先天或后天因素会出现在性质和数量上有显著差异的反应，如高敏性、低敏性及特异质反应等。因此，医学数据挖掘可以针对患者个体进行个体化预测，给出个体化治疗方案。

（三）难以直接数学化表示

医学数据挖掘的另一特点是底层数据结构很难进行数学表示。相较于可以将数据直接代入公式、模型反映数据之间关系的物理科学，医学数据挖掘没有一个正式的可比的结构供数据挖掘者组织信息。虽然随着计算机技术的发展及新的数据挖掘技术的出现，这一难题会逐渐被克服，但这仍旧是医学数据挖掘的一个重要特征。

（四）数据的隐私性和安全性

医学数据挖掘存在伦理性、法律性和社会性问题。数据的所有权、数据的隐私和安全、预期收益及行政事务等都使医学数据挖掘与常规数据挖掘存在差异。

（五）提升临床医学研究前瞻性

随着信息时代的到来，数据挖掘被越来越多地应用于临床实践。利用信息技术，医疗记录和随访数据可以更有效地被存储和提取。同时，从医学数据中寻找潜在的关系或规律，从而获得对患者进行有效诊断和治疗的知识，增加对疾病的预测准确性，在早期发现疾病，提高治愈率。

（六）提升医学知识传播速度

医学数据挖掘可以在知识传播方面提供帮助，然而由于大量研究使知识的转化变得困难，导致许多临床医生难以及时了解最新证据并将之应用于临床实践。为了解决这个问题，可以通过分析现有电子病历生成一个仪表板，从而为临床决策提供指导。这样一来，临床医生就能更好地利用医学数据挖掘的结果，以支持他们的决策过程。例如，国际商业机器公司（IBM）的沃森超级计算机与美国纪念斯隆-凯特琳癌症中心合作，利用这个方法来辅助临床医生对癌症患者做出诊断和提供治疗方案。

人类疾病的复杂性、健康的重要性和医学数据的特殊性，个人、团体和人群水平上疾病后果的严重性，以及我们处理这些复杂情况的能力促进了数据挖掘技术的发展。同时，数据挖掘技术的发展也可为一些临床研究提供假设。然而基于真实世界的临床环境，许多内部和外部因素，如患者的个体化特征、医疗设施、获得卫生保健的途径等，使在对临床数据进行分析时，数据挖掘技术的应用相对有限。近年来，人工神经网络（ANN）依靠其高度的并行性、良好的容错性与联想记忆功能及强大的自适应、自学习能力，开始被越来越多地应用于临床数据分析（如分类、诊断、成像、波形分析和结果预测等）。

四、临床数据挖掘过程

临床数据挖掘过程主要包括如下几部分：对应用领域的先验认识；创设目标数据集；数据清洗和预处理；数据压缩和投影；匹配过程目标；建模分析及算法选择；数据挖掘；结果解释；知识应用。概括来讲，这一过程包括 3 个主要部分，即数据准备、数据挖掘（规律发现）、结果解释（表示规律）。

（一）数据准备

为了保证输入数据的挖掘质量，数据准备阶段需要降噪和滤除冗余的干扰数据等，即将采集到的医学原始数据加工成适用于进一步处理的数据源，主要包括数据清洗、集成、归约、清理和变换。其中，数据清洗又是数据预处理最关键的一步。医院信息系统原始数据中存在着大量的"脏数据"，在保证数据原样性的基础上对空缺数据、重复数据、异常数据进行反复筛选，可以降低误差，最终形成便于挖掘的数据。须针对挖掘目的，选择生成目标数据集，然后对数据进行去噪，最后根据任务目标查找有用的特性来表示数据。在最后一个子任务中一般用特征提取或将数据变换到新空间中实现对要分析的主要特性的提取。

（二）规律发现

规律发现是数据挖掘中实现知识发现的核心步骤，需要综合运用各种数据挖掘算法对待挖掘的数据集进行分析，经过特定的技术和运用决策树、粗糙集甚至神经网络等算法对经过预处理的数据进行建模与评估，得到有用的分析信息，获取提供决策的有用规则与模式。具体做法如下：首先根据数据挖掘的目标选择相应的数据挖掘算法，然后确定算法的合适模型和参数，最后查找感兴趣的模式。

（三）表示规律

规律表示阶段需要解决的是如何通过直观可视化的方式将发现的知识呈现给用户，主要关注的是规则和模式的可视化表示。在真实的应用场景中还需要结合具体的应用背景判断挖掘出的知识/规律是否是真正有用和感兴趣的，这是一个人工步骤，目前还难以实现自动化。

为了减少数据误差，得到预期的结果，以上每一项具体的过程都可能需要反复执行。

五、大数据应用于临床数据挖掘的特点

以大数据为基础的医学数据挖掘逐渐成为一门涉及面广、技术难度大的新型交叉学科，是计算机技术、人工智能和现代医学相结合的产物，需要从事计算机、统计学的科研人员与广大医务工作者通力合作。数据挖掘具有自身独有的理念，为人们解决问题提供了一种新的思路和方法。因此，随着理论研究的深入和进一步的实践探索，医学数据挖掘必将在疾病诊疗、医学科研与教学及医院管理等方面发挥强有力的作用。

（一）预警性

大数据的预警性在于提前设置标准，当数据发生异常时，通过一定的机制可以发出警告，从而迅速采取相应措施，及时解决问题。滕琪等运用新兴的云计算技术，设计研发了健康云平台。该平台采用分布式云存储技术存储大规模的异构多模态生理信号数据，将数据挖掘模型整合至 MapReduce 框架中，快速挖掘用户的健康信息及重大疾病高风险因子，让用户能实时地了解自己的身体状况，同时针对用户的异常状况给出预警信息，并通知其前往医院就医，实现了对重大突发疾病的早期预警。美国麻省理工学院、密西根大学和一家妇女医院创建了一个计算机模型，用于分析心脏病患者的心电图数据，预测未来一年内患者心脏病的发病概率。利用机器学习和数据挖掘技术，该模型可以对累积的数据进行分析，发现高风险指标，从而改变了过去医生由于缺乏对之前数据的比较分析而对 70%的心脏病患者是否再度发病缺乏预判的现象。

（二）预测性

正如 Viktor Mayer-Schönberger 所说，"预测，大数据的核心"。数据挖掘在临床实践中也更多地被用于预测建模，使用患者的特定信息预测疾病的结果，辅助疾病诊断和推荐治疗措施，从而支持临床决策。预测建模（predictive modeling）主要是通过自变量函数的方式为目标变量建立模型，包括 2 种模式，即分类和回归。分类是对离散的数据进行预测。在临床医学中，疾病的诊断就是典型的分类过程。刘娟对数据挖掘的 3 种分类预测算法（C5.0、BP-人工神经网络和 TAN 贝叶斯网络）进行研究和探讨，构建了较为适合的模型，用于胃癌的早期预警、诊断和自动化分类。回归主要是对连续和有序的数据进行预测，可以广泛应用于疾病诊断、预后判别和药物剂量预测等，如 Consortium 等采用最小二乘法回归模型建立华法林剂量预测算法，以预测华法林的稳定维持剂量。谷歌公司利用人们在网上的搜索记录和与流感密切相关的检索词条，建立了特定的系统和数学模型来预测流感的传播，甚至预测流感发生的地方。谷歌将得出的预测结果与美国疾病预防控制中心记录的实际流感病例进行对比，发现预测结果与官方数据的相关性高达 97%。这种预测就是建立在大数据基础上的，这是当今社会所独有的一种新型能力——以一种前所未有的方式，通过对海量数据进行分析，获得有巨大价值的产品、服务及深刻的洞见。

（三）个体化

大数据的差异性凸显了医疗服务的个性化。基因测序是医疗服务个性化的代表，BinaTechnology 公司利用大数据分析人类的基因序列，发现了基因中罕见的病变信息。随着从基因测序中获得越来越多的遗传信息，这一技术将对我们的健康产生极大影响。基因测序技术的不断发展促进了个性化药物研发等新型疾病治疗措施的出现。苹果公司的创始人史蒂夫·乔布斯在与癌症斗争的过程中采用了不同的方式，成为世界上第一个对自身所有 DNA 和肿瘤 DNA 进行测序的人。英国宣布将建立世界最大癌症患者数据库，为个性化的癌症治疗提供基础支撑。建立这个数据库的目的是推动"个体化医疗"，针对每位患者的癌症类别和具体情况对症用药。数据来自英国各地医疗机构的病例和 1100 万份历史档案记录，并与威尔士、苏格兰和北爱尔兰的医疗保健数据库共享信息。

（四）共享性

数据共享是大数据应用的基石，与大数据的 4V 特征相辅相成。通过信息共享，连接各个信息孤岛，最大程度增加数据量，为更多、更新的应用提供数据支撑。使用者可以接触到更多种类、更多时序的数据内容，为分析决策提供更加可靠的依据，显著加快信息流通速度，增加其时效性和可用性，同时产生更大的价值。医学领域虽然积累了海量的数据，但是大部分数据资源分散在不同国家、研究单位和研究者手中。我国于 2004 年 4 月正式启动国家医药卫生科学数据共享工程，包括 1 个网、6 个数据中心、40 个左右的主体数据库和 300 个左右的数据库（数据集系列），在这个框架中包含了多种不同层次的数据整合与资源组织方式，为政府卫生决策、医学科技创新、医疗保健、医学人才培养及全民健康提供数据资源和信息服务。国际层面的医学数据共享不断发展，1997 年人类大脑计划在美国正式启动，有 20 余家研究所和大学参加。其目标是建立一个有关神经系统所有知识的全球管理系统和网络协同研究环境，使有关脑的实验数据和研究结果能够灵活有效地被管理，从而最大限度地利用这些实验数据和结果，共享国际神经信息学资源，减少不必要的重复性研究和人力物力的浪费。

六、数据挖掘在临床医学领域的应用

主要应用包括：①疾病诊断，从海量的治疗报告数据中选取医生对患者的诊断结果并进行分析处理，可以得到医院的主要病种数据与该疾病病因的数据记录。金侠等利用 FP-growth 关联规则挖掘算法，对冠心病相关数据进行挖掘，得出在重要性最高的 100 条关联规则中，已被证实的关联规则占整体的 79%左右。②疾病预测，建立基于人工神经网络的糖尿病并发症预测模型，在 Matlab 的基础上编写程序，李戈等发现其对 5 种糖尿病慢性并发症的预测准确率为64.71%～82.35%。③疾病相关因素分析，运用关联分析的方法对疾病相关信息进行频繁项集和关联规则的挖掘，宋梦梦等发现了类风湿关节疾病相关的证-症-法-方药之间的关联关系。覃艳等对糖尿病患者数据库进行决策树模型拟合，得到年龄 60～90 岁、腰臀围比 1.0 以上、体重指数 25kg/m² 以上的人群为糖尿病高危人群。

近年来，国内外心血管外科领域相继涌现出一系列高质量的临床数据库，如英国心胸外科协会（SCTS）数据库、澳大利亚和新西兰心胸外科数据库及中国医学科学院阜外医院的中国成人心脏外科数据库，在这些数据库的协助下心血管外科治疗的成功率得到了极大的提高。四川大学华西医院建立的中国人心脏瓣膜置换术后抗凝治疗数据库，搜集了数万例心脏瓣膜置换术后患者有关抗凝治疗的住院及随访数据，为我国研究人员进行心脏瓣膜置换术后抗凝治疗的研究提供了坚实的数据支持。大型数据库的建立可以更好地支持临床数据挖掘工作，从而形成临床数据收集—挖掘—临床决策支持的闭环，达到医疗质量持续改进和提高的目的。

从现有大数据分析技术在骨科的应用研究文献来看，应用场景包括流行病学调查、辅助诊断、临床决策、风险预测、药物疗效评估和疾病表型分类等。

1. 流行病学调查

目前各类疾病流行病学调查经典研究方法受到环境（技术和社会）变化的影响，正在向大数据分析转变。骨科疾病流行病学调查的数据来源于患者电子健康档案数据库或国家医疗保险数据库，分析方法也逐渐向智能化方向转变。Jee 等对韩国国民健康保险共享服务的大数据进行分析，获得骨关节炎患者的特征和症状。Kraus 等与德国创伤学会儿科创伤学科科学工作组联合进行的一项回顾性队列分析，对德国联邦统计局提供的年龄小于 18 岁的儿童和青少年的流行病学大数据进行分析，发现存在前/后胸锁关节和肩锁关节脱位的风险。Park 等使用韩国健康保险审查与评估提供的大数据（包含几乎所有参加国民健康保险服务的韩国人口数据）进行分析，确定了韩国面部骨折的发生率及其趋势。

2. 辅助诊断

大数据分析在临床医学的应用及实践，有助于通过"人机"结合推导并完善临床疾病的诊断标准，提升医疗水平并降低医疗成本，以共同搭建医学诊断由人到机、化繁为简的过渡桥梁。贾文慧利用医院不同来源的骨科医疗数据构建了基于 XGBoost 算法的骨科辅助诊断分类预测模型，搭载 XGBoost 平台，并与决策树算法和随机森林算法预测模型比较，结果显示基于 XGBoost 算法的分类预测模型更适用于骨科大数据分析，具有更好的预测效果。司莉萍借助深度学习算法，应用 590 名正常人及骨关节炎患者的膝关节磁共振成像，实现了膝关节软骨的自动分类和分割并评价其准确性，同时建立了膝关节大数据人工智能诊断软件，在膝关节磁共振成像精确分割的基础上，建立了正常中国人不同年龄阶段（16～65 岁）的膝关节软骨曲线。Nelson 等使用来自美国国立卫生研究院膝骨关节炎生物标志物联盟的公开数据，将机器学习方法应用于膝骨关节炎表型分析，定义了可能对干预更敏感的进展表型。Chae 等提出了一种智能测量脊柱骨盆参数的方法，并评估了脊柱畸形的去中心化，利用分散的卷积神经网络提高了测量的准确性。Siebelt 等使用数字问卷和凯尔格伦-劳伦斯骨关节炎评分调查了髋关节疾病患者的病史数据和经过验证的相关测量结果，利用机器学习识别出与不同类型病理相关的不同模式。Galbusera 等使用临床影像数据库的数据集训练人工智能工具，测试自然语言处理能否为深度学习模型生成训练数据库，并探讨使用该深度学习模型分析腰椎 X 线片从而为大量放射学图像生成注释的可能性。国内学者利用人工智能、大数据、深度学习、跨模态分析的核心技术算法，对龋病、牙周病和口腔癌等口腔疾病进行智能诊断、识别及分期/分级，以实现口腔疾病的智能筛查。将深度学习与传统方法结合实现口腔疾病的定位和分类，并将机器自动生成的诊断结果与数据库中的病历诊断结果进行对比，不断进行算法模型的训练与优化，使其更适应龋病、牙周病和口腔癌等疾病特征，达到对口腔疾病级别或类别进行划分的目的。

3. 临床决策

大数据为临床决策带来了新的发展机遇，智能计算可帮助临床医师选择治疗方案和手术方式。机器学习擅长利用大数据识别可用于辅助临床决策的复杂模式。美国外科医师学会的国家外科质量改进计划（National Surgical Quality Improvement Program，NSQIP）数据库已被美国医院用于评估和识别手术不良事件发生的影响因素，支持制订手术方案，以降低并发症和不良事件的发生率。Bedard 等评估 NSQIP 数据库、美国全国住院患者样本（National Inpatient Sample，NIS）数据库、医疗保险标准分析文件（Medicare Standard Analytic File，MED）数据库和 Humana 行政索赔数据库（Humana Administrative Claims Database，HAC）所确定的原发性全髋关节置换术患者，对人口统计学、合并症和术后并发症进行比较分析。Lu 等调查了美国外科医师学会 NSQIP 数据库和 PearlDiver 数据库（基于索赔的私人保险数据库），分析了 2007～2016 年接受原发性全肩关节置换术的患者资料。研究发现，在合并症和 30 天并发症队列上进行多元回归分析，揭示了基于索赔和前瞻性临床注册之间在识别手术决策趋势方面存在差异。与此同时，Navarro 等开发了一种利用术前大数据进行机器学习的方法，用于预测初次全膝置换术术后的住院时间和住院费用，并提出了一种分层的患者特定支付模式。Ramkumar 等在上述研究的基础上，提出了患者合并症甄别支付模型（patient-specific payment model，PSPM）。2021 年第 47 届国际腰椎研究学会（International Society for the Study of the Lumbar Spine，ISSLS）年会生物工程科学奖是针对腰痛患者腰椎体内矢状运动的放射学大数据分析研究，研究人员收集了 602 例腰痛和（或）疑似不稳定患者的屈伸腰椎 X 线片和磁共振成像，使用高度自动化的内部软件计算腰骶水平的运动范围和旋转中心及腰椎运动与其他参数（如性别、年龄和椎间盘退行性疾病）之间的关联以评估脊柱退变程度。

4. 风险预测

在一些疾病大数据平台对患者、高危人群、健康个体进行健康医疗数据收集和监测的基础上，通过深度学习、数据挖掘等技术建立风险预测分析模型，找到疾病的高危因素。例如，借助病理性骨折的大数据可实现高度准确的骨折预测，基于机器学习的关节成形术模型可在术前预测患者特定的、风险调整的价值指标。Ratliff 等使用美国国家索赔数据库的纵向前瞻性数据，开发了脊柱手术后并发症类型和发生率的预测模型，评估了各种不良事件。Triebel 等对瑞典国家脊柱注册数据库（Swedish National Spine Register，SWESPINE）前瞻性收集的 4780 例腰椎间盘退行性疾病和慢性腰痛患者进行 2 年随访，发现腰椎融合术的术后情况无性别差异。Arvind 等将 ANN、SVM、逻辑斯谛回归（logistic regression，LR）和随机森林决策树（random forest decision tree，RF）模型在接受前路颈椎间盘切除融合术（ACDF）患者的多中心数据集上进行训练，证明机器学习模型在预测 ACDF 术后并发症方面的性能。柳昌全等使用监测、流行病学和最终结果（Surveillance，Epidemiology and End Result，SEER）数据库骨肿瘤患者的相关数据构建列线图模型预测骨肿瘤患者的生存率。Kwon 等从韩国国民健康保险研究数据库中随机抽取样本，采用 Cox 比例风险模型（以下简称 Cox 模型）比较吸烟者（暴露组）和非吸烟者（非暴露组）之间腰痛（low back pain，LBP）和相关脊柱疾病的风险，同时调整人口统计学、临床和社会经济因素，发现男性样本中的吸烟者比不吸烟者患 LBP 和相关脊柱疾病的风险更高。利用概念识别、实体发现、属性预测等技术提取患者主要症状，基于深度学习数据挖掘和协调推理技术，结合疾病的自然演变特征及规律，构建口腔疾病演化进程的知识图谱。通过人工智能自动检测和分级技术实现对口腔不同部位、拍摄角度不同牙齿的疾病分级；以结合协同滤波和深度学习方法的协同深度学习模型（CIDL）作为口腔疾病治疗方案推荐算法，应用分类器检测口腔疾病特征并分析口腔疾病分级/分期，获得口腔中不同部位牙齿的龋病等级或口腔癌原发灶临床分期；建立了患者口腔健康演化图，分析口腔疾病不同维度、不同阶段的表征，推理疾病易感因素，预测疾病演化趋势，构建口腔疾病预警系统；最终将分级结果输入预测预警与推荐模块中，为患者提供口腔疾病的预测和治疗方案的推荐，并构建治疗方案评价函数，优化风险系数，结合医生的临床经验推荐个性化治疗方案。

5. 药物疗效评估

基于大数据分析的药物疗效评估可以避免少量药物数据仅能得到局部最优结果的问题。针对药物疗效的大数据分析结合计算机辅助计算，最终形成的数据训练和经验可以用来实现药物的真实世界研究，从而为患者和医师提供有价值的用药参考。Kamata 等使用日本厚生劳动省公布的国家数据库开放数据，提取双膦酸盐类、地诺单抗类、特立帕肽类药物的数据，根据处方数计算使用患者数，计算出骨质疏松患者中接受双膦酸盐、地诺单抗或特立帕肽治疗的患者比例，利用髋部骨折发生率数据验证日本骨质疏松患者开始治疗的时机是否合适，分析日本骨质疏松治疗的现状和趋势。Wang 等基于现有患者电子健康档案数据库（包括我国福建 37 家医院的大数据）调查 2010～2016 年福建地区骨质疏松性骨折后抗骨质疏松药物的处方模式，采用多变量逻辑回归确定抗骨质疏松药物处方的影响因素，结果显示我国福建的骨质疏松性骨折患者的抗骨质疏松药物治疗效果欠佳。

6. 疾病表型分类

新型临床试验的主要挑战之一是正确对患者进行疾病表型分类。大数据分析可以帮助科学家从超大数据集中选择适合于临床试验的特定疾病表型患者。美国关节炎基金会使用大数据分析从退伍军人健康管理局（Veterans Health Administration，

VHA）的国家临床资料库中识别和验证骨关节炎患者，建立研究队列，大数据分析有望用于了解骨关节炎亚型、开发骨关节炎个性化治疗策略和促进骨关节炎临床试验。Rossi de Vrie 等对成像和步态进行多维拓扑数据分析，确定了生化和生物力学生物标志物，并对髋关节炎患者进行疾病表型分类。Maarseveen 等使用机器学习从患者电子健康档案数据库中提取类风湿关节炎患者之间的重叠和差异，准确识别诊断为类风湿关节炎的患者。大数据分析对现实世界的罕见疾病研究很重要。Walsh 等对 2005 年 1 月至 2015 年 6 月美国退伍军人事务部的临床和行政数据进行中轴性脊柱关节炎的大数据分析，选择具有高、中和低可能性中轴性脊柱关节炎诊断临床表型的患者进行分类，并在此基础上开发出从大型数据集中准确识别中轴性脊柱关节炎患者的方法。

七、以数据库为基础的临床数据挖掘

临床数据库、电子病历与医学图像等半结构化的数据一样，都是大数据在临床医学中的具体体现。与后两者不同的是，数据库采集信息的过程是有目的的、主动的，由专业人员进行信息的录入、整理并统一结构。因此，基于数据库所做的研究也更加方便可行。数据库应用于临床工作是一种创新，临床研究不再仅局限于前瞻性随机对照试验（RCT），而是更加注重反映真实世界的情况，逐步从 RCT 过渡到大数据临床试验（big-data clinical trial，BCT），可以预料到大数据时代的临床研究 BCT 将会取代 RCT 成为主导的研究类型。成立于 1989 年的美国胸外科医师学会（STS）数据库，至今已经涵盖了美国 95% 的心脏手术，收集了 500 万条手术记录。其中，先天性心脏手术数据库（CHSD）是 STS 数据库的重要组成部分，是北美最大的关注儿童先天性心脏畸形的数据库，被认为是该领域医学专业临床结果数据库的金标准。近年来，基于 CHSD 所进行的数据挖掘不断增加，大型数据库对提高医疗质量所起到的正向作用正日益凸显。例如，Welke 等基于 CHSD，探讨小儿心脏外科病例数量和死亡率之间的复杂关系；Pasquali 等基于 CHSD 探讨新生儿 Blalock-Taussig 分流术后的死亡率；Jacobs 等基于 CHSD 采用多变量分析方法研究患者术前因素的重要性；Dibardino 等基于 CHSD，采用多变量分析方法探讨性别和种族对进行先天性心脏手术结果的影响。

（一）临床大数据中非结构化数据的结构化处理

现有的临床大数据来源于电子病历、检验数据和影像数据等，具有多种数据类型和存储格式，包含大量文本和影像等非结构化数据，难以量化。为了对这些数据进行全面分析，首先必须对这些数据建立统一的表达方式。从文本语义分析和图像语义分析出发，研究临床大数据中非结构化数据的结构化方法，从数据中获取所有与疾病相关的特征，为后续的疾病诊断和预测提供数据。

（二）疾病诊断模型的设计与训练

选择典型疾病，对提取的所有特征进行综合分析，基于现有先验知识和大规模机器学习算法设计和训练合适的分类器，完成对疾病的自动诊断。由于数据来源的多样性，所提取出的特征可能同时包含布尔型、离散型和连续型等多种类型，而且由于对图像和文本的结构化往往会产生高维特征，对于每个具体的患者，在数据收集和处理过程中可能出现数据完整性问题，因此疾病诊断模型的设计与训练就变成一个大规模稀疏异构数据的多分类问题甚至一个多标签的识别问题。

（三）疾病预测模型的设计与训练

很多疾病是一种终身性疾病，目前的医疗技术尚不能治愈，如青光眼，其治疗的目的是保留现有的视功能和视神经状态，需要患者定期进行检查。因此临床数据的另一个特点是时序性或动态性。有经验的医生会跟踪患者的数据以预测疾病的可能性和若干时间后的严重性及疗效，因此可尝试采用大规模机器学习算法从大量病例中自动学习这种预测模型。图 7-1 展示了基于电子病历的临床医疗大数据挖掘的整体流程。

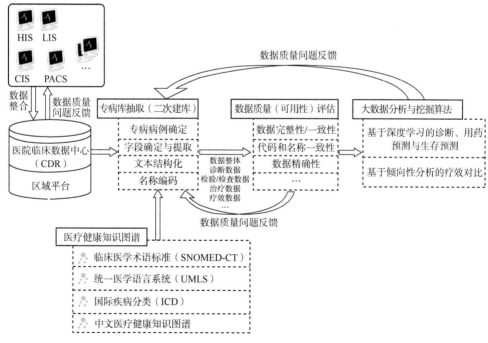

图 7-1　基于电子病历的临床医疗大数据挖掘整体流程

HIS. 医院信息系统；LIS. 实验室信息系统；CIS. 临床信息系统；PACS. 影像存储与传输系统

八、基于电子病历的临床挖掘

（一）数据集成

对来自不同医院信息系统的患者数据进行数据集成，形成临床数据中心（clinical data repository，CDR）。数据来源包括医院信息系统（hospital information system，HIS）、临床信息系统（clinical information system，CIS）、实验室信息系统（laboratory information system，LIS）、放射信息管理系统（radiology information system，RIS）、影像存储和传输系统（picture archiving and communication system，PACS）和病案系统等信息系统。

（二）构建专病库

基于 CDR 构建面向特殊疾病的专病库，如大肠癌病例库、心力衰竭病例库等。在构建临床专病库时，要确定符合疾病特征的病例；确定需要的病例字段，对于结构化的字段，需要从原始的电子病历库中抽取，如年龄与性别，对于半结构化或非结构化字段，需要使用文本抽取等技术，结合知识库对其进行结构化。在这个过程中，需要建立知识图谱，以方便病例数据自动化抽取。

（三）数据质量评估

需要对病例库进行数据质量评估，评估其是否适用于挖掘。评估指标包括数据完整性、数据一致性、医疗实体及其编码的一致性、数据精确性等。若病例库达到评估要求，即可进行第四步的数据挖掘，如果不能，则需要回到前面步骤，重新抽取和整理数据。

（四）数据挖掘

确定挖掘目标，选择合适的模型，设计并实施实验。如果实验发生问题，可能需要改进算法，也有可能是数据质量缘故，需要回到前面步骤，重新抽取和整理数据。

（五）基于中文医疗健康知识图谱构建临床专病库

挖掘与预测算法通常处理的是结构化数据。但是，在临床中，大量的医疗文书是以文本形式存在的。电子病历的文本包含了患者病史、家族史、症状及医生根据症状、生化指标等基础数据做出的诊断等描述，更重要的是，临床文本中记录了医生的判断依据及对各种诊疗行为的效果跟踪。因此，需要将文本结构化。然而，仅仅结构化是不够的，因为医疗术语存在大量的同义词或上下位词，如同一症状具有多种多样的文本表达形式，如"期前收缩""过早搏动"与"早搏"是同义词。再如，一个症状常被不同的词语修饰，以表达略有不同的语义含义，如"急性背痛""慢性背痛"都可以是"背痛"的下位词。再以疾病为例，目前医学诊断大量采用了国际疾病分类（ICD）编码，但 ICD 编码结构并不包含完整的上下位关系。以中文 ICD 编码中的"特指急性风湿性心脏病"为例，它的上位词有"特指风湿性心脏病"和"急性风湿性心脏病"，这两种疾病拥有共同的上位词"风湿性心脏病"，"风湿性心脏病"又有上位词"心脏病"。而这几种疾病之间的关系和层次结构并没有在 ICD 10 中通过编码结构表示出来，只是通过编码的首字母"I"将它们划分到了循环系统类疾病中。如果希望找到某一类患者，无法通过一个 ICD 编码获得，而是需要人工选择多个 ICD 编码。同时，医生在编写一个疾病的 ICD 编码时，可能粗略也可能详细，这也会给病历的自动处理带来困难。为此，需要建立一个标准化的，包含疾病、症状等在内的医疗健康知识图谱，然后通过文本挖掘与实体链接手段，将结构化的文本与知识库相关联（图 7-2）。

一段医疗文本中，可能包含具体的家族史、时间事件、症状、检查、诊断与用药等信息，这些信息依赖于知识图谱抽取出来后，变成结构化信息，如症状部位、症状的有无、诊断编码、检查结果与病理分期等以方便后续数据的挖掘。

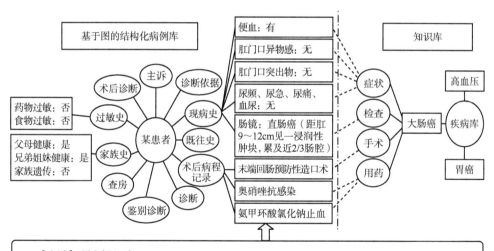

图 7-2　医疗健康知识图谱

1. 中文医疗健康知识图谱构建

近年来，生物医疗领域的海量数据迅速形成。然而，目前医疗行业数据存在封闭、分散且表示方式不一致的问题。生物医疗领域缺乏公开的中文基础数据与公共的数据服务，不同来源的数据缺乏关联与融合，制约了整个行业的发展。与此形成鲜明对比的是，国外的生物医疗数据涉及领域内的方方面面。一方面，国外构建了丰富的生物医疗分类体系和本体，如统一医学语言系统（unified medical language system，UMLS）、医学主题词表（medical subject headings，MeSH）、临床医疗术语集（systematized nomenclature of medicine-clinical terms，SNOMED-CT）等通用的分类系统，还有面向药物的命名系统 RxNorm、针对观测指标的编码系统 LOINC 和基因本体（gene ontology）及被广泛应用的疾病分类系统 ICD9 和 ICD10 等细分的本体和系统。此外，国外还发布了临床患者数据集，如由美国国家癌症研究所领导的癌症和肿瘤基因图谱（the cancer genome atlas，TCGA）项目收集并发布了癌症患者的临床数据，美国国立卫生研究院发布的面向全球人类受试者的临床研究数据库。基于这些分类体系和标准，国外的研究者构建了多个生物医药数据集平台，发布了大量链接数据集，较为知名的数据集平台有 Linked Open Drug Data、Liked Life Data 和 Bio2RDF。其中，Linked Open Drug Data 整合了 14 个数据集，包含超过 800 万的资源描述框架（RDF）三元组和超过 37 万的 RDF 链接。Liked Life Data 提供了 25 个公共生物医疗数据集的统一访问点，覆盖了基因、蛋白质、分子反应、信号通路、靶点、药物、疾病和临床试验相关的信息。Bio2RDF 利用语义网络技术建立并提供生命科学领域最大的链接数据网络，其最新版本包含了 35 个数据集，共 110 亿条三元组。这些开放链接数据集的发布显著促进了国外生物医药领域研究工作。到目前为止，缺乏比较好的中文知识图谱，而英文知识图谱的汉化又存在版权问题。

一般用于电子病历结构化及大数据挖掘工作的知识图谱的构建过程如下。

（1）模式图定义：在一定临床专科专家的帮助下，根据医疗知识手工创建医疗知识图谱的模式图，包含概念、概念的属性及概念之间的层次关系。

图 7-3 展示了一个医疗知识图谱的模式，此模式包含 5 个顶层概念：症状、疾病、药品、科室和检查。"症状"概念又细分为"中医症状"和"西医症状"两个子概念，"药品"细分为"中药"和"西药"两个子概念。概念之间通过"症状相关疾病""疾病相关科室"等属性进行关联。每个概念都给出了实例，这些实例形成了临床实践中一个场景：一位"头部"出现"头痛"症状的患者同时存在"打喷嚏""恶寒"等症状，该患者需要去"内科"就诊，并进行"血检"和"测温"等相关检查和查体。该患者最终被诊断为"夏季感冒"，并伴有"扁桃体炎"，建议服用西药"阿司匹林"和中药"小柴胡"。

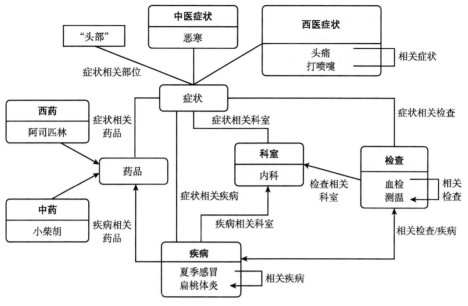

图 7-3　医疗知识图谱的模式图

（2）医疗知识抽取：基于上文定义的模式图，抽取实体（症状、疾病与检查等）、属性和属性值，用来构建医疗知识图谱。知识抽取一般包括医疗健康网站的知识抽取和中文百科站点的知识抽取两部分。

实体类别一般包括症状、疾病、药品、检查和科室等类型，每一类实体都有两种类型的页面：实体列表页面和实体详情页面。其中，实体列表页面列举了所有属于该类型的实体，实体详情页面则展示了某个实体的详细信息。

医疗健康网站的知识抽取过程：从实体列表页面出发，爬取所有实体的详情页面，这一过程抽取了实体的类型。对于相同类型的实体，它们的详情页面具有相同的页面结构，因此基于统一的超文本标记语言（hypertext markup language，HTML）封装器抽取页面中的"信息框"。"信息框"是一种半结构化数据，包含了实体的属性信息。最后，基于人工总结的 Hearst 模板从详情页面的摘要中抽取实体的同义词。

接着，选取中文百科站点（百度百科、互动百科和中文维基百科等）进行知识抽取，包括抽取和分类两个阶段。首先将医疗健康网站抽取得到的实体作为种子集，获取它们在百科页面中的分类。然后抽取分类中包含的所有实体，形成一个实体集合。这些集合中包含了和目标无关的噪声实体，因此训练一个分类器对抽取阶段得到的结果进行分类。训练数据的正例来自医疗健康网站不同类型的实体，负例则由医疗健康网站中"美容""养生""心理"列表页面下的实体组成。分类器的特征来自百科实体页面的"实体名""摘要""目录""正文""分类"5 个字段。可采取启发式规则等规则将百科实体页面字段转化成系列二值型特征。

（3）医疗知识融合：知识融合阶段对抽取结果进行实体对齐、实体类型对齐和实体属性对齐。实体对齐主要是建立实体之间的同义关系。为保证数据的可靠性，将医疗健康网站和中文百科站点抽取的同义关系加入医疗知识图谱中，并不通过算法计算实体间新的同义关系。实体类型对齐解决了一个实体对应多个互斥类型的数据冲突问题。

下文简要介绍一个采用基于投票和数据源优先级的方法确定实体类型的方法。整体思路：票数最高的结果作为实体的最终类型；当出现多个类型获得最高票数时，根据最高票数中权重最大的数据源确定最终结果。实体属性对齐主要建立抽取的实体属性三元组的谓词到模式图中属性的映射关系。例如，从"信息框"中抽取的"关节疼痛"的 3 个属性为症状部位、相关科室和相关疾病，分别映射到模式图中的症状相关部位、症状相关科室和症状相关疾病。

2. 临床专病库的构建

为了对特定疾病进行挖掘分析，常用的方法是构建专病病历库。专病病历库的构建有 3 个步骤：专病病历确定、专病病历库所需字段确定与提取及专病病历文本结构化。

（1）专病病历确定：专病病历主要根据疾病的 ICD 编码和疾病名称从医院信息系统中抽取。考虑到医院信息系统在时间上经历了多次版本变化，在抽取专病病历时，使用 ICD 9 及 ICD 10 编码中涉及该疾病的所有编码集合抽取相关病历。ICD 中疾病编码和名称有完整的规范，考虑到很多医护人员不了解 ICD 体系，难以分辨 ICD 中疾病名称之间的细微差别，因此系统中常出现 ICD 编码与疾病名称不对应的情况，单使用 ICD 编码难以抽全该疾病的所有病历，还需要使用该疾病名称及其同义词从疾病名称字段进行抽取。这个过程目前是手动完成的，未来会对现有的 ICD 编码库补充部分层次结构，并自动对疾病名称进行编码，进而寻找某一类疾病的所有病历。

（2）专病病历库所需字段确定与提取：专病病历库的字段一般可通过德尔菲法向专家收集。根据临床医生定义、疾病的诊疗指南、挖掘需求、相关文献等多个来源的需求，明确用户使用数据的目的和重点关注的数据。德尔菲法通过多轮咨询问卷向领域专家开展问卷调查，可以比较好地找到共性需求，已被用在医疗电子病历实施的关键因素分析、诊疗方案的调查等多个场合。在使用德尔菲法向专家收集专病病历库字段时，着重选择三类专家：第一类是从事临床科研的临床医生；第二类是从事医疗大数据挖掘的科研人员；第三类是医院信息科的数据管理人员及负责系统构建与数据集成的网络工程师。由临床专家和数据挖掘专家填写需求字段，医院信息科工作人员根据需求字段填写字段来源，然后进行多轮调查，确定对临床症-治-效分析及医疗大数据挖掘所需的字段。

（3）专病病历文本结构化：医疗病历中很大一部分是由医生用自然语言书写而成，内容繁复，形式多样，无法直接对其进行处理，因而需要将其转化为结构化数据，抽取出其中的症状、疾病、检查等信息，或与知识库中的实体进行链接，或对检查指标进行统一转换（包括书写格式的统一与计量单位的统一等），从而实现病历文本的结构化与病历信息的标准化。下面以病历文本中症状的结构化为例进行说明。

首先需要识别出文本中的症状，其识别方法参见上文医疗实体抽取方法的相关介绍。然后需要对识别出的症状进行构成成分分析。中文症状可以拆分为以下16种组成成分：原子症状、连词、否定词、存在词、程度词、发展词、能够词、不能词、动作词、情景限定词、方位词、部位词、中心词、感觉词、特征词、修饰词。其中，原子症状是最基本的症状描述；连词可以连接多个构成元素；否定词、存在词、程度词是 类构成元素，用于对原子症状或中心词的多寡有无进行度量；发展词用于描述症状的发展状况，好转或恶化；能够词与不能词是一类构成元素，用于描述是否具有某种能力；动作词用来表示特定的动作；情景限定词对症状发生的情景进行限定；方位词用来表示方位，一般是对部位词的进一步描述；部位词用来表示身体部位；中心词是症状所要描述的除身体部位外的客观实体；感觉词则是症状所要描述的主观感受；特征词用于描述事物的特征，是对症状描述主体的进一步刻画；剩下的均为修饰词。

对中文症状进行构成分析，类似于中文分词与词性标注，可以将它看成序列标注任务，运用条件随机场（conditional random field，CRF）或双向长短期记忆（long short-term memory，LSTM）网络+CRF 等方法进行实现。在得到每个症状的构成成分之后，便可以对其进行归一化处理，此外，还可以根据切分出的症状构成成分，将抽取出的症状与知识库中的症状实体进行软链接，从而实现症状的标准化。

九、大数据在中医领域的应用

大数据目前在西医领域已出现较为成熟的应用，而中医领域的应用较少，但已逐步展开。但是，涉及中医的数据众多而又复杂无序，通过搜索、处理、分析隐含在这些巨量信息中的规律，依托大数据处理和数据挖掘技术，获得具有新价值和洞察力的知识，可以在疾病预测、中医临床和治疗等方面辅助医生决策。目前，大数据在中医方面的应用存在一定的缺陷。

（一）大数据在中医领域应用的不足

1. 中医大数据共享不充分

目前，中医院等中医医疗机构和相关中医管理机构已经投入大量的人力和物力建立了中医电子病历系统、中医实验室系统、中医配方系统、中医医疗系统与中医临床科研系统等多个应用信息系统。但由于缺乏整体规划，在中医信息化建设过程中所创建的众多应用系统相互之间没有通信的接口，不能形成一个中医信息共享的统一信息平台。虽然中医药信息系统很多，但各个系统之间由于交互不足，信息共享不充分，数据利用率不足，医生、护士无法充分利用这些信息系统产生的大量数据进行分析研究以达到服务患者的目的，也难以对医疗诊断水平做出精准的评价。

2. 中医大数据方面的人才不足

开展中医大数据应用研究涉及中医、中药、计算机、数据科学、统计分析等多个学科，需要建立多学科结合的人才队伍。目前，大部分医院尤其是欠发达地区基层中医药信息化服务与管理人才缺乏，中医院仅配备医院网络维护人员和医院信息系统维护人员，他们的主要工作是信息系统的建设和运行维护，以计算机科学与技术专业为主，缺乏中医数据分析和处理方面的复合型人才。而医生等医务人员热衷于采用中药、针灸、拔罐等治疗手法治疗患者，而对中医药信息系统每天产生的大量数据缺乏处理和分析能力，更难以利用这些数据进行辅助诊断、治疗和科学研究。虽然有些医生重视积累中医数据，有一定的数据整理和清洗能力，但在利用大数据解决中医领域的具体问题方面能力有限。既具备扎实的中医学功底，又具有专业的数据处理能力的复合型人才严重不足，这是目前中医学大数据领域面临的一大难题。要提升中医大数据的开发和利用，需要重构人才队伍，强化中医大数据中心的数据服务职能。

3. 中医领域医疗数据质量不高

虽然中医信息化建设取得了很大进步，数据很丰富，但积累的中医数据还不够完美，存在数据完整性欠缺等问题。首先，中医数据复杂多样，数据之间的关联度较低，以及中医的诊断治疗有一定主观因素，其诊断治疗数据可能存在一定的偏差，甚至有些对临床研究非常重要的中医数据缺失；其次，由于缺乏规范化的数据采集制度和有效收集模式，获取的中医医疗数据可能存在不规范之处，导致一些数据在准确性方面质量并不是很好。解决以上问题需要持续地有针对性地发展完善相关中医领域的信息系统，规范中医数据采集流程，提高数据质量。

4. 没有统一的中医大数据标准

我国很多地方没有建立专门的中医药管理机构,现阶段的中医药信息化管理制度尚不健全,没有形成统一的中医药信息化标准,中医大数据形式多样,没有统一的格式和应用标准,导致我国中医大数据应用无法有效落实。针对我国中医信息化面临的困境及医院对信息化、精细化的管理和服务需求越来越高,亟待建立统一的中医大数据标准,在统一的中医大数据标准下提升医院的大数据应用水平。

(二)未来大数据在中医领域应用的方向

1. 大数据辅助疾病预测和预防

在发展中医健康辨证诊治的同时,要利用好大数据的数据挖掘技术和传统中医医学医术,钻研中医理论和辨证论治方案,采用大数据技术预测疾病。在中医数据挖掘的基础上,形成合理的预防对策,加大对传染病、流行病、多发病、疑难疾病及慢性病的预防,并提出可行的诊疗方案,在疾病发生前积极治疗。在诊断鉴别疑难疾病方面,通过分析中医病例大数据,找到导致疾病发生的关联因素,建立这些关联因素与疾病之间的预测模型,用于及早发现类似疾病。结合大数据分析,依据患者当前的身体健康状况,帮助患者提前预测患某一疾病的风险。通过疾病预测,及时提醒高风险患者及早治疗,提醒医生采取可能的中医治疗方案进行治疗。通过传染病大数据分析,结合当前已存在的少量传染病病例,建立该类传染病的传播模型,分析传染强度,提前告知公众预防该类传染病,以免发生相互传染并导致大面积传播。

2. 大数据辅助中医临床诊断和治疗

近年来,大数据在西医尤其是西医临床诊断和治疗中的应用技术成熟。在中医临床诊断和治疗过程中引入大数据技术,是中医医学医术提高的有效途径。陈全福等建立中医案例库,在中医案例库数据上利用大数据算法进行训练,构建了面向中医诊治疾病的中医临床决策支持系统。青岛科技大学通过对中医病案数据、中医药数据和经络腧穴数据可视化展现的图表进行分析,从而发现可辅助诊断治疗的信息,优化了医生的治疗方案。大数据技术和中医诊断方法相结合,可以提高中医诊断结果的准确率。中医信息系统中的中医特色治疗和护理数据是中医智能分析的基础,中药制剂、经络、针灸、拔罐、按摩、贴敷等中医特色治疗方法,药浴、药熏等中医护理手段,在中医治疗过程中都可能用到,这些信息都会录入医院的信息系统中,形成中医医案数据并长期有效保存下来。在大数据背景下,这些数据以合理、有效、便利的方式实现智能辅助,如中药合理用药、中药方剂的配方规律及辅助中医诊疗的方案、处方的选取。对采集到的患者信息进行整理分析，采用大数据技术能够更加客观地判断患者病情，有助于突破中医嗅诊的局限性。通过人工智能技术，可以及时收集并存储大量诊疗信息，为医生诊断提供参考依据，为中医切诊的发展提供了强大的技术支持。结合中医医学医术知识，通过对中医病例数据的分析，建立中药与疾病、检查检验结果、身体健康指标等的关联，构造出临床诊断和治疗上合理选取中药的用药模型。在用药模型的指导下，能够根据患者的当前状况，自动给出可能的诊断方案和中医用药，可以对用药的合理性进行判断。大数据在临床辅助诊断方面的应用可帮助中医提高诊断水平和效率。

3. 中医专家系统的构建

中医专家是中医领域的宝贵人才，他们的诊断水平和用药处方需要通过信息化手段保存和传承。医院的中医信息系统能够将中医医生、中医处方、中医诊断等信息录入并可方便检索，构建名老中医专家系统。利用数据库中的大量数据并挖掘关于名老中医的潜在规律，如名老中医成长规律、名老中医处方的智能统计分析、中医诊疗的合理性分析、中药配方开发等。为确保传统中医理论知识、专业技能和疗法的传承与保护，采用中医专家信息系统保留和存储名老中医的临床诊疗案例，挖掘名老中医的疾病诊治知识。名老中医专家系统的建立从信息化的角度实现对名老中医诊疗经验和医学医术的传承。

第二节　大数据分析在健康管理中的应用

一、健康管理定义

健康管理的理念最早可追溯至 1929 年美国蓝十字和蓝盾保险公司在疾病管理方面的实践与探索。近年来，随着我国人口老龄化日益加重、慢性病患病率迅速上升及医疗费用急剧上涨，公众的健康意识正在从疾病治疗与康复逐步向疾病预防、健康维护转变，对健康管理的需求非常迫切。《中国家庭健康大数据报告（2017）》显示，积极预防的健康理念深入人心，在被问及哪个因素对健康更为重要时，93%的被访者选择了"积极的健康管理方案"，而选择"更先进的医疗技术、设备、治疗方案"的仅为 6.8%。

健康管理是对整个生命周期的健康资源进行管理的过程。对健康管理比较完整的定义是：以不同健康状况人群的健康需求为导向，对个体或群体的健康状态及健康危险因素进行全面监测、分析、评估，提供健康咨询和指导，对健康危险因素进行干预和管理的全过程。

健康管理作为一种新兴的健康服务理念和服务方式，对解决我国当前医疗成本控制、慢性疾病和老龄化问题，满足高质量健康服务需求，建设健康中国具有重要作用。

二、大数据分析应用于健康管理的优势

在大数据时代，智能血压计、智能可穿戴设备、电动按摩器、睡眠仪、功能床等已经逐步进入人们的生活，这些设备可以监测个体的血压、心率、睡眠、脉搏、营养、体温、运动等医疗健康数据，通过收集监测个人健康数据，可对个人的健康状况做出分析评估，在有患病风险的情况下及时给予正确的提醒与指导，同时医护人员可以在线了解患者的精神状况，有针对性地制订治疗方案，提高居民的就医效率。

（一）大数据分析能满足健康管理个性化要求

健康医疗极具"个性"，也必须个体化。个性化的属性决定了健康医疗数据是海量的。大数据技术能实现个体治疗过程中的病情监控、疗效评估、康复护理等大数据管理，并提供基于预测的个人健康管理。对每个患者而言，可以更便捷高效地了解自身健康状况，通过健康评估形成对健康水平的完整认识，变治病为防病。

（二）大数据分析促使健康管理打破空间约束

随着大数据、移动互联网及可穿戴设备技术的发展，健康管理将打破空间约束。由生物传感器组成的可穿戴或植入体内的健康物联设备能感知生命体征信号，获取个体健康信息。这些以居家方式在用户端监测的数据会被传输到云端，人们可借助大数据技术对其进行分析处理，健康管理师即可根据结果提供远程健康咨询，开展评估、跟踪和慢性病管理等健康管理服务，不受空间约束。

（三）大数据分析为认识疾病、探索病因和疗效提供新的手段

利用大数据技术挖掘患者用药、检查、化验及生理等方面的数据，可以获得同一疾病在不同用药下的疗效分析、同一疾病使用不同治疗方式的治愈率分析等，加深对疾病的了解。大数据技术还可以帮助医生精准地分析患者的体征和疗效数据，探索病因，辅助临床决策。此外，通过对众多同一疾病患者的自身属性、既往史、发病时间、发病地区等数据进行挖掘，医生还可以得到疾病发生发展与环境、地区的关系，了解疾病的发生规律，从而采取有效措施积极预防该类疾病发生。

三、大数据分析在健康管理领域的应用现状

（一）国外大数据分析在健康管理领域的应用现状

1. 美国

2014 年美国的公共数据开放项目 Open FDA 上线开放了 300 万份药物不良反应报告数据，涵盖 2004～2013 年美国食品药品监督管理局收集到的药品不良反应和医疗过失记录。近年来，美国将信息技术应用到慢性病管理领域，构建出以家庭为基础的慢性病远程管理模式，建立患者专项档案，实时监测数据，及时调整治疗方案。卡罗来纳医疗体系利用大数据和预测模型评价人群的健康水平。该项目向数据代理商购买患者消费信息，并利用预测模型对这些数据进行分析，得出患者的风险评分。至今，该项目已经收集并分析了 2 亿人的消费数据，用于识别高危患者。该项目的数据来源于中间商，而中间商的数据则来源于公共记录、商家及人们的信用卡消费记录。

2. 以色列

刘文先等在 2018 年对以色列健康信息化情况进行考察，其报告显示，以色列持续推进实施国家数字健康战略，从国家层面搭建顶层架构，电子病历基本覆盖全体居民，以色列卫生部投资建设国家健康信息交换平台，各个医疗机构将数据推送至前置端并接入平台，形成健康信息交换网络，实现整个医疗保健系统的诊疗数据共享使用。该平台每天更新数据，保证每位居民都有长期的、连续的个人健康记录。患者所有的住院及门诊信息均可在社区服务中心通过网络获取，居民根据自身的健康情况，可通过远程医疗进行预约、咨询、开药、转诊等。医生能在线开处方并对医疗质量负责。目前，以色列正在进行糖尿病大数据分析，采集 5 万余名患者数据，建立管理模型，帮助患者控制病情。

3. 丹麦

丹麦 MedCom 项目于 2003 年发起，目前大力推进电子健康记录项目，目的是使医生能获取患者在全国各个医院的电子病历信息，包括疾病诊断、病程记录、出院小结等。至 2011 年该系统已包含了丹麦 85% 的人口健康记录。公立医院的医生通过医院的电子病历系统能直接查看电子健康记录，全科医生和民众则可通过国家健康网站访问。同时，丹麦政府准许研究者获取 1970 年到现在患者的匿名数据（包括健康指标和住院数据）。

4. 韩国

韩国科学技术院生物医学科学研究中心计划运行国家 DNA 管理系统，将

DNA 和患者医疗数据结合，为患者提供个性化诊断和治疗。该系统实际是运用大数据分析能力将系统生物学数据（如基因、蛋白质、生物小分子相关数据）和电子健康病历数据结合，使基因测序、个性化用药及个人健康管理等个性化医疗行为变成临床实践。

（二）大数据技术在我国健康管理工作中的应用

1. 大数据应用的相关政策文件

自 2015 年起，我国已连续出台了一系列政策文件如《国务院关于积极推进"互联网+"行动的指导意见》《全国医疗卫生服务体系规划纲要（2015—2020年）》《促进大数据发展行动纲要》《关于促进和规范健康医疗大数据应用发展的指导意见》等，将健康医疗大数据列为国家重要的基础性战略资源，进一步规范和推动健康医疗大数据融合共享与开放应用。

2. 大数据健康管理的平台建设

目前，我国上海、北京、湖南、四川等多个省市启动了省级卫生信息化平台建设，并初步完成了基础平台建设。浙江杭州已尝试建立社区卫生服务网，该信息共享平台不仅对医务人员开放，还可对普通居民开放，使普通民众也能主动管理自身的健康。厦门市建成了全国首个区域性"健康医疗云"项目，该项目将原有的慢性病一体化系统整合至云平台，在云上打造了糖尿病及高血压管理登记报告系统，搭建胸痛远程监控平台，实现了老年慢性病的延续护理。上海健康信息网工程实现市级平台、公卫平台、17 个区县平台与医联平台的互联互通，包含健康档案数据库和电子病历数据库 2 个核心数据库。"上海健康云"市民端应用可以在线提供慢性病风险评估、健康档案调阅、在线问诊、在线签约、预约挂号转诊、免疫规划、亲情账户等服务，引导市民开展慢性病自主管理。该服务覆盖了上海 122 个社区，实现了 9 万余名社区居民的线上注册，7000 余名家庭医生提供线上服务，120 余万名居民还在社区卫生服务中心使用物联网监测设备测量体征。

刘倩丽等对中国电子健康档案（EHR）的应用情况进行了研究，指出了电子健康档案的困境和瓶颈，并提出相关建议，包括建立统一数据标准，实现医疗卫生服务信息的互联互通共享；提高整体建档率，加强与新农合等基本医疗保险系统相衔接，努力扩大建档人群，提高建档率；建立 EHR 的多渠道筹资模式，充分利用市场等。

基于大数据的慢性病管理平台，计算构建慢性病管控的各项指标，利用历史数据的比对，评估慢性病管理的有效性，分析慢性病管理的有效方案，形成直观的可视化统计报表，实时发布慢性病现状和诊疗技术发展趋势，使卫生管理机构能够合理调配医疗资源。利用大数据技术与方法，可为循证公共卫生决策提供准确有效的支持。将个人数据集加入大数据能为循证医学提供坚实的证据，能发现小样本无法发现的细微差别，为公共卫生决策者提供最新的证据，指导卫生政策制定或临床实践。"基于大数据的上海市卫生决策支持体系构建项目"开展了卫生筹资、卫生规划、卫生绩效评价、药品使用监测、卫生技术评估五大模块与应用研究，挖掘数据潜在价值，为卫生决策提供工具与方法学参考。

3. 大数据在健康管理中的应用

伴随互联网与健康产业融合的不断深化，大数据将不断丰富慢性病防治的方式与方法，逐渐成为慢性病管理的主要手段。大数据时代的到来是大势所趋，大数据分析因其强大的预测能力，在疾病诊疗、模型建立、个人健康管理、基因分析等领域逐渐显示出强大的优势。

（1）大数据在疾病预警中的运用：薛付忠提出了健康医疗大数据背景下生命历程流行病学与暴露组学理论指导的健康/疾病管理学理论框架与概念模型、健康/疾病检测指标筛选及证据获取的理论方法。其中，以心血管疾病为例，在暴露组学和生命历程流行病学理论框架下，提出了广义心血管事件链（general cardiovascular continuum，GCVO）概念模型，扩展了疾病预警时间链，并特别强调"基因-环境"的复杂交互作用调控心血管病变发生、发展和转归进程，使心血管健康管理贯穿整个生命历程。其课题组建立"山东多中心健康管理纵向观察大数据库"开展大数据研究，为代谢综合征和心血管病预测模型提供了很多新型的生物标记和预测因子。袁祖贻开展的西北地区（陕西省）慢性病防控心血管健康指数研究，通过对大数据挖掘和分析，发现心脑血管疾病在西北地区的流行特征并提早布局，进行有针对性的防控，对陕西城乡居民卫生健康状况的改善意义重大。孙艳秋等提出采用大数据分析的潜在高血压预测方法，通过数据采集、预处理等，对数据属性进行分类，建立潜在高血压的预测模型，根据计算模型属性分类结果的权重，得到不同属性对高血压影响的重要程度分级，通过与高血压特征参数的比较，获取潜在的高血压的预测结果。

王伟娜等通过对患者画像技术的描述，利用用户的诊断信息、日常生活信息、用药信息、医学影像信息等数据进行抽象标签化，以更精确地为用户提供慢性病管理等健康服务。此技术通过实时监控消费者的网络咨询、问诊等健康服务网络行为，分析抓取相关关键词，如询问病症名称、自我疗法、相关药品等关键词，可以发出大数据的预警。通过大数据分析，能够识别不同病症的地域分布，影响的人群广度，并结合医疗工作者的经验，共同判断是否会暴发流行性疾病。利用大数据技术，基于处方药和非处方药的销售量、卫生服务咨询中心接到患者电话的数量和内容、关键词的点击量或搜索次数、社交网络浏览偏好等，使人群疾病预测成为可能，对人群健康/疾病特点的分析相较于之前的小样本数据分析更客观准确。刘咏梅等在对"量化自我在健康领域的应用"的研究中，分析了"量化自我"的内涵，其是由"大数据+移动终端+传感器网络+数据处理+游戏"构成。研究表明，运用量化自我数据对慢性病的家庭护理与康复具有诸多优势。这种方法有助于发现新的医疗发现和形成新的医疗方法，从而为患者提供一系列行为见解和干预措施。通过在患者出现病理前识别早期预警信号，医生能够及时介入诊疗，从而更有效地处理患者的情况。阿斯利康制药有限公司（无锡）在全国范围内已经建成了 1320 余家呼吸综合诊疗室和 12 900 多间标准雾化室，覆盖 260 多个城市。上千家雾化中心实现数据连接后，每天上百万人在雾化室治疗急性哮喘，可形成雾化地图。通过数据分析可查找到变应原、气温等各种因素可能对人体造成的影响。一旦数据联通技术成熟，就可以开发各种应用，如与气象站或学校连接，可以及时提醒患有哮喘的儿童加强疾病预防。

对北京和上海地区慈铭体检 2016 年参检客户健康数据分析整理，结果显示，两个城市体检人群中乳腺异常、口腔异常、眼部异常高发，其中液基薄层细胞学检查（TCT）异常、血脂异常、子宫疾病、宫颈疾病、脂肪肝的比例，北京高于上海。这是健康管理机构运用大数据对职业人群进行疾病特点分析的典型案例。

（2）大数据在健康促进中的应用：2018 年，宁光院士推动郑州市人民医院内分泌代谢科国家标准化代谢性疾病管理中心（MMC）揭牌。MMC 专项管理小组是由该院内分泌代谢科牵头，由专业的医师、教育护士、营养师、健康管理师、药师、心理师组成医疗团队。自 2018 年 1 月 8 日正式运行以来，已入组 300 多例代谢性疾病患者，患者一次入组后就能享受快速检测、数据分析、疾病诊疗、配合小程序（APP）院外提醒等全方位一站式诊疗服务，避免患者多次往返于多个科室，减轻医患双方的负担。成功入组后，医院将定期通知患者随访复查，发现问题及时启动有效的预防和治疗，促使更多的患者院外血糖、血压、血脂等代谢性指标长期达标。作为上海市政府第四轮公共卫生体系建设三年行动计划（2015～2017 年）建设项目之一，上海市第六人民医院会同市疾病预防控制中心、市眼病防治中心等共同组织并实施代谢性疾病（糖尿病）预防和诊治服务体系建设项目，旨在向上海市居民提供融合健康教育、高危人群筛查和疾病管理为一体的糖尿病预防与诊治全程服务。闫冠韫等基于大数据，立足于糖尿病患者管理现状与存在问题，运用互联网的信息交互技术和移动应用技术，通过建立一体化信息系统、移动互联网、物联网、虚拟货币、人工智能 5 种模式，满足糖尿病患者医疗服务的数据信息化和便捷化需求。李显熙等提出建设以心血管专科临床数据仓库及心血管注册数据中心为核心的心血管专科临床科研数据中心，并开发了基于随访策略的心血管随访管理、基于个性化诊疗计划的心血管患者院后管理、相关性分析及不良心血管事件模式识别等应用和工具，设计测试的心血管疾病患者慢性病管理解决方案，通过基于个性化诊疗方案的患者居家慢性病管理解决方案、随访机制与流程，期望帮助提高患者对诊疗计划的依从性，所有的随访数据与患者居家慢性病管理数据均被自动和手动记录在随访注册表中，为心血管疾病的临床质量评估和科研提供便利。

（3）智能穿戴设备在健康管理大数据分析中的作用：智能设备上的健康管理类应用程序（APP）利用大数据分析方法进行健康监测、分析、评估等。智能穿戴设备主要包括智能手环、智能运动鞋等，具有步数测量、心率监控、全球定位系统（GPS）定位、数据储存甚至数据分析等功能。这些设备通过蓝牙将数据传输至绑定的智能终端上，配套相应的 APP，对数据进行简单的统计分析，最终在 APP 上呈现统计结果。部分智能穿戴产品还能加载智能系统，独立分析数据。智能穿戴设备在健康管理中的发展模式可能是智能穿戴+智能终端（手机或智能穿戴设备本身）+云服务器。云服务器在大数据的基础上根据检测数据并结合穿戴者个人信息进行综合分析，得出即时性或阶段性报告，最后反馈至智能终端。世界卫生组织指出，全球 23% 的成年人和 81% 的在校青少年存在身体活动不足。世界卫生组织也在《2013—2020 年预防和控制非传染性疾病全球行动计划草案》中提出，让更多的人参与身体活动是减少非传染性疾病负担的关键。具有大数据分析能力的智能穿戴产品能在提高个人身体活动及运动健身等的延续性方面提供极大助益。Washington 等在 11 名健康大学生中进行了一项基于智能手表的身体活动干预的非随机试验，干预后，相比基线数据，总体步数增加了 23%（$P=0.039$）。在未来，运用大数据分析的智能穿戴产品在健康管理中必然还有更广泛的应用。例如，老年人、儿童和残疾人的自理能力差，身边无人照看时无法独立应对突发情况，若智能穿戴设备的使用者突发疾病导致监测数据出现异常，则设备自动发出警报告知亲属和救护中心，可及早采取措施挽救生命。智能穿戴产品及智能终端更关注大数据的个人纵向性，因此如何将其扩展成个体及群体间纵横交织的立体大数据网络将成为新的研究和发展方向。

（4）其他健康管理大数据的应用实践：此外，越来越多的医药公司将大数据应用于医药研发领域。华大基因针对人类基因组展开研究，最终是为了整合各种来自医疗、环境、穿戴设备的数据，为人类健康提供大数据支持。"好大夫"网站是就医经验发布平台，患者可以为自己喜爱的大夫投票、撰写感谢信，分享如何选择医生，交流就医经验，共同对抗疾病。同时，该网站通过自动汇总来自患者的亲历经验，形成数据资源和就医向导系统，能提供近 200 个专科、2000 余类疾病的就医推荐，为患者选对医生、正确就医提供参考。"春雨医生"是国内开发的一款移动健康咨询 APP，创立于 2011 年 7 月，截至 2015 年 7 月"春雨医生"拥有 6500 万用户、20 万注册医生和 7000 万条健康数据，每天有 11 万个健康问题在"春雨医生"上得到解答。随着信息技术的发展，"可穿戴移动设备+健康应用软件"正在将健康保健转变为一个更高效、以人为中心的个人即时系统。谷歌和 Dexcom 合作开发微型血糖监测可穿戴设备,苹果 Apple Watch 和健康数据平台 HealthKit、谷歌 GoogleFit 等合作,用户基于相关硬件可获取体能生理数据并通过数据平台进行分析。除了能监测和监控人体各项数值变化外,目前已有智能穿戴设备投入医用治疗领域,如日本熊本大学研发的一种治疗 2 型糖尿病的可穿戴腰带。徐昆对商业保险与医疗大数据对接进行研究,提出了医疗系统大数据库与保险行业数据库的互联互通,可解决商业保险公司的承保风险、产品设计、疾病发生率等经营环节中的关键问题,提高商业健康保险管理水平;还可解决医疗机构腐败、过度治疗的问题,方便商业保险参保者获得一站式免垫资理赔服务,全面提升国民健康管理水平,构建新的医疗保障体系。在健康管理领域,大数据的精确获取和健康管理功能推动了可移动穿戴设备的精细化、专业化。2014 年,美国 Empatica 公司研发出一款通过美国 FDA 批准的监测癫痫发作的智能手表,该手表可通过机器学习识别惊厥性癫痫发作,并向护理人员发送警报。2017 年,美国 Kardia 公司推出经美国 FDA 批准的心电图移动设备,该设备通过采集心悸、呼吸短促等问题信号预测心脏病及脑卒中的风险。然而,由于各个厂商的算法和标准不统一,缺乏共享开放机制的支撑,这些数据的有效整合利用还存在一定阻碍。未来,数据海量积累、格式化收集存储及共享机制探索均为医疗健康大数据有效应用的重要环节。

(三)大数据技术在健康管理全过程中的应用

健康管理是一个不断循环的动态过程,基本步骤包括健康信息的采集和监测(发现健康问题)、健康风险评估(认识健康问题)及健康干预和改善(解决健康问题)。3 个步骤周而复始、无限循环。

随着医疗卫生信息化的快速发展,医疗数据的规模和类型都经历了前所未有的高速发展,丰富多样的医疗数据和健康数据集聚在一起,形成了能够描绘全生命周期健康画像的健康医疗大数据。其除具有一般大数据规模大、结构多样、增长快速、价值巨大的特点外,还具有多态性、不完整性、时间性及冗余性等医疗领域特有的一些特征。同时,健康医疗大数据的采集、预处理、存储和挖掘分析等技术进一步促进了大数据在健康管理中的创新应用。

1. 健康信息的收集和监测

健康信息的收集与监测是健康管理的首要前提,目的是有效筛查健康危险因素,健康信息主要包含医疗卫生服务信息、健康体检信息、生物指标信息和日常行为信息等。慢性病的形成过程是多种健康危险因素长期积累、叠加的过程,需要长期、全面、动态监测。通过智能化设备监测、收集人体周围环境参数、生命体征参数、运动状态等将产生海量数据，大数据技术将这些海量数据传送到云端进行存储处理和共享，形成全面系统的个人健康档案数据库，为个体针对性预防干预提供方向和依据。

相较于传统的访谈法、实地考察法等信息采集方式，大数据时代健康信息的采集更为灵活、便捷和全面。目前，国家全民健康信息平台已基本建成，省级统筹区域全民健康信息平台不断完善，基本实现了国家、省、市、县平台的联通全覆盖，目前已经有8000多家二级以上公立医院接入区域全民健康信息平台，20个省份超过80%的三级医院已接入省级全民健康信息平台，25个省份开展了电子健康档案省内共享调阅，17个省份开展了电子病历省内共享调阅，204个地级市开展了检查检验结果的互通共享。例如，贵阳市依托大数据和云计算技术搭建的人口健康信息平台包含电子健康档案和电子病历等数据库，目前已接入290多家医疗机构，汇聚了近12亿条包含诊疗记录、影像学资料、健康档案等多种数据类型，数据规模超过60T的健康医疗大数据。同时，还通过"健康贵阳"APP向居民推送电子病历和健康档案，居民可以通过这个APP实时更新自己的健康档案，医生也可以实时阅览居民的健康变化情况。一方面，医疗卫生机构、卫生管理机构与居民之间的信息共享和实时交互使健康管理更具互动性、时效性；另一方面，基于大数据技术的多维度、多视角数据分析应用使健康管理更具全面性、科学性。这为我国健康管理事业全面开展与进一步推进提供了强有力的数据基础和技术支持。

2. 健康和疾病风险评估

健康评估是一个将健康状态和疾病风险进行量化的过程，主要包括健康状态评估、疾病风险评估、疾病危险程度评估和群体风险评估4部分，是健康管理的重要一环。其主要思想是通过各种疾病风险模型，对个体目前的生理和心理健康状态、未来一段时间患某种疾病的可能性、已患疾病的未来走向及并发症发生率和特定群体在特定环境下患某种疾病的可能性进行评估，对预防疾病发生、降低医疗费用至关重要。

人们可以根据前期收集的个人健康档案数据，利用大数据技术进行数据挖掘和分析，如医疗比较研究、单病种分析、疾病模式和趋势分析等，并通过建模评估个体和群体的健康情况及未来患某些疾病的风险。源自大数据的预测模型的准确性和拟合度可以达到相当高的水平。

国外将大数据应用于健康评估的研究较为丰富，Choi等基于循环神经模型（RNN）对心力衰竭概率进行预测；Khera等构建多基因风险评分模型（GPS），根据基因组预测冠心病、心房颤动、2型糖尿病、炎症性肠病和乳腺癌的患病率等。2009年，美国谷歌公司在《自然》杂志上发表的关于流感预测的论文，提出利用大数据预测群体健康风险，在医学界引起巨大反响。美国疾病预防控制中心通常通过收集美国各地医院的报告来预测流感的发展情况，但这需要花费较长的时间，且预测较为滞后。2009 年甲型 H1N1 流感暴发前几周，美国谷歌公司通过对 5000 万条搜索记录及美国疾病预防控制中心 2003～2008 年季节性流感传播时期数据的观察、分析和建模，成功预测流感疫情。美国谷歌公司的预测比美国疾病预防控制中心更快、更及时，与官方数据的契合度高达 96%，且对疫情的判断可以具体到特定地区和州。

国内将大数据应用于健康评估的研究虽起步较晚，但发展迅速且取得了一些成绩。例如，安徽省阜阳市第二人民医院自 2015 年先后研发出肺癌、肝癌、食管癌、宫颈癌、脑卒中、急性心肌梗死六大疾病的大数据风险预测平台，有效降低了疾病发病率，为国家节约了数千万元的医保基金。重庆智能疾病预测与筛查模型整合上万维度数据因子进行建模，可提前 1 周预测流感、手足口病等传染病的发生情况，对降低慢性阻塞性肺疾病筛查成本和提高筛查效率作用明显。

3. 健康干预和改善

健康干预是根据健康评估的结果，针对不同健康状态群体分别采取相应措施对影响健康的生活方式、饮食习惯和疾病危险因素进行干预，以改善健康状态、实现健康促进的过程，主要包括健康咨询与健康教育、营养与运动干预、健康风险控制和引导就医等。

大数据时代的健康干预相对于一般的健康教育与促进更提倡个性化和动态性。将大数据分析技术与医学专业相结合，参考客户的生活环境、生活方式和相关监测指标，提供科学的健康指导并制订健康干预方案。应用大数据技术对健康危险因素进行全程、全方位干预，是健康管理的核心环节，也是"三级预防"措施的具体落实。一是健康教育与咨询。健康管理系统根据居民的就医记录、身体指标状况和高频搜索关键词准确了解其健康需求，推送定制化的健康知识，并提供专业的线上健康咨询。二是营养与运动干预。健康管理系统根据居民的具体身体情况为其制订个性化的膳食方案和运动计划，并通过积分等激励措施督促其落实，以保证营养摄入合理和运动量安排恰当，达到促进居民健康改善的目的。三是健康风险管理。健康管理系统对心率、心电、血压等生命体征及特定疾病危险因素进行实时监测，监测指标一旦发生异常，系统将通过互联网进行健康状态报警，家庭签约医生提醒患者就医并制订个性化治疗方案。四是就医指导。健康管理系统根据居民的疾病种类与危险程度、所处地区、医疗成本和医院特色等推荐就医医院和科室，促进分级诊疗落实。目前，我国已有上海健康云、春雨健康大数据实验室等多个平台通过互联网和大数据技术的综合运用实现了个性化和动态性的健康干预。

4. 动态跟踪监测

在健康评估和干预的基础上对疾病危险因素开展动态追踪，对动态评估干预效果、疾病的康复管理、降低疾病复发率和并发症发生率意义重大。近年来，健康物联迅速兴起，大体分为血糖仪、数字血压计、数字脉搏和心率监视器等便携式医疗电子设备及谷歌眼镜、智能手环、智能手表等可穿戴设备两部分。大数据与物联网、互联网的综合应用在疾病跟踪监测中大有可为：对于老年痴呆，可以监测生命体征、活动及身体各项指标；对于慢性阻塞性肺疾病，可以监测第一秒用力呼气量和空气质量；对于糖尿病，可以监测血糖和糖化血红蛋白；对于心力衰竭，可以监测心脏压力、血流、体重和血压等。通过便携式医疗设备和可穿戴设备收集这些监测数据，并通过互联网将这些数据传送到健康管理平台，经过大数据技术分析将其用于健康干预和康复情况的评估，并及时从中发现异常情况，采取相应措施，将疾病损害降至最低。

（四）大数据在健康管理应用中的困境

1. 健康管理大数据采集范围有待拓宽，数据全面性不足

目前，各种慢性病、心理疾病的发病率呈逐年上升趋势，已成为威胁居民健康的"头号"杀手，其发生与不良生活方式、心理行为、社会活动等多种因素密切相关。关注亚健康、亚疾病状态，消除健康隐患，防患于未然，已成为个体健康管理不可忽视的需求，人们在日常生活中对生理、心理健康指标记录和监测的重视程度也越来越高。健康管理大数据应涵盖生物、临床、心理、行为、社交、环境、商业等与人类健康活动具有直接或间接相关性的所有数据源，但当下只形成对基因组学、转录组学等生物数据，就医诊疗信息数据，治疗成本、医疗报销等运营数据的常态化采集，对其他数据源信息的采集重视程度不够。具体表现为对个体身高、体重、体重指数（BMI）、腰围、臀围、血压、末梢血胆固醇及甘油三酯、末梢血空腹血糖等生命体征的连续、动态生理健康状态检测数据采集不足，对运动频率、烟酒习惯、生活规律性等生活方式信息的数据采集不重视，缺乏对人的心理行为量化评估数据的连续客观采集，忽视对近人体的自然环境（如居住环境、工作环境）和社会环境（如职业类别、婚姻状况）定性数据的关联采集。

2. 健康管理大数据质量有待提升，数据标准化程度不高

健康管理大数据既包含电子病历、医学影像、住院用药等医疗数据，个人健康档案、个人体征数据等健康数据，也包含基因组学、转录组学等生物数据及治疗成本、医疗报销等运营数据。它们来源于不同机构的多个数据系统，数据结构

多样、冗余明显、完整性欠缺。目前大数据分析技术只能对经过标准化处理的数据进行分析，如何对纷繁复杂的海量数据进行数据清洗和标准化处理，从中提取出尽可能多的有价值信息，是横亘在健康管理领域大数据创新应用的一大难题，影响着健康评估、健康干预与跟踪监测的进一步发展。例如，健康评估的准确性与健康信息的全面性高度相关，CT、MRI 等医学影像学资料中蕴含了丰富的健康信息，但由于其数据的非结构性，目前大数据技术对其蕴含的健康信息挖掘十分有限。

3. 各机构间信息系统的互联互通程度不高，信息孤岛现象仍然存在

目前，我国健康管理数据主要存储于医疗机构、卫生管理部门和各健康科技公司，各机构之间的信息系统缺乏互联互通，信息孤岛现象仍然存在。一是数据分布较为分散，缺乏集成的数据互联互通平台。就医院内部来说，它的门诊及病房数据、检验报告数据、医学影像数据和病历数据分别存储在医院信息系统（HIS）、实验室信息系统（LIS）、影像存储与传输系统（PACS）和医院电子病历管理系统（EMRS）四个系统中，由于统一患者标识缺乏、信息系统与业务匹配度低等，各系统之间的信息调阅成本高、难度大。二是数据标准化、结构化不足，阻碍了机构间数据信息互联互通。例如，目前各专业之间的临床用语尚未规范，同一疾病可能名称不同；电子病历中既包含结构化信息，也包含非结构化信息和图像信息，后两者难以识别。三是各机构的大数据研发目的不同，方向各异，医疗机构倾向提高医疗水平和治疗效果，卫生管理部门倾向公共卫生事业管理，健康科技公司倾向健康管理服务的商业化。各机构之间相互独立、自成一派，缺乏推动数据互联互通的动力。这些信息孤岛现象的存在使现有健康管理平台功能欠全面，大数据在健康评估、健康干预和跟踪监测中的应用落地难，严重制约了健康管理事业的发展。

4. 健康管理大数据安全管理和应用体系尚未建立，伦理问题突出

健康管理数据对推动健康管理事业发展、促进人类健康意义重大，但这并不意味着对健康管理大数据的挖掘可以是无节制、无底线的。健康管理数据涉及个人隐私、全面健康和种族安全等，具有多源性和高隐私性，对其进行挖掘的过程中容易产生伦理和法律问题，因此确保数据安全非常重要。一是健康管理数据的采集、应用权限和患者隐私权之间的边界缺乏相关法律明文规定，在数据采集、挖掘和分析环节容易侵犯患者隐私权，公共利益与个人权利如何协调值得探讨。二是数据安全法律体系不健全、数据安全意识不足、加密和防范技术不到位、从业人员素质有待提高，健康管理数据如果没有安全防护，则将面临严重的安全威胁。《2019 健康医疗行业网络安全观测报告》指出健康医疗行业总体处于"较大

风险"的网络安全风险级别，存在恶意程序、大数据泄露和网站篡改等多种网络安全风险，安全隐患众多，防范攻击能力较弱。三是健康管理大数据规模巨大、结构多样，数据的存储与维护给大数据开发应用的"硬实力"和"软实力"均提出了较高要求。目前顶尖大数据科技公司较少，医疗健康信息工程技术较弱，大数据人才特别是复合型人才缺口较大，难以满足需求。

5. 健康管理大数据技术尚未成熟，大数据陷阱不容忽视

2008 年"谷歌流感趋势（GFT）"的出现备受瞩目，被认为开启了公共卫生领域的大数据变革。然而 GFT 在 2009 年甲流预测中遭遇失败，并于 2012～2014 年持续高估了美国的流感趋势，偏差高达 140%。其间，GFT 经历了 3 次大的调整，最终仍因预测偏差过大而黯然退出历史舞台。GFT 的失败警示我们，大数据分析中常用的相关关系并不能完全代替现实存在的因果关系，大数据技术在不同领域的具体应用尚未成熟，模型预测偏差不容小觑，在大数据的应用中要警惕大数据陷阱。实际上，大数据陷阱除了模型本身的缺陷外，还面临着利益集团的操纵陷阱。大数据技术从根本上是基于模型的分析技术，模型由人研发、调整和应用，存在巨大的人为操作空间。健康管理领域蕴含了巨大的经济利益和发展潜能，很多利益集团对其虎视眈眈，有可能利用大数据存在的人为操作空间对大数据在健康管理的具体应用环节进行操控，诱导用户进行不必要的医疗检查和治疗，赚取超额利润甚至造成严重健康损害和卫生资源浪费。

（五）大数据在中医健康管理中的应用

1. 中医健康管理产生大数据的背景

（1）数据来源电子化、多样化：大数据是指具有 3V[体量大（volume）、速度快（velocity）、类型多（variety）]、4V[+价值高（value）]、5V[+真实性强（veracity）]或 5V+1C[+复杂度高（complexity）]特点的数据集。因此，所谓大数据是指体量特别大、数据类别多的数据集。大数据的数量级可达到"TB"甚至"PB"级别。中医健康管理信息采集的电子化是大数据产生的前提。中医健康管理在近 10 年的发展中紧密结合现代科技先进技术，最鲜明的表现在于信息采集和交换方式方面。中医健康管理在信息采集形式上直接越过纸质版，跨越式进入电子化时代，并不断扩展信息采集、分析、阅读和呈递方式。目前已有个人计算机（PC）端、无线应用协议（WAP）端，包括台式电脑、平板电脑、投影、手机等多种数据采集和分享方式，组成了线上线下互联互动的网络化交流形式。

中医健康管理内容的多样化则是大数据产生的重要原因。中医健康管理是从宏观、中观、微观多层次构建人体健康的全面管理系统，包括了宏观（天、时、

地）、中观（生、心、社）、微观（理、化、病）。其中，宏观指的是五运六气、四时节气等天气、时节、地理的天体、球体大层面的内容，中观是指生活事件、心理因素、社会因素等与人体生活环境密切相关的内容，而微观则是深入人体内部的生理、生化、病理等各方面的内容。这些内容涉及养生、体质、预防保健、健康干预、效果评价等，从而形成了对中医健康管理信息的网络化覆盖。如此多样的变量必然形成巨大的数据，使中医健康管理在数据产生阶段就已经和大数据结下了不解之缘。

（2）数据使用可存储、可调用：中医健康管理与大数据的关联和海量数据处理技术的发展密不可分。中医健康管理中收集了海量数据，如何快速、准确、高效地处理这些数据，直接影响着中医健康管理的进一步发展。而大数据时代海量数据处理技术的发展提升了中医健康管理的客观性、便利性和准确性，使中医健康管理变得更高效、更优质，也更科学。大数据技术首先依赖于数据信息的大容量存储。云存储、多计算机模块下若干高速存储空间并存，大空间存储框架的构建，多种大容量存储技术的突破实现了对信息存储数量和效率的双重要求。云计算极大地优化了海量信息处理技术，可以准确合理地获取有效、可利用的信息。在云计算技术的推动下，计算机信息处理技术得到了提升和拓展。云计算技术的不断发展和完善也进一步提高了计算机的信息采集、存储、安全等技术，能更好地适应当前人们对计算机信息处理技术的要求。

（3）数据量增长、应用增多：中医健康管理建立在对人体健康信息采集、状态辨识的基础上，可对人体的健康状态进行分析、辨识、干预，从而对人体健康进行有效管理。近年来，接受中医健康管理理念的人越来越多，通过健康教育帮助民众了解更多的健康保健知识，增强健康意识，改变不良生活习惯，削弱患病的危险因素，从而提高民众的健康水平与生活质量，增加民众对中医健康管理的热情，中医健康管理的信息数量将呈指数级增长，大数据的形成越发明显。中医健康管理应用范围不断扩展。在公共卫生方面可建立完善的信息管理系统；在医疗方面可用于疾病的过程管理；在日常生活方面可通过中医特色管理，制定完整的健康管理体系，对民众的身心等各方面进行评测、调适，使人们养成健康的生活习惯，减少疾病发生。

2. 大数据对中医健康管理的促进作用

中医健康管理大数据的形成，对中医健康管理发展具有良好的促进作用。

（1）实时掌握健康状态：大数据的应用有利于中医健康管理所需的全方位信息的采集和传递。通过中医的望、闻、问、切和西医的视、触、叩、听及各类医疗仪器对个人健康状况的采集，汇集了中医健康管理的大数据，内容包括生命体的先天因素、后天因素、环境因素及个体的主观感受、病理变化等。由于大数据的应用，健康信息采集的准确性、全面性得到保障。大数据促进实时有效掌握民众的健康信息，为健康状态辨识提供了可靠的前提。

（2）动态观测健康变化：大数据的应用有助于对中医健康管理信息动态变化的观测。中医所追求的"阴平阳秘"是一个动态的过程，这就要求中医健康管理能够准确捕捉民众的健康状态并进行有效判断和及时干预，还可有效评估预后，实现"不治已病治未病"。因此，借助大数据技术，中医健康管理可实现信息化，构建动态的健康管理信息，信息量随着采集过程实时增长。通过大数据进行中医健康管理信息的实时储存、动态更新，建造一个庞大的信息库，有助于观察中医健康信息的进展及变化，以便提高信息的准确度。

（3）即时反馈健康信息：中医健康管理信息的大数据化还有利于健康管理信息的反馈和质量提升。随着人工智能、网络远程管理的应用，保证了对人体健康变化的追踪和即时反馈，并能有效评估疾病发现和及时干预后的健康状态，完成在线监控和远程管理。对民众健康状况的实时监测和反馈也有助于提高数据质量。这对调整和改进中医健康管理模式具有极其重要的意义，并可为国家卫生政策的制定提供重要参考依据。

3. 中医健康管理大数据应用面临的问题

虽然大数据的应用为中医健康管理的发展带来了思路、理念和先进技术，但同时也要注意中医健康管理大数据应用面临的几个突出问题。

（1）技术问题：中医健康管理大数据的发展仍处于起步阶段，技术层面还存在许多要解决的问题。首先是由于中医健康管理信息的自身特殊性，中医四诊信息难以有效正确采集。其次是中医诊疗数据难以与检验数据、影像数据、电生理数据等对应融合，这也是中医健康管理信息大数据化过程中要面临的问题。最后是人体医疗信息本身所具有的复杂性，也是中医健康管理信息大数据技术要正视的问题。

（2）信息取舍问题：大数据时代的到来，一方面令人兴奋，但另一方面如果没有明确的认知，海量数据带来的将只是庞杂无序的数字而已。大数据只是客体，本身并不能决定自己有用还是无用，有用还是无用都是相对于主体而言的。中医健康管理信息大数据也存在相同的问题。面对规模巨大的中医健康管理信息，使用者、分析者、管理者要用专业的眼光，有目的、有意义地对这些数据进行取舍。合理筛选中医健康管理数据，让大数据帮助我们发掘中医健康管理中的隐藏真相，建成一个专业化的中医健康管理系统，使广大民众可以共享专业的中医健康服务。

（3）有效反馈问题：中医健康管理措施达到理想标准，不是一蹴而就的，需要反复多次修正和完善。那么，中医健康管理信息是否能在体验者、管理者之间有效反馈，就成了中医健康管理信息大数据合理使用的重要一环。目前在中医健康管理信息使用方面，比较常见的是医护人员→患者的单向管理模式，是医护人员单向为患者提供防治服务，而患者或体验者向医护人员或健康管理人员积极主动反馈健康信息的途径和时效性仍有欠缺。因此，如何提高中医健康管理信息在体验者与管理者之间的双向反馈，是中医健康管理信息大数据使用要思考和解决的问题之一。

（4）个人隐私保密问题：个人隐私是个人信息的组成部分之一，包括个人身份、工作、家庭、财产、健康等方面的信息。个人健康信息是个人隐私的重要部分。健康数据的采集需要民众全面的个人信息，也难免涉及家庭信息。在大数据时代，如何对健康信息进行监督管理，避免泄露公民个人信息，以保护公民的个人隐私，将是一个非常重要的问题，必须加以重视。中医健康管理大数据应用面临的上述问题，既是瓶颈，也是突破口，需要与整合医学、计算机科学、信息学、管理科学、法学等多方面人员共同探讨。

4. 中医健康管理大数据的发展趋势

中医健康管理大数据形成已是事实，大数据云平台技术的应用将有力地促进中医健康管理的发展，中医健康管理与大数据的融合发展是必然趋势。从中医健康管理信息的采集，信息的正反向反馈传递，到信息数据的利用分析，都离不开大数据的应用和技术进步。当然，健康数据的采集和整理还需要不断完善提高，大数据的整体性、模糊性、多样性等特点与中医的整体性及宏观、中观、微观理念的结合，可促进中医健康管理的推广和发展，使中医健康管理进入新层面。而多学科交叉融合是中医健康管理与大数据健康发展的必然趋势。中医健康管理大数据的发展，需要计算机科学、应用数学、信息系统控制、信息管理等多学科人员、知识的共融共通，更离不开中医专家的主动学习、主动参与。各学科人员深度融合、密切协作，合理使用数据、管理数据，进而在使用中发现问题、分析并解决问题，将是中医健康管理大数据发展的必然趋势。

第三节　大数据与传染病防控

一、概　　述

近年来，随着云计算、物联网等信息技术的快速发展和超级计算中心、海量数据存储设施的不断完善，以及互联网的广泛普及，各类社交网络、定位服务等应用层出不穷，我们正处于一个数据大爆炸时代，"大数据"一词被广泛提及并受到高度重视，可以说大数据及其相关技术正渗透至各行各业并产生广泛影响。

传染病的暴发和流行本质上是由生物、自然、社会多因素相互作用而产生的复杂结果，对这些相关因素的监测和管控是有效应对传染病疫情的重要基础。在传统生物学研究领域，诸如微生物基因组学大数据、蛋白质组学大数据、相互作用关系数据、调控网络数据等信息，正被广泛应用于追溯特定生物的来源，挖掘和分析疫情暴发的生物学原因。例如，最新的研究通过对不同国家人口基因数据的对比表明，位于3号染色体上一段长约50kb的基因片段可能是新型冠状病毒感染严重程度的高风险遗传因素，该段重症核心基因片段可追溯至遥远的尼安德特人，并在各国人口中显示出显著的分布差异，这些差异可能有助于解释新型冠状病毒感染对各国影响程度的不同。

除传统生物信息学相关领域外，互联网大数据、人群行为大数据、疫情防控大数据等其他不同类型的数据正在传染病防控中发挥越来越重要的作用，基于谷歌、百度等搜索引擎的热词检索，以及来自微博、微信等社交媒介和各类论坛的文本挖掘正被应用于传染病的暴发监测，而基于电话记录、GPS定位服务等人口移动监测的数据正被应用于传播趋势预测、风险评估和人员管控。与此同时，各种防控措施、实验室检测、疫苗接种覆盖率、医疗设施等疫情防控数据正在实现线上线下的实时同步，极大地推动了疫情防控的准确性和时效性。本节主要介绍互联网大数据、行为大数据在传染病暴发监测和流行预测方面的应用，以及在新型冠状病毒感染防控中逐步发展起来的典型大数据平台。

二、基于互联网大数据的传染病监测预警

监测预警是传染病防控的重要组成部分，实现传染病监测预警的主流传统方法是基于传统传染病直报系统，各级各类基层哨点医疗机构通过网络向疾病预防控制机构报告规定的疑似或确诊病例。这是一种"被动式"的监测策略，从发现异常到实验室确诊再到录入报告系统需要较长的时间周期，时效性较差，可能会导致疫情早期暴发特征不敏感，造成防控处置的滞后，而基于互联网大数据的监测预警方式正好可以弥补传统病例监测的不足。在传染病暴发早期，大量传染病暴发和流行的实时信息都潜藏在如官方新闻报道、网站论坛、自媒体和社交媒体等互联网大数据信息流中。因此，通过数据挖掘等算法手段，及时有效地筛选出传染病流行的相关信息，对各国公共卫生部门开展早期监测预警作用巨大。相比于其他监测预警方法，基于互联网大数据的传染病监测预警技术就是针对第一手信息进行收集和处理，最终获得更为及时和准确的结果，是一种类似于"主动式"的监测预警方式，互联网大数据不断丰富，自动化和智能化算法不断提高，其监测预警的有效性和可靠性也将越来越高。

传染病监测预警的互联网大数据来源主要有：①谷歌、百度、必应等搜索引

擎；②政府部门和新闻网站、电视、广播、报纸等新闻媒体；③推特、微博等社交媒体，以及微信公众号、短视频平台等自媒体平台。其中最常用的数据来源是谷歌趋势、百度指数、推特和微博等。谷歌趋势（Google Trends，GT）是谷歌公司 2006 年开始提供的搜索数据在线分析和比较工具，检索的结果可以根据用户定义的类别进行分类，如地理区域、时间段和搜索类型等，用户可以对选定范围内任意横截面的搜索结果进行筛选和查看；百度指数是百度公司在 2006 年 7 月相对谷歌趋势推出的一款针对中国的搜索数据分析工具，并于 2011 年推出针对手机百度的版本，其功能和界面与谷歌趋势大体相似。目前，互联网大数据在流感、新型冠状病毒感染、登革热、肠道传染病等多种传染病的监测预警中开展了大量研究，部分研究结果已初步得到应用。

在流感监测预警方面，谷歌流感趋势（GFT）是最为典型的代表。2009 年 Ginsberg 等建立了针对流感疫情的回归预测模型，将 2003～2007 年的结果与美国疾病预防控制中心的结果进行比对，发现平均相关系数达到了 0.90，并且能提前 1～2 周进行有效预测，最终形成了谷歌流感趋势的雏形。谷歌流感趋势现在是世界上应用最广泛的流感预测工具之一，覆盖 29 个国家和地区，核心数据来源为流感暴发时期该地区的谷歌趋势。有研究表明，谷歌流感趋势在某些流感事件中性能不佳，如 2009 年完全没有预测到甲型 H1N1 流感大流行，以及 2013 年美国流感大流行期间明显高估了流行水平。导致其预测不佳的主要原因可能是流感期间用户搜索习惯的变化，以及使用期间受流感季节性、地理和年龄差异性影响。2009 年后谷歌更新了谷歌流感趋势的算法，主要添加了更多与流感直接相关的关键词，取代旧模型中与流感并发症相关的关键词，评测研究发现旧模型和新模型都能在甲型 H1N1 流感大流行期间表现良好，其中新模型性能更为优秀，在夏季性能尤其突出。此外，百度指数也可以用于建立类似的流感预测模型。例如，研究人员分析了百度指数与 2014～2015 年天津市流感哨点监测数据的相关性，发现 65% 左右的流感患者曾经使用百度搜索过相关关键词，其中"感冒"在关键词中占比达到了 67% 左右，"发烧"与确诊病例的相关系数最高。除了谷歌、百度等搜索引擎的大数据外，基于社交媒体数据的流感监测预警也十分活跃，如利用推特上的公开用户数据，建立预测模型预测美国流感疫情，结果显示该模型具有较强的鲁棒性和准确性。

在新冠疫情监测预警方面，美国波士顿儿童医院运营的全球疫情监测网 HealthMap 使用人工智能技术扫描社交媒体、新闻报道、互联网搜索查询等互联网大数据，监测疾病暴发迹象，是目前全球最著名的互联网传染病监测预警系统之一。有研究指出，新型冠状病毒肺炎（COVID-19）全球大流行的警报就是由 HealthMap 最早发出的，反映了它的准确性和及时性。在区域监测预警方面，研究人员收集了 2019 年 12 月至 2020 年 3 月德国谷歌趋势数据，分析发现"冠状病毒""洗手"等关键词在疾病暴发前1~6天与新冠疫情存在显著相关性;Jimenez等总结了有关利用互联网搜索引擎和社交媒体数据预测新冠疫情的文献,发现大多数预测文献都使用谷歌趋势进行相关性分析,少数来自中国的文献使用百度指数。所有文献选取关键词个数均在10个以内,在疫情暴发前均发现了显著的相关性,滞后时间最短为1~3天,最长为18~22天。利用互联网大数据开展监测预警的其他传染病还有登革热、手足口病、诺如病毒感染、中东呼吸综合征、寨卡病毒感染等。例如,借助谷歌趋势,研究人员对玻利维亚、巴西、印度、印度尼西亚和新加坡当地 2003~2010 年的登革热疫情进行相关性分析发现相关系数均在 0.82~0.99,并建立了线性回归预测模型,弥补了官方公布登革热疫情较晚的缺陷。

由于基于互联网大数据的传染病监测预警几乎全部数据来源于互联网,其优势是敏感性和时效性较高,缺点是特异性一般较低,即数据中的误差和噪点容易对结果产生影响,如搜索指数的突然增长和相关新闻报道的出现有时不一定意味着传染病暴发,因此只能作为传统病例监测方式的一种补充。另外,隐私问题也是基于互联网大数据的传染病监测预警需要考虑的重要因素,在政策和技术支持下,很多时候需要在地理分辨率和公共卫生监测预警需求之间达到平衡,过高的分辨率通常会导致隐私问题。除数据源外,基于互联网的监测预警主要采用统计类模型作为预测模型的主流建模方法,与机制类模型相比,统计模型在可解释性、透明度等方面存在明显的不足,这可能导致预测结果受到质疑。此外,监测预警结果的准确性受到数据质量、噪声和算法模型性能多个不确定性因素影响,无论任何预测系统都只是一种基于某种前提条件的推理,预测的结果应该看成一种可能性,而不是确定性。

三、基于人群位置数据的传染病传播预测与防控

包括流感病毒、冠状病毒在内的一大类呼吸道病毒主要通过 4 种方式传播:握手、拥抱等行为导致的直接接触传播;易感者通过接触被污染物污染的物体表面而被感染的间接接触传播;感染者咳嗽、说话、呼吸等产生的呼吸道黏液、飞沫(粒径 5μm 以上)导致病毒传播易感者的间接接触传播,以及感染者咳嗽等产生的粒径比飞沫更小(通常粒径 5μm 以下)的液态或固态病毒气溶胶粒子导致的气溶胶传播。这些传播事件发生的前提条件是易感者和感染者具有流行病学意义上的时空交集甚至发生密切接触,因此人群位置移动行为的监测数据对呼吸道传染病传播的预测和精确控制具有重要价值。

人群位置数据主要有以下几个主要来源:一是来自手机通信运营商的移动手机通话记录(call detail record,CDR),主要信息包括手机唯一标识符、每次通

话 GPS 位置、通话时长等。由于 CDR 数据主要是通过通信双方所在基站覆盖范围定位的，因此可用基站覆盖水平的分辨率检测人口移动，尽管可以在个体水平上监测人口流动信息，但却不可避免地涉及用户隐私、数据获取性、覆盖率和噪声等问题。二是智能手机 GPS 位置数据，是由智能手机 APP 应用服务商记录的手机移动位置监测数据，如百度迁徙、腾讯迁徙、Cuebiq、Google Mobility 等。由于智能手机用户的持续增长，各类基于位置的 APP 服务越来越多，因此智能手机 GPS 位置数据的时效性和容量均在快速增长，在传染病疫情防控中发挥的作用也越来越显著。三是来自交通服务运营商的人口迁徙数据，如航空网络数据、地铁流量数据，被广泛用于甲型 H1N1 流感长距离传播的风险评估研究。四是官方人口通勤调查数据，该数据不同于电话位置记录的个体数据，它提供的是区域聚合后的数据，在评估中使用该数据必然也存在正反两个方面的特点。五是在一个局部小空间（商场等）内基于手机蓝牙设备的接触频率和时长探测记录，主要用于研究局部空间人口聚集性和接触模式。

在缺乏真实数据支撑的情况下，研究人员甚至使用引力模型、辐射模型等理论模型产生的模拟数据研究人口移动对传染病传播的影响。同时，无论来自何种渠道的数据均不同程度地存在噪声、分辨率、样本规模、覆盖区域等差异，一般情况下电话运营商的人口迁徙数据只能代表其所服务的空间人口，跨境迁徙数据必须依靠国际航空流量等数据支持，因此实际应用中经常综合使用来自不同渠道的人口移动数据。不同类型数据的特点总结如表 7-1 所示。

表 7-1　不同类型数据的特点

数据特点	数据类型				
	官方调查数据	电话记录数据	交通服务数据	理论模型数据	位置服务数据
获取	公开	受限制	受限制	无	受限制
覆盖范围	低	低	中等	全球	全球
时间分辨率	低	高	中等	低	高
更新频率	低	高	高	低	高
样本规模	低	高	中等	无	高
人口统计学偏差	低	中等	中等	低	中等

人群位置数据首先用于分析和预测传染病时空传播风险，其次重构传播动力学行为，评估关键流行病学特征。在疫情流行早期，通常使用人口移动数据评估疫情扩散的时空风险。

在疫情发展中期，人口迁徙数据通常与动力学模型一起用于评估关键的流行特征及干预措施的效果，为进一步调整防控措施提供启示。例如，基于美国联邦人口普查局调查的人口通勤数据,对美国 3142 个郡县新型冠状病毒传播的时空动力学重构和流行特征评估,以及对意大利 107 个省级行政区新型冠状病毒传播动力学重构和干预措施评价。为了说明不同来源的人口位置数据对于传染病传播预测的准确性,研究人员使用空间集合种群模型,针对纽约市、纽约区域及澳大利亚 3 种不同尺度区域,使用谷歌人口移动数据、通勤调查数据、引力模型数据、辐射模型数据 4 种数据,对季节性流感活动进行回顾性预测,对预测发病、预测峰值及预测峰值时间、暴发时间等多个指标进行比较,结果说明了高质量人口移动数据在传染病预测中的可用性,尤其是说明了来自谷歌的位置服务数据可以促进模型的预测表现,这种数据在不同尺度和区域表现都更好,并且数据的获取不受区域边界限制,规范统一,说明人口迁徙大数据在传染病预测分析中可能具有巨大潜力。

除用于疫情发展趋势预测外,人群的位置数据在疫情防控中还有以下几种主要作用:一是用于监测非药物性干预措施的效果。诸如关闭学校、禁止集合、交通限流等社会距离类举措都是通过减少人际接触频率来减缓疫情传播,而人群移动是人际接触的基础。一项针对武汉和上海在新冠疫情期间人群社会接触调查的研究表明,武汉和上海疫情期间人口接触频率的下降比例与同期百度迁徙监测到的人口出行下降比例高度一致,基于位置移动的人群出现模式变化已成为各国监控干预措施效果的主要数据源。二是用于密切接触追踪。确诊和疑似病例的密切接触者隔离检疫策略在新冠疫情防控中被许多国家采用,而且在疫情防控早期发挥了极其重要的作用,而大量随机的密切接触是基于"时空交集"定义的,这依赖于高精度的人群移动轨迹数据作为基础支撑。三是疫情的日常管控。在我国,基于人口位置数据开发的针对普通民众日常移动轨迹是否存在高风险的各类 APP 应用或小程序(如行程码等)持续在疫情防控中发挥支撑性作用。

四、防控中的大数据应用平台

新型冠状病毒感染的暴发和全球大流行,为利用大数据参与疫情防控提供了舞台,许多国家和组织都开发了具有实战应用价值的疫情大数据平台,其中最为著名的可能是约翰斯·霍普金斯大学系统科学与工程中心(CSSE)发布的全球疫情地图,其提供了各国和地区实时的病例数据。一所私立大学发布的数据为何如此受关注?该大学又是如何收集数据的呢?约翰斯·霍普金斯大学采用大数据技术手段,从世界卫生组织、美国疾病预防控制中心、欧洲疾病预防控制中心、各大媒体、美国各州各地区卫生部门及中国国家卫生健康委员会、"丁香园"网站等多种渠道采集数据,相较于许多官方和部分媒体每日公布一次的方式,约翰斯·霍普金斯大学的数据基本实现了实时更新,一经推出,日均访问量就达到了

10 亿次以上，目前几乎已经成为全球公认的最全面的疫情数据平台。

除实时疫情发布外，与疫情相关的本底环境信息、医疗资源信息、防控措施、人群出行等其他信息对疫情防控也极其重要，如英国牛津大学搭建的新冠疫情政府响应措施追踪平台（OxCGRT），近乎实时地追踪了全球主要国家 18 类响应措施的强度及变化。来自美国马里兰大学的一个合作研究团队，建立了一个分析社会距离措施与人口流动关系、当前疫情态势、经济影响、社会脆弱性等方面的综合性大数据平台。该平台集成的主要数据源包括：①超过 1 亿手机用户的每日位置数据，覆盖约 30%的美国人口和全美 3141 个郡县；②CSSE 提供的美国郡县每日新增病例数据；③美国疾病预防控制中心流感趋势监测周报，用于计算流感发病下降的天数；④美国每日检测的人员数量；⑤每日接触追踪的人数；⑥全美所有医院、床位、加强监护病房（ICU）总量及当前占用率等。主要字段如表 7-2 所示。

表 7-2　美国马里兰大学新冠疫情影响分析大数据平台包含的数据类别

类别	名称	说明
社会距离与人口迁徙	social distancing index	各郡县当前社会距离措施强度
	staying home（%）	各郡县居家当前未外出的人口占比
	trips/person	各郡县每人每日出行的平均次数
	out-of-county trips（%）	跨郡县旅行次数的占比
	out-of-state trips（%）	跨州旅行次数的占比
	miles/person	每人平均出行的距离
	inflow/country	各郡县每日流入的人口数
新型冠状病毒肺炎与卫生系统	new COVID cases	各郡县每日新增病例
	days：decreasing COVID cases	新型冠状病毒肺炎病例趋势下降的天数
	days：decreasing ILI cases	流感样病例趋势下降的天数
	tests done/1000 people	每 1000 人中接受检测的数量
	hospital bed utilization（%）	普通床位占用比
	ICU utilization（%）	ICU 床位占比
	hospital beds/1000 people	各郡县每 1000 人拥有床位数
	ICUs/1000 people	各郡县每 1000 人拥有 ICU 床位数
	ventilator needs	各郡县当前呼吸机需求
经济影响	unemployment rate	当前失业率
	working from home（%）	居家办公比例
人口脆弱性	people older than 60	各郡县 60 岁以上人口比例
	median income	各郡县人均收入
	population	各郡县人口数

　　基于自动采集和共享的各类大数据平台，可以广泛获取来自不同机构的病例数据、本底环境数据、干预措施数据、人口迁徙数据等，充分实现不同研究机构间的数据共享。在新冠疫情应对中，全球多个学术团队利用这些数据建立了各自的传播预测模型，许多模型的元数据和代码在代码托管平台 GitHub 等实现共享，有利地促进了交流和实践应用。美国疾病预防控制中心甚至组织来自美国数十家机构的大数据科学家利用大数据和建模模拟技术，对疫情发展趋势进行集中预测和比较，对美国 4 周内的死亡数、住院数、病例数进行预测，准确性可达 90% 以上。主要的建模如表 7-3 所示。

表 7-3　基于大数据的传染病预测模型及应用

序号	模型名称	假设	数据及方法	预测指标	所属机构
1	Yu_Group	干预措施已在数据中反映，并将继续	线性与指数组合模型	病例数	加利福尼亚大学
2	CMU	未假设已经实施和即将实施的干预措施	自回归时间序列	病例数、死亡数	卡内基·梅隆大学
3	CDDEP	干预措施已在数据中反映，并将继续	贝叶斯 SEIR 模型	病例数	疾病动力学、经济和政策研究中心（独立研究机构）
4	Columbia	第 1 周接触率增加 5%	空间集合种群 SEIR 模型	病例数、住院数、死亡数	哥伦比亚大学
5	Columbia-UNC	传播能力在 7 月达到峰值，然后逐渐下降	生存卷积模型	病例数、死亡数	哥伦比亚大学和北卡罗来纳州立大学
6	Covid19Sim	对社会距离措施未来变化进行假设	SEIR 模型	病例数、住院数、死亡数	哈佛大学医学院、佐治亚理工学院、波士顿大学医学院、马萨诸塞大学医学院
7	CAN	未假设已经实施和即将实施的干预措施	SEIR 多元数据拟合	住院数、死亡数	商业公司提供 API 端口
8	DDS	干预措施已在数据中反映，并将继续	层次贝叶斯推理模型	病例数、死亡数	得克萨斯大学
9	GT-CHHS	居家令放松后，社会接触逐步增加，同时人群具有自我隔离行为	Agent 模型	死亡数	佐治亚理工学院健康与人道系统中心
10	Google-HSPH	以人口流动预测传播	SEIR 机器学习模型	病例数、住院数、死亡数	谷歌和哈佛大学医学院
11	Imperial	未对具体干预措施做出假设	SEIR 多元数据拟合模型	死亡数	帝国理工学院
12	IBF	未对具体干预措施做出假设	机制模型与统计模型组合	病例数、死亡数	商业预测公司

续表

序号	模型名称	假设	数据及方法	预测指标	所属机构
13	IHME	通过人口移动等监测反映措施差异	机制模型与统计模型组合	死亡数,由死亡反推病例数和住院数	华盛顿大学卫生计量与评估研究所
14	ISU	未对具体干预措施做出假设	非参数统计模型	病例数、死亡数	爱荷华州立大学
15	IQVIA	干预措施已在数据中反映,并将继续	空间集合种群模型	病例数	IQVIA 数据分析公司
16	JHU-APL	干预措施已在数据中反映,并将继续	空间集合种群SEIR 模型	病例数、住院数、死亡数	约翰斯·霍普金斯大学应用物理实验室
17	JHU-CSSE	假设干预措施依据当前强度在预测周期保持不变	机器学习模型	病例数、死亡数	约翰斯·霍普金斯大学系统科学与工程中心
18	JHU-IDD	假设居家令放松后干预措施有效性减少	空间集合种群SEIR 模型	病例数、住院数、死亡数	约翰斯·霍普金斯大学传染病动力学实验室
19	JHU-UNC-Google	假设干预措施依据当前强度在预测周期保持不变	增长模型拟合	病例数、死亡数	约翰斯·霍普金斯大学、南加利福尼亚大学、谷歌
20	LSHTM	假设干预措施依据当前强度在预测周期保持不变	时间序列模型	死亡数	伦敦卫生与热带医学院
21	LANL	假设干预措施依据当前强度在预测周期 4 周内保持不变	统计模型	病例数、住院数、死亡数	洛斯阿拉莫斯国家实验室
22	MIT-CovAlliance	假设干预措施依据当前强度在预测周期保持不变	SIR 模型	病例数、死亡数	麻省理工学院
23	MIT-LCP	假设干预措施依据当前强度在预测周期保持不变	机器学习模型	死亡数	麻省理工学院计算生理学实验室
24	MIT-ORC	假设干预措施依据当前强度在预测周期保持不变	SEIR 模型	病例数、死亡数	麻省理工运筹研究中心
25	MSRA	假设干预措施依据当前强度在预测周期保持不变	空间集合种群SEIR 模型	死亡数	微软亚洲研究院

续表

序号	模型名称	假设	数据及方法	预测指标	所属机构
26	MOBS	假设干预措施依据当前强度在预测周期保持不变	年龄结构化空间集合种群 SLIR 模型	死亡数	美国东北大学
27	NotreDame-FRED	假定人口移动与社会距离措施对应，在未来几周人口流动趋势不变	Agent 模型	死亡数	圣母大学和匹兹堡大学公共卫生动力学实验室
28	Oliver Wyman	假设干预措施依据当前强度在预测周期保持不变	SIR 模型	病例数、死亡数	Oliver Wyman 公司
29	RPI-UW	校正传播率与平均移动速率的关系并假设不变	SIR 多元数据拟合模型	死亡数	伦斯勒理工学院和华盛顿大学
30	TTU	干预措施已在数据中反映，并将继续	SIR 模型	病例数	得克萨斯大学
31	UA	假设干预措施依据当前强度在预测周期保持不变	SIR 多元数据同化	死亡数	亚利桑那大学
32	UCLA	每个州的接触率在重启后增加	修正 SEIR 模型	病例数、住院数、死亡数	加利福尼亚州立大学洛杉矶分校
33	UCM	假设干预措施依据当前强度在预测周期保持不变	SEIR 模型	死亡数	加利福尼亚州立大学默塞德分校
34	UCSB	假设干预措施依据当前强度在预测周期保持不变	时间序列模型	病例数、住院数、死亡数	加利福尼亚州立大学
35	Geneva	在数据校正期内的社会距离措施在预测期间保持不变	指数增长模型	病例数、死亡数	日内瓦大学和瑞士数据科学中心
36	Ensemble	根据其他预测模型组合预测	多种模型组合	病例数、死亡数	马萨诸塞大学阿默斯特分校流行病学与生物统计系
37	UM	假设干预措施依据当前强度在预测周期保持不变	回归模型	病例数、死亡数	密西根大学
38	USC	假设干预措施依据当前强度在预测周期保持不变	SIR 模型	病例数、死亡数	南加利福尼亚州立大学
39	UT	移动手机用户数据反映社会距离措施	非线性层次贝叶斯模型	死亡数	得克萨斯大学奥斯汀分校

续表

序号	模型名称	假设	数据及方法	预测指标	所属机构
40	UVA	假设干预措施依据当前强度在预测周期保持不变	SEIR 模型与机器学习模型	病例数、住院数、死亡数	弗吉尼亚理工生物复杂性研究所
41	ERDC	假设干预措施依据当前强度在预测周期保持不变	SEIR 模型	病例数、住院数、死亡数	美国军方工程研究与发展中心

综上，大数据及其相关技术在传染病监测、预测和防控应用中正在发挥越来越重要的作用，但同时也是一个正在发展的新兴领域，在数据采集、清洗及数据加工利用方法均尚需不断完善。虽然相关大数据应用平台在新冠疫情防控实践中已经初显优势地位，但离自动化、智能化和高度准确的目标仍然相差很远。但是，随着大数据时代的到来和人工智能技术的发展，各种搜索网站和社交媒体如雨后春笋般诞生和发展。传染病监测预警采用的数据集已经开始从传统的官方统计数据变为搜索引擎数据和社交媒体用户实时数据。截至 2021 年 1 月全球手机用户数量达到了 52.2 亿，社交媒体用户数量达到了 42 亿，互联网普及率达到了 59.5%，这表明全球范围内有超过一半的人口可能成为传染病监测预警的数据源和移动监测点，将大数据更为准确地应用于传染病防控的长期趋势不变。当前各界普遍认为，未来一段时间将是数据挖掘技术和人工智能发展的黄金时期，会有越来越多基于监督学习、神经网络、强化学习等人工智能的监测预警技术诞生和发展成熟，随着这些新技术的应用，基于大数据的传染病监测预警将会得到更大应用，为决策部门提供更可靠的技术支撑。

参 考 文 献

董晓春，李琳，徐文体，等，2016. 特定关键词及百度指数与流感病毒活动相关性分析. 中国公共卫生，32（11）：1543-1546.

Aha B，Af B，Cysac D，2020. Applications of Google Search Trends for risk communication in infectious disease management：A case study of the COVID-19 outbreak in Taiwan. International Journal of Infectious Diseases，95：221-223.

Brownstein JS，Freifeld CC，2007. HealthMap：the development of automated real-time internet surveillance for epidemic intelligence. Weekly Releases（1997-2007），12（48）：3322.

Butler Declan，2013. When Google got flu wrong. Nature，494（7436）：155-156.

Cho A，2020. AI systems aim to sniff out coronavirus outbreaks. Science，368（6493）：810-811.

Chan EH，Sahai V，Conrad C，et al，2011. Using web search query data to monitor dengue epidemics：a new model for neglected tropical disease surveillance. PLoS Neglected Tropical Diseases，5（5）：e1206.

Chinazzi M，Davis JT，Ajelli M，2020. The effect of travel restrictions on the spread of the 2019 novel coronavirus（COVID-19）outbreak. Science，368（6489）：395-400.

Collier N，Son NT，Nguyen NM，2011. OMG U got flu? Analysis of shared health messages for bio-surveillance. Journal of Biomedical Semantics，2（5）：1-10.

Cook S，Conrad C，Fowlkes AL，et al，2011. Assessing Google flu trends performance in the United States during the 2009 influenza virus A（H1N1）pandemic. PLoS One，6（8）：e23610.

Dong E，Du H，Gardner L，2020. An interactive web-based dashboard to track COVID-19 in real time. Lancet Infect Dis，20（5）：533-534.

Gatto M，Bertuzzo E，Mari L，et al，2020. Spread and dynamics of the COVID-19 epidemic in Italy：effects of emergency containment measures. Proc Natl Acad Sci U S A ，117（19）：10484-10491.

Ginsberg J，Mohebbi MH，Patel RS，et al，2009. Detecting influenza epidemics using search engine query data. Nature，457（7232）：1012-1014.

Jimenez AJ，Estevez-Reboredo RM，Santed MA，et al，2020. COVID-19 symptom-related Google searches and local COVID-19 incidence in Spain：correlational study. Journal of Medical Internet Research，22（12）：e23518.

Li J，Cardie C，2013. Early stage influenza detection from twitter. Computer Science，arXiv：1309.7340.

Li R，Pei S，Chen B，et al，2020. Substantial undocumented infection facilitates the rapid dissemination of novel coronavirus（SARS-CoV2）. Science，368（6490）：489-493.

Lu T，Reis BY，2020. Internet search patterns reveal clinical course of disease progression for COVID-19 and predict pandemic spread in 32 countries. Cold Spring Harbor：Cold Spring Harbor Laboratory Press.

Olson DR，Konty KJ，Paladini M，et al，2013. Reassessing Google Flu Trends data for detection of seasonal and pandemic influenza：a comparative epidemiological study at three geographic scales. PLoS Computational Biology，9（10）：e1003256.

Pei S，Yamana TK，Kandula S，Galanti M，et al，2021. Burden and characteristics of COVID-19 in the United States during 2020. Nature，598（7880）：338-341.

Szmuda T，Al-Hakeem Z，Almohisin E，et al，2020. Assessing the awareness of the novel coronavirus（COVID-19）in Germany：a Google Trends analysis（Preprint）. DOI：10.2196/Preprints.19398.

Venkatramanan S，Sadilek A，Fadikar A，et al，2021. Forecasting influenza activity using machine-learned mobility map. Nat Commun，12（1）：726.

Zeberg H，Pääbo S，2020. The major genetic risk factor for severe COVID-19 is inherited from Neanderthals. Natur，587（7835）：610-612.

Zhang J，Litvinova M，Liang Y，et al，Changes in contact patterns shape the dynamics of the COVID-19 outbreak in China. Science，368（6498）：1481-1468.

第四节　大数据在新突发传染病防控中的应用

保持社交距离是早期应对新冠疫情的主要非药物干预手段，受到极大的关注，本节通过各国疫情典型案例介绍了大数据在新冠疫情干预措施定量评估中的应用。

一、各国案例

（一）中国案例

2019 年 12 月 31 日，武汉市鉴定出新型冠状病毒。随着新型冠状病毒可以在人与人之间传播被证实，2020 年 1 月 23 日，武汉实行了严格的封城措施以防止新型冠状病毒扩散（图 7-4）。具体措施包括：隔离疑似病例和确诊病例、暂停公共汽车和地铁等公共交通工具、关闭学校和娱乐场所、禁止公众集会、流动人口健康检查、禁止进入和外出旅游、广泛宣传疫情防控信息等。

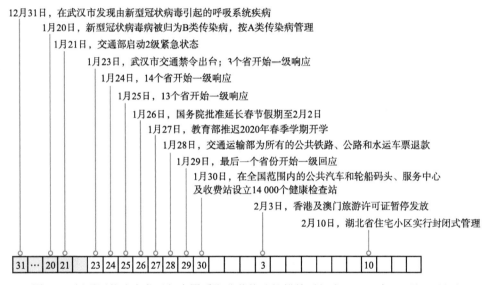

图 7-4 新型冠状病毒发现与中国采取非药物防控措施时间表（2019 年 12 月 31 日至 2020 年 2 月 10 日）

接着，在全国范围内启动一级响应。我国各地政府鼓励并支持对湖北省旅客的例行检查和隔离，以期尽早发现新型冠状病毒感染者。从 2020 年 2 月 2 日起，我国政府对武汉市所有居民实行严格的居家隔离政策，对所有患者、疑似感染者及其密切接触者进行集中隔离和检疫，以阻止家庭和社区传播。此外，由指定的社区工作人员于 2020 年 2 月 17 日至 19 日在全市范围内对症状进行了普遍调查，以查明以前未发现的症状病例。封城措施加上改善的医疗资源和从全国各地重新部署的医护人员，已经压制了疫情曲线并降低了武汉市的发病率。田怀玉团队利用我国在新冠疫情暴发初期 50 天（2019 年 12 月 31 日至 2020 年 2 月 19 日）的数据，定量分析了武汉的封城措施对控制新型冠状病毒传播的影响，如图 7-5 所示。

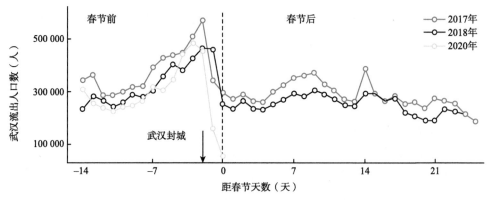

图 7-5　农历春节之前 15 天与之后 25 天，新型冠状病毒在我国的传播

通过与历史出行大数据进行比较可以发现，武汉实施行旅行禁令后，离开武汉的人数断崖式减少。不过，在旅行禁令实施前，已经有 430 万人离开了武汉，加上新型冠状病毒快速传播的特点（基本传染数系是 3.15），导致在接下来的 28 天内，共有 262 个城市报告了病例，同时发现新冠疫情暴发的时间与城市人口和来自武汉的旅客密切相关（图 7-5），人口较多及来自武汉的人员较多的城市，新冠疫情暴发较早。不过，武汉的出行禁令还是将新冠疫情在其他城市的暴发时间平均推迟了 2.91 天（95% CI：2.54～3.29 天）。实施封城措施后，我国有超过 130 个城市受益于这一措施而推迟了疫情到达，这些城市覆盖了我国一半以上的地理面积和人口，如图 7-6 所示。

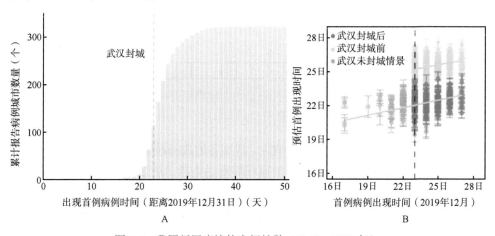

图 7-6　我国新冠疫情的空间扩散（2019～2020 年）

如果没有武汉出行禁令和国家应急响应，到 2020 年 2 月 19 日，武汉以外地区确诊的新型冠状病毒感染病例将达到 74.4 万例（±15.6 万例）。2020 年 2 月 19 日，武汉以外地区报告确诊病例数 29 839 例，也就是说，实际发生总病例数相

比没有干预措施的情况减少了 96%。而如果单凭国家应急干预措施，该病例数只能减至 19.9 万例（±8500 例）；单凭武汉出行禁令这一项，该病例数只能减至 20.2 万例（±1 万例）。研究表明，任何一项单独措施均无法在 2020 年 2 月 19 日之前扭转发病率上升的趋势（图 7-7）。Lai 等的模型预测显示，如果没有封城措施，至 2020 年 2 月 29 日我国的新型冠状病毒感染病例数将迅速增加（图 7-8），其中武汉将增加 51 倍（四分位距 33～71 倍），湖北省其他城市将增加 92 倍（四分位距 58～133 倍），其他省份将增加 125 倍（四分位距 77～180 倍）；如果不实施城际旅行限制，武汉以外的城市和省份将被输入更多来自武汉的病例，受影响的地理范围将扩大到中国偏远的西部地区。与在全国范围内采用减少接触和社会疏远措施相比，早期发现和隔离病例能更快、更有效地预防更多的感染。

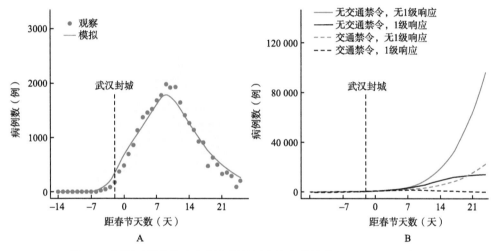

图 7-7　不同干预措施在控制我国新冠疫情中的效果（2019～2020 年）

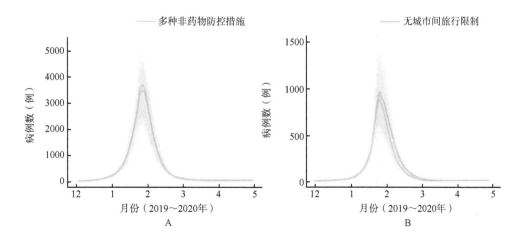

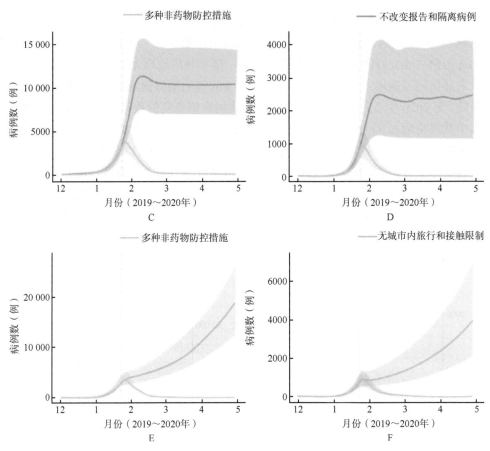

图 7-8　非药物干预措施下新冠疫情暴发的流行曲线估计

（二）印度案例

印度是一个有 14 亿人口的大国，极高的人口密度及相对薄弱的医疗体系使印度成为这场全球大流行多个"震中"的一个。截至 2020 年 9 月 5 日，共有超过 400 万的印度人被感染，导致近 7 万人死亡。印度政府从 2020 年 3 月 25 日至 5 月 31 日在全国范围内实行了严格的封城措施。对于一些重点地区，封城措施一直持续到 6 月 30 日。

Debashree Ray 等利用截至 2020 年 4 月 14 日的新型大数据研究印度 21 天全国范围内封城的影响。他们发现，从短期来看，21 天的封城能够有效减少感染人数，为医疗体系和疾病监管系统争取宝贵时间。但是，如果想要减缓新型冠状病毒传播，需要更长（42～56 天）的封城时间，如图 7-9 所示。

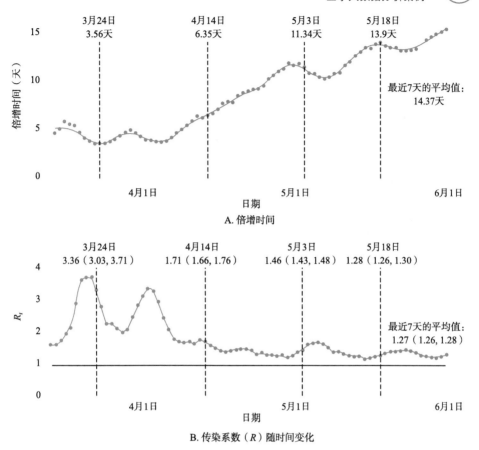

图 7-9 印度新型冠状病毒传播参数随时间变化曲线（2020 年）

Deepankar Basu 等进行了更深入的研究，他们将印度的封城措施分为 4 个阶段：封城 1.0（2020 年 3 月 25 日至 4 月 14 日）；封城 2.0（2020 年 4 月 15 日至 5 月 3 日）；封城 3.0（2020 年 5 月 4 日至 5 月 17 日）；封城 4.0（2020 年 5 月 18 日至 5 月 31 日）。传染病倍增时间（doubling time）和传染系数（R）随时间的变化说明印度的封城措施减缓了病毒的传播。自从 2020 年 4 月初以来，传染病倍增时间从原来的 5 天延长到 5 月底的 14 天（图 7-9A），而 R 也从 2020 年 3 月 24 日的 3.36（95% CI：3.30～3.71）下降到 4 月 14 日的 1.71（95% CI：1.66～1.76，图 7-9B）。不过值得注意的是，尽管印度实施了很长时间的全国范围内封城，到 2020 年 6 月 1 日，R 仍然没有降至 1 以下。与此同时，印度各州之间也有很大的差异，如在德里（Delhi）、古吉拉特邦（Gujarat）、马哈拉施特拉邦（Maharashtra）地区，传染病倍增时间一直在上升，而在泰米尔纳德邦（Tamil Nadu）、北阿坎德邦（Uttarakhand）、卡纳塔克邦（Karnataka）等地区，传染病倍增时间先上升后下降，并没有显示出稳定的趋势。在 R 方面，只有德里地区下降到 1 以下，其他地区仍然在 1 附近波动。

（三）美国案例

美国并未实行强制封城，但为了疫情防控，也采取了关闭公共场所和发布居家令等措施。新型疫情在美国发展非常迅速，2020 年 3 月 1 日至 4 月 27 日病例数从 30 例增至 978 047 例。面对疫情，美国采取的是缓解策略，其联邦政府及各州政府一般采取以下几项措施：居家令、保持社交距离、关闭学校、禁止大规模的公共集会和停止娱乐相关经济活动。到 2020 年 4 月初，几乎全美民众受到了上述措施的影响。考察居家令对于疫情控制的影响可知，在面对美国新型冠状病毒感染病例数激增的情况下，美国总统 2020 年 3 月 16 日颁发了为期 15 天的居家令。到 2020 年 3 月 23 日，美国有 9 个州实行了更为严格的居家令。随后，全美 50 个州和华盛顿特区关闭了学校，同时对酒吧、餐馆和公共活动设定了限制。到 2020 年 4 月 7 日，只有 8 个州没有实行居家令。由于各州实行居家令的差异，GeLin 等考察了从 2020 年 3 月 16 日到 4 月 10 日之间居家令对美国新型冠状病毒传播的影响。在较早实行居家令的城市，病例日增长率减少了 12.8%；而在较晚实行居家令的城市，病例日增长率减少了 7.89%；在没有实行居家令的州，病例日增长率减少了 4.32%。在一项时间（2020 年 3 月 1 日至 4 月 27 日）和空间（全美 3142 个郡县）规模更大的研究中，在实行居家令 6～10 天后，病例日增长率减少 3%；11～15 天后，病例日增长率减少 4.5%；6～20 天后，病例日增长率减少 5.9%；在 21 天后，病例日增长率减少 8.6%。值得指出的是，Ge Lin 等研究的地区是美国的大城市，人口密度较高，这也从侧面说明在人口密度较高的地区，居家令更为有效。Charles Courtemanche 等发现禁止大型社交活动并没有减少病例日增长率。

（四）欧洲案例

2020 年 3 月初，新型冠状病毒开始在欧洲各国蔓延。各国政府为了控制疫情，开始实施各种非药物防控措施。2020 年 3 月 2 日，瑞士率先实施强制新型冠状病毒感染者隔离措施。2020 年 3 月 5 日，意大利宣布全国范围内关闭学校。随后，欧洲各国开始出台各种非药物防控措施，包括鼓励保持社交距离、禁止公共集会和封城等措施（图 7-10）。

Seth Flaxman 等利用从 2020 年 2 月到 2020 年 5 月 4 日的死亡数据，推测新型冠状病毒的传播。他们发现欧洲实施的干预措施可以有效地将新型冠状病毒的传染系数 R_t 降至 1 以下，从而控制了病毒的传播（图 7-11）。值得注意的是，尽管瑞典并没有采取禁止公共集会与封城防控措施，传染系数到 2020 年 5 月 4 日也降到了 1 以下。进一步研究发现，封城措施能够将传染系数减少 81%（75%～87%）（图 7-12），

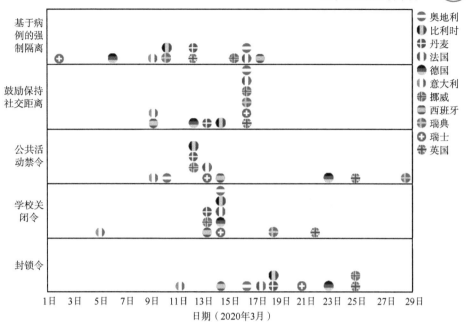

图 7-10　欧洲各国非药物防控措施实施时间表

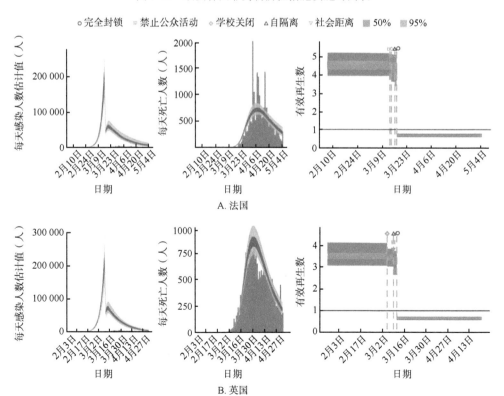

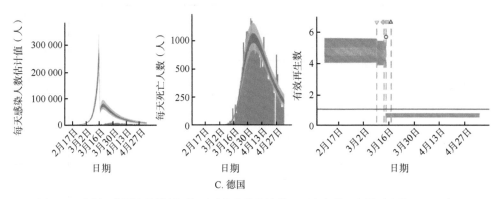

图 7-11 法国、英国和德国新冠每天感染人数估计值、死亡人数及有效再生数（2020 年）

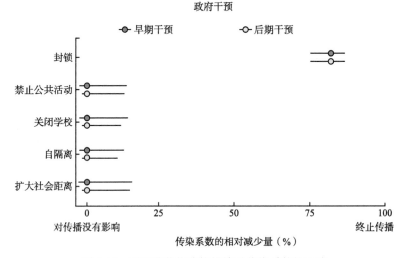

图 7-12 不同非药物防控措施对传染系数的影响

而其他措施，如禁止公共集会、关闭学校、自我隔离和保持社交距离对降低新型冠状病毒的传染系数并没有显著影响，这一点与美国的结论类似。不过值得指出的是，有些国家在同一天内实施多项防控措施，可能导致不同措施的影响难以区分。

1. 英国案例

Nicholas G. Davies 等基于考虑年龄结构的模型推算，截至 2021 年 12 月，英国因新型冠状病毒感染导致的临床病例和死亡人数分别为 2300 万（95% 预测区间：1300 万～3000 万）和 35 万（95% 预测区间：17 万～48 万）。英国实行的 4 种非药物防控措施（关闭学校、保持社交距离、保护 70 岁以上老人和出现症状自我隔离）都可以降低传染系数（R），但是却不能有效减少对 ICU 的需求。同时实行这些措施可以更有效地降低 R，但是仅封城一项措施就可以将 R 降至 1 附近或小于 1。如果实行严格的封城措施，预计英国的临床病例和死亡人数将分别为 12 万（95%预测区间：4.6 万～70 万）和 5 万（95%预测区间：0.93 万～16 万）。在封城措施落实方面，Christopher I. Jarvis 等进行了一项问卷调查，结果显示日平均接触率由封城之前的 10.8 降到了封城后的 2.8，减少了 74%，而这能够将传染系数由封城前的 2.6 降至封城后的 0.62。

2. 法国案例

法国在 2020 年 1 月 24 日报道了第一例新型冠状病毒肺炎患者。2020 年 3 月 13 日，法国政府通过禁止公共集会来控制新型冠状病毒的传播，第二天宣布关闭学校，3 月 17 日其防控措施进一步升级，开始实施封城措施，并开始强制隔离阳性患者及鼓励保持社交距离。Henrik Salje 等研究了封城措施对新型冠状病毒传播的影响，他们发现封城措施可使病毒的传染系数 R 减少 77%，即从原来的 2.90 降至 0.67，有效控制了疫情。

二、保持社交距离案例

保持社交距离是切断传播途径的重要手段。世界各国通过号召民众保持社交距离在不同程度上遏制了新型冠状病毒感染局部暴发。在新冠疫情防控方面，保持社交距离的措施包括关闭学校和工作场所、取消公共集会等。此类措施旨在通过延迟和缩短流行病高峰期来减少病毒传播，从而为医疗保健系统准备和后期疫苗及药物生产赢得时间。

（一）中国案例

中国大陆范围内实施的公共卫生事件一级响应措施效果显著。田怀玉等收集了全国 342 个城市疫情防控工作实施的措施，发现所有城市都实施了学校停课、隔离疑似和确诊患者及信息公开的措施，其中 220 个城市（64.3%）禁止公共集会和关闭娱乐场所，136 个城市（39.7%）暂停市内公共交通，219 个城市（64.0%）禁止城际出行。在 2020 年 1 月 23 日启动应急响应之前，基本传染数（R_0）是 3.15，在 95%的城市实施了干预措施之后，平均 R_0 降至 0.04。根据他们提出的数学模型，干预措施的不同及实施的早晚对城市疫情的发展也有一定的影响。与较晚开始实施干预措施的城市相比，在新冠暴发之前已率先实施一级应对措施的城市在疫情暴发第一周报告的实验室确诊病例数减少 33.3%（95%CI：11.1%～44.4%），各项干预措施中，最有效的是暂停市内公共交通、关闭娱乐场所和禁止公共集会（图 7-13）。Hao 等研究指出多管齐下的干预措施对控制武汉疫情暴发具有相当大的积极影响，将传染系数降至 0.28（95%CI：23%～33%），并且通过计算评估，截至 2020 年 3 月 8 日，武汉的总感染率降低了 96.0%。

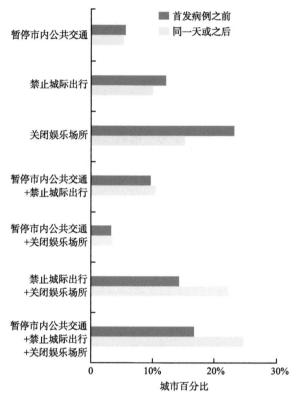

图 7-13　首发病例之前（深蓝色）、同一天或之后（浅蓝色）实施 3 种干预控制
措施的城市百分比

为了考察每一项具体防控措施对我国新型冠状病毒传播的影响，Shengjie Lai 团队结合智能手机移动大数据，定量分析了 2020 年 2 月 29 日前早检测、早隔离、减少接触和保持社交距离等措施对病毒传播的影响。他们发现尽早检测和快速隔离病例要比减少接触和保持社交距离更有效（5 倍 vs 2.6 倍）。然而，如果没有减少接触这一措施，从长期看，新型冠状病毒可能以指数的形式在各地传播。

一项在武汉和上海进行的问卷调查结果显示，日常接触率减少了 1/8～1/7，大多数的接触局限在家庭成员之间，为控制新冠疫情提供了保障。

（二）日本案例

日本是最早报道新冠疫情的几个国家之一。虽然日本采取了一些传统的非药物防控措施，如保持社交距离、旅行禁令、关闭学校及工作场所，但并没有强制关闭社区，也没有像韩国一样采取大规模检测与接触追踪，而是采取一系列基于自愿的防控措施。直至 2020 年 4 月 7 日，日本才宣布进入紧急状态（图 7-14）。

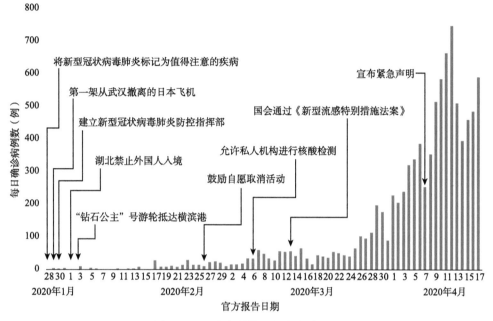

图 7-14　日本非药物防控措施时间表

引自 Sun Y，Sun J，2020. The effect of non-pharmaceutical interventions（NPIs）on the spread of COVID-19 pandemic in Japan：A modeling study. medRxiv，doi：10.1101/2020.05.22.20109660

Yingying Sun 和 Jikai Sun 将日本的防疫分为 3 个阶段：第一阶段从 2020 年 1 月 22 日到 2 月 25 日；第二阶段从 2 月 26 日到 4 月 6 日；第三阶段从 4 月 7 日到 5 月 14 日。在第一阶段，日本并没有采取严格的防疫措施。第二阶段，全日本范围内关闭学校和工作场所，同时基于自愿取消集会。第三阶段，日本宣布进入紧急状态。在第一阶段，新型冠状病毒的传染系数为 4.66，在第二阶段和第三阶段，传染系数为 2.5 和 1.79。据计算，日本采取的防疫措施可能减少了超过 50% 的日接触率，从而避免了医疗挤兑现象的发生。不过值得指出的是，由于日本没有采取大规模的检测，很可能导致病例数量被低估。

（三）韩国案例

2020 年 1 月 20 日，韩国报告了第一例输入型新型冠状病毒肺炎。在新冠流行的早期，韩国大多数病例是输入型的，只有一小部分是社区传播。然而在 2020 年 2 月 18 日，由于宗教相关的聚集活动，韩国新型冠状病毒感染病例数激增。韩国政府也出台了一系列非药物防控措施，包括鼓励民众佩戴口罩、保持社交距离、推迟学校春季开学、广泛接触追踪及大范围的核酸检测。值得注意的是，韩国并没有实行严格的封城措施及旅行禁令，但他们用比预想更短的时间控制了疫情。到 2020 年 4 月 2 日，韩国每天新增病例数不到 100 例，并且大多数是输入型病例。

Kyung-Duk Min 等深入研究了韩国的非药物防控措施对新冠疫情的影响。考虑到有效接触率，他们设计了严重和轻微两种情形：在严重情形中，有效接触率设置为 0.498；在轻微情形中，有效接触率设置为 0.249。如果没有在成人之间保持社交距离这一措施，在严重情形下，到 2020 年 3 月底，韩国应该有 252 011 例病例，是正常情况下的 27 倍；在轻微情形下，仍然有 41 688 例病例，是正常情况下的 4.5 倍（图 7-15）。如果不推迟春季开学，在严重情形下，将有 1090 个 0~19 岁的人被感染；在轻微情形下，这个数字可达到 890 个。如果减少检测和隔离，到 2020 年 3 月底将有 12 741 例确诊病例，是正常情况下的 1.39 倍。

（四）美国案例

通过考察美国关闭学校、餐馆、娱乐场所等对疫情控制的影响发现，在关闭公共场所后 1~5 天，美国病例日增长率减少了 4.4%，6~10 天之后日增长率减少了 4.7%，11~15 天后减少了 6.1%，在 16~20 天后减少了 5.6%，21 天以后日增长率减少了 5.2%。有意思的是，关闭学校并不能够减少新冠的日增长率（图 7-16，图 7-17）。

Wei Lyu 和 George L.Wehby 利用从 2020 年 4 月 8 日到 5 月 15 日美国 15 个州郡县的新冠数据分析佩戴口罩对新型冠状病毒传播的影响。他们发现在实行佩戴口罩的命令之后，美国各郡县的新冠日增病例数显著减少。具体地，在佩戴口罩命令实行后的 1~5 天、6~10 天、11~15 天、16~20 天和大于 21 天，日增病例数分别减少了 0.9%、1.1%、1.4%、1.7%和 2.0%。尽管减少的比例很小，但是这些都是显著的。同时，根据他们的模型，如果不实施佩戴口罩政策，到 2020 年 5 月 22 日，病例数将会增加 23 万~45 万例。

（五）欧洲案例

1. 英国案例

许多公共卫生措施的潜在作用，旨在降低人群的接触率，从而减少病毒传播。Ferguson 等将微观模拟模型应用于两个国家，即英国和美国，研究了不同措施搭配组合取得的防疫和舒缓医疗系统压力的效果（图 7-18）。根本上来看，策略分为两类：一类是缓解策略，以减缓病毒蔓延、降低高峰医疗需求为主，主要包括感染者居家隔离、感染者全家隔离、关闭学校、70 岁以上人群保持社交距离；另一

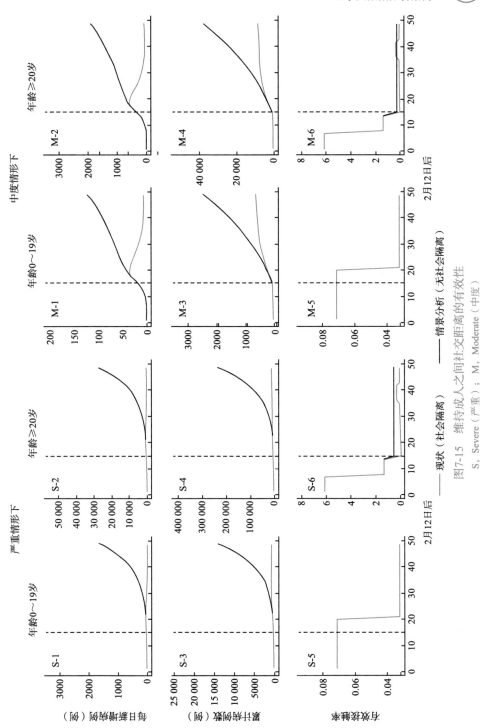

图7-15　维持成人之间社交距离的有效性
S, Severe（严重）；M, Moderate（中度）

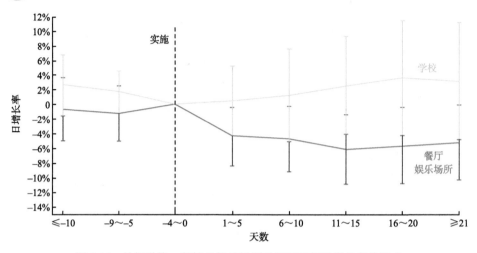

图 7-16　关闭学校、餐馆及娱乐场所对新冠病例日增长率的影响

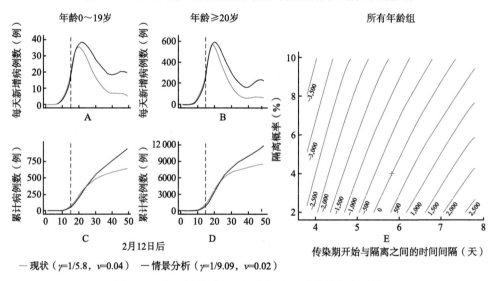

图 7-17　大规模检测及密切接触者追踪措施的有效性

γ，感染人群的检测率；v，隔离概率

类是抑制策略，以阻断病毒传播、尽可能降低感染人数为主，在前者基础上扩大全民的社交距离。研究发现，最佳的缓解策略（家庭隔离可疑病例，与可疑病例居住在同一家庭中的人进行家庭隔离，以及老年人和其他有严重疾病风险者的社会疏远相结合）可能会使高峰期医疗需求减少 2/3，死亡人数减半。但如果以缓解为主，即使结合全部措施并维持 3 个月，仍会导致重症监护床位的高峰需求超出英国可承受能力的 8 倍，死亡人数最多只能减半。对于有能力实现这一目标的国家，抑制仍作为其首选。在英国，抑制政策将要求整个人口保持社交距离、家庭隔离和家庭成员的家庭隔离的结合，这可能需要关闭学校和大学来补充。抑制的

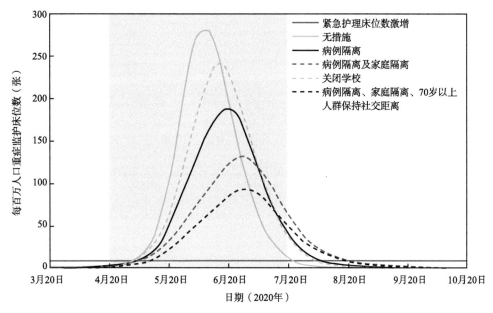

图 7-18　重症监护床位的高峰需求缓解策略分析

主要挑战在于，在获得疫苗之前（可能长达 18 个月或更长时间），需要维持这种类型的强化干预措施。因为通过预计，如果放松社交隔离措施，病毒传播趋势将迅速反弹。由疾病监测趋势引发的间歇性社会疏离可能使干预措施在相对较短的时间范围内暂时放松，但如果或当病例数反弹时，就需要重新采取措施。

此外，根据英国伦敦卫生与热带医学院（LSHTM）传染病数学模型中心的预测，如果不采取措施，英国的疫情高峰应该在 2020 年 5 月底至 6 月初到来。如果采取抑制策略，如关闭学校、让感染者居家隔离、全民保持社交距离，可以使疫情受到抑制，但如果这些措施一旦被撤回，且在没有疫苗的情况下，下半年很可能迎来疫情的再暴发，再次造成医疗系统的瘫痪。

2. 德国案例

在德国，应对新冠的防控措施主要分为三个阶段：第一阶段于 2020 年 3 月 9 日开始，取消大型的公共集会，如足球比赛；第二阶段于 2020 年 3 月 16 日实施，关闭学校、幼儿园和商店；第三阶段于 2020 年 3 月 23 日启动，德国政府实施了强制接触禁令，包括关闭餐厅和所有非必需商店（图 7-19）。Jonas Dehning 等通过对 2020 年 3 月 2 日到 4 月 21 日数据的分析发现，在实施这些政策后，可以将新型冠状病毒传播率（λ）降低 40%左右。第一阶段，λ 由 0.43（95%CI：0.35～0.51）降至 0.25（95%CI：0.20～0.30）。第二阶段，λ 降至 0.15（95%CI：0.12～0.20）。第三阶段，λ 降至 0.09（95%CI：0.06～0.13）。

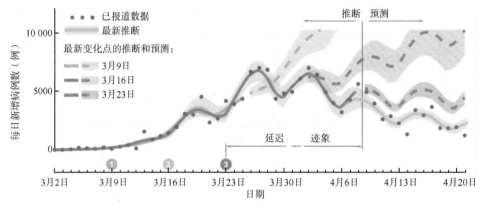

图 7-19　德国防疫措施时间表

3. 瑞典案例

　　与其他欧洲国家相比，瑞典采取了相对宽松的防疫措施，并没有施行封城措施，既没有要求民众佩戴口罩，也没有关闭餐馆或者学校，导致瑞典的新冠死亡率在 2020 年 4 月份相对较高，达到 15%。瑞典的情况引起了许多关注。Shina C. L. Kamerlin 和 Peter M. Kasson 应用基于个人的模型解释瑞典的新冠疫情，他们指出尽管瑞典采取了宽松的防疫策略，但是民众自愿自我隔离，也可以达到控制疫情的效果。根据谷歌和苹果公司的数据，在 2020 年 4 月，18%～30% 的人没有出现在工作场所。根据他们的模型，在当时的公共卫生政策下，如果 30% 的人自愿自我隔离，达到的防疫效果是强制防疫措施的 9 倍。如果仅考虑瑞典当时的防疫策略，那么瑞典将有多于现在 40 倍的感染者。但是如果 50% 的人自愿隔离，可以将这个数字降至 1/5。民众的自愿自我隔离在某种程度上解释了瑞典的疫情。

参 考 文 献

Buckee CO，Balsari S，Chan J，et al，2020. Aggregated mobility data could help fight COVID-19. Science，368（6487）：145-146.

Courtemanche CJ，Garuccio J，Le A，et al，2020. Strong social distancing measures in the United States reduced the COVID-19 growth rate. Health Aff，39（7）：1237-1246.

Davies NG，Kucharski AJ，Eggo RM，et al，2020. Effects of non-pharmaceutical interventions on COVID-19 cases，deaths，and demand for hospital services in the UK：a modelling study. Lancet Public Health，5（7）：e375-e385.

Dehning J，Zierenberg J，Spitzner FP，et al，2020. Inferring change points in the spread of COVID-19 reveals the effectiveness of interventions. Science，369（6500）：eabb9789.

Ferguson NM，Laydon D，Nedjati-Gilani G，et al，2020. Impact of non-pharmaceutical interventions （NPIs）to reduce COVID-19 mortality and healthcare demand. London：Imperial College London.

Flaxman S，Mishra S，Gandy A，et al，2020. Estimating the effects of non-pharmaceutical interventions on COVID-19 in Europe. Nature，84（7820）：257-261.

Jarvis CI，Van Zandvoort K，Gimma A，et al，2020. Quantifying the impact of physical distance measures on the transmission of COVID-19 in the UK. BMC Med，18（1）：124.

Kamerlin SCL，Kasson PM，2020. Managing coronavirus disease 2019 spread with voluntary public health measures：Sweden as a case study for pandemic control. Clin Infect Dis，71（12）：3174-3181.

Korean Society of Infectious Diseases，Korean Society of Pediatric Infectious Diseases，Korean Society of Epidemiology，et al，2020. Report on the epidemiological features of coronavirus disease 2019（COVID-19）outbreak in the republic of Korea from january 19 to march 2，2020. J Korean Med Sci，35（10）：e112.

Lai S，Ruktanonchai NW，Zhou L，et al，2020. Effect of non-pharmaceutical interventions to contain COVID-19 in China. Nature，585（7825）：410-413.

Lin G，Zhang T，Zhang Y，et al，2021. Statewide stay-at-home directives on the spread of COVID-19 in metropolitan and nonmetropolitan counties in the United States. J Rural Health，37（1）：222-223.

Lyu W，Wehby GL，2020. Community use of face masks and COVID-19：evidence from a natural experiment of state mandates in the US. Health Aff（Millwood），39（8）：1419-1425.

Min KD，Kang H，Lee JY，et al，2020. Estimating the effectiveness of non-pharmaceutical interventions on COVID-19 control in Korea. J Korean Med Sci，35（35）：e321.

Ray D，Salvatore M，Bhattacharyya R，et al，2020. Predictions，role of interventions and effects of a historic national lockdown in India's response to the COVID-19 pandemic：data science call to arms. Harv Data Sci Rev，2020（Suppl 1）：10.1162/99608f92.60e08ed5.

Salje H，Tran Kiem C，Lefrancq N，et al，2020. Estimating the burden of SARS-CoV-2 in France. Science，369（6500）：208-211.

Salvatore M，Basu D，Ray D，et al，2020. Comprehensive public health evaluation of lockdown as a non-pharmaceutical intervention on COVID-19 spread in India：national trends masking state level variations. BMJ Open，10（12）：e041778.

Sun Y，Sun J，2020. The effect of non-pharmaceutical interventions（NPIs）on the spread of COVID-19 pandemic in Japan：a modeling study. Cold Spring Harbor：Cold Spring Harbor Laboratory Press.

Tian H，Liu Y，Li Y，et al，2020. An investigation of transmission control measures during the first 50 days of the COVID-19 epidemic in China. Science，368（6491）：638-642.

Zhang J，Litvinova M，Liang Y，et al，2020. Changes in contact patterns shape the dynamics of the COVID-19 outbreak in China. Science，368（6498）：1481-1486.